U0199467

急诊抗感染治疗
指导手册

主　审　王　睿　李春盛　陈玉国　吕传柱
主　编　郭　伟　张国强　赵志刚
副主编　单　凯　赵佩瑶

人民卫生出版社
·北　京·

图书在版编目（CIP）数据

急诊抗感染治疗指导手册 / 郭伟，张国强，赵志刚
主编 . —北京：人民卫生出版社，2022.6
　ISBN 978-7-117-32945-3

　Ⅰ.①急… Ⅱ.①郭…②张…③赵… Ⅲ.①感染—
疾病—诊疗—手册　Ⅳ.①R4-62

　中国版本图书馆 CIP 数据核字（2022）第 043095 号

人卫智网　**www.ipmph.com**	医学教育、学术、考试、健康， 购书智慧智能综合服务平台	
人卫官网　**www.pmph.com**	人卫官方资讯发布平台	

急诊抗感染治疗指导手册
Jizhen Kangganran Zhiliao Zhidao Shouce

主　　编：郭　伟　张国强　赵志刚
出版发行：人民卫生出版社（中继线 010-59780011）
地　　址：北京市朝阳区潘家园南里 19 号
邮　　编：100021
E - mail：pmph @ pmph.com
购书热线：010-59787592　010-59787584　010-65264830
印　　刷：北京盛通印刷股份有限公司
经　　销：新华书店
开　　本：787 × 1092　1/32　印张：14
字　　数：319 千字
版　　次：2022 年 6 月第 1 版
印　　次：2022 年 6 月第 1 次印刷
标准书号：ISBN 978-7-117-32945-3
定　　价：80.00 元

打击盗版举报电话：**010-59787491**　E-mail：WQ @ pmph.com
质量问题联系电话：**010-59787234**　E-mail：zhiliang @ pmph.com
数字融合服务电话：**4001118166**　E-mail：zengzhi @ pmph.com

编　者（按姓氏拼音排序）

曹　钰（四川大学华西医院）

柴艳芬（天津医科大学总医院）

陈　飙（《临床急诊杂志》）

陈　锋（福建省立医院）

陈瑞玲（首都医科大学附属北京天坛医院）

陈旭岩（北京清华长庚医院）

陈玉国（山东大学齐鲁医院）

丁　宁（首都医科大学附属北京同仁医院）

丁邦晗（广东省中医院）

郭　伟（首都医科大学附属北京天坛医院）

何小军（《中华急诊医学杂志》）

洪燕英（首都医科大学附属北京中医院）

姜冰玉（甘肃省第三人民医院）

李方强（首都医科大学附属北京天坛医院）

李小刚（中南大学湘雅医院）

林兆奋（上海长征医院）

刘晓伟（中国医科大学附属第一医院）

吕传柱（四川省医学科学院·四川省人民医院）

马　渝（重庆大学附属中心医院/重庆市急救医疗中心）

马岳峰（浙江大学医学院附属第二医院）

孟　琨（首都医科大学附属北京天坛医院）

潘曙明（上海交通大学医学院附属新华医院）

裴　俏（《中国急救医学杂志》）

单　凯（首都医科大学附属北京天坛医院）

唐　艳（兰州市第二人民医院）

童朝阳（复旦大学附属中山医院）

王　睿（中国人民解放军总医院）

吴汀溪（首都医科大学附属北京天坛医院）

吴增斌（上海交通大学医学院附属新华医院）

向旭东（中南大学湘雅二院）

肖　兵（中南大学湘雅二医院）

谢苗荣（首都医科大学附属北京友谊医院）

熊　辉（北京大学第一医院）

徐　峰（山东大学齐鲁医院）

燕宪亮（徐州医科大学附属医院）

杨立山（宁夏医科大学总医院）

杨蓉佳（甘肃省人民医院）

曾红科（广东省人民医院）

张　茂（浙江大学医学院附属第二医院）

张国强（中日友好医院）

张劲松（江苏省人民医院）

赵　斌（北京大学积水潭医院）

赵佩瑶（首都医科大学附属北京天坛医院）

赵志刚（首都医科大学附属北京天坛医院）

郑　波（北京大学第一医院）

朱华栋（北京协和医院）

朱继红（北京大学人民医院）

前　言

急性感染性疾病是急诊科最常见的疾病之一，涉及各个系统，如中枢神经系统感染、呼吸系统感染、消化系统感染、泌尿生殖系统感染，甚至是全身感染如脓毒症等。患者或因头痛、意识障碍，或因咳嗽、咳痰，或因呕吐、腹泻等症状而就诊。感染的病原体涉及病毒、细菌、非典型病原体、真菌等。其中可能有传染性疾病，如新型冠状病毒肺炎、流行性感冒、鼠疫、细菌性痢疾等。我国目前已经进入老龄化社会，老年人免疫力普遍低下，感染性疾病高发，重症感染多见，多系统感染或混合感染发病率高，急诊就诊率高。其中，重症感染患者病情变化无常，如果不能及时给予针对病原体的敏感抗感染药物，患者的死亡率会快速增加；即使初始给予了敏感的抗感染药物，治疗过程中还可能出现菌群替换或者二重感染等复杂状况。目前，感染性疾病的病原学检测严重滞后，各系统标本病原学培养需要2~3天，部分特殊病原体感染培养时间更久，如布鲁氏菌、结核分枝杆菌需要1~3周。特别在急诊工作场景中，根本不可能等待明确的病原学检测结果，必须根据患者的病史、临床表现和有限的辅助检查结果，快速制定抗感染治疗方案。

综合以上因素，急诊感染性疾病的特点是：危急、重症、复杂、多变。为应对这一状况，急诊科医生需要有较强的诊疗能力：能快速诊断各系统急性感染性疾病，避免急性感染进展为重症；能早期评估病原体的类型，避免盲目地制定治疗方案；能够快速、精准地经验性应用抗感染药物以降低重症患者死亡率,并有效控制药物不良反应地发生。为此,急诊科医生需要掌握各类抗感染药物的抗病原谱、不良反应和用药特点;不同急性感染性疾病的病原谱及耐药近况;在脏器功能不全的状况下用药的选择及剂量调整等。

有鉴于此,急诊科、感染科、药学及微生物学等多学科专家,于 2020 年 5 月共同启动《急诊抗感染治疗指导手册》一书的编著,经过多次工作会议,确定了整体框架和编著内容;结合国内外最新的研究进展和相关指南共识,经广泛征求意见和反复讨论编写而成。本书分为七章,从药学、微生物学、急性感染性疾病以及多重耐药菌感染的治疗等全方位展开介绍,并附有八个内容详实的附表。本书立足急诊科常见急性感染性疾病,聚焦经验性抗感染治疗,力求简洁实用,希望能够成为急诊科医生的好助手,这是编者共同的希冀和期盼!

感谢本书编著过程中王睿教授、李春盛教授、陈玉国教授和吕传柱教授的悉心指导,也向各位付出艰辛劳动的专家和全体编写人员致敬。

本书的编著过程中我个人学习和梳理了抗感染诊疗多方面的知识,获益匪浅;但受个人能力所限,本书内容有不当之处,也请广大读者斧正!

郭　伟

2021 年冬于北京语言大学

目 录

第一章

急诊感染性疾病的特点

感染性疾病是急诊科最常见的疾病,占就诊患者的首位。急诊科的感染性疾病不仅仅是常见的"气管炎、肺炎",也不像专科单一器官组织的局限性感染,急诊科处理的感染病患者可能涉及多个器官组织的感染,甚至由局部感染播散至全身引起宿主反应失调而导致危及生命的器官功能障碍,即脓毒症或脓毒症休克,病情危重、死亡率高。所以急诊科的感染性疾病以"病原谱广""感染情况复杂""病情危重"等为主要特点。

一、急诊感染性疾病病原谱广

我国急诊科就诊的感染患者多数为社区获得性感染,部分是来自下级医院或护理院的院内感染,此类患者多有心血管系统疾病、神经系统疾病、恶性肿瘤等基础疾病,多为体质较差的老年人,常合并营养不良、免疫功能低下、多脏器功能不全,难以收入专科病房,往往滞留在急诊。由于缺乏及时的病原微生物检查的相关结果,所以急诊的抗感染策略多以经验性用药为主,患者因长期或反复住院甚至频繁应用抗感染药物,以致细菌耐药性较严重,如甲氧西林耐药葡萄球菌,多重耐药的革兰氏阴性杆菌(肺炎克雷伯菌、鲍曼不动杆菌、铜绿假单胞菌、大肠埃希菌等),尤其是耐碳青霉烯类的肠杆菌科细菌、非发酵菌以及耐万古霉素肠球菌等的感染,增加了治疗的难度。

随着器官移植、免疫抑制剂、抗肿瘤靶向药物的应用以及艾滋病患者的增加,免疫缺陷人群日益增多,许多原本"隐匿"的病原体重新活跃起来,这些条件致病菌可引起"机会性感染",如耶氏肺孢子菌、诺卡菌、马尔尼菲蓝状菌等。由于这些特殊病原体诊断相对困难,不易早期诊断,常因漏诊和误诊而耽误病情,急诊科医生应掌握各种感染性疾病的临床特点,充分了解每一位感染患者的病史,高度警惕免疫缺陷人群的机会性感染。

急诊科除了诊治非传染性的感染性疾病外也应时刻警惕有传染性的感染性疾病,如流行性感冒、麻疹、鼠疫等,还有新发的传染病,如SARS、MERS以及新型冠状病毒(COVID-19)肺炎等,而这些新发传染性疾病的患者极有可能首诊急诊科;急诊科是发现和抗击传染性疾病的主要场所之一,也是狙击疾病扩散的第一道防线。因此,我们需要对传染病或不明原因的聚集性感染性疾病具有高度的敏锐性和洞察能力。

二、急诊感染性疾病具有复杂性

急诊感染性疾病的复杂性体现在以下两个方面:

1. **感染性疾病和非感染性疾病的鉴别**　临床一些非感染性疾病的首发临床表现和实验室检查与感染性疾病相似,如自身免疫性疾病(抗中性粒细胞胞浆抗体相关性血管炎、系统性红斑狼疮等)、内分泌代谢性病(甲亢、痛风急性发作)可表现为发热、白细胞等炎症指标增高,不易与感染性疾病区分;所以对于疑似感染患者经抗感染治疗仍无明显好转的应鉴别非感染性疾病的可能,这需要急诊医生有较扎实的内科基本功以及详尽的病史采集、严格细致的查体和缜密的临床思维;同时也应了解其他专科的临床诊治进展。

2. **急诊的感染涉及全身各个组织器官**　某些感染显而易见有"红、肿、热、痛"表现,如皮肤软组织感染、甲沟炎等；有些与感染相关的症状明显，如泌尿系统感染的下泌尿道刺激症状，呼吸系统感染的咳嗽、咳痰症状，消化系统感染的腹痛、腹泻症状等。而许多感染的症状较为隐匿，除发热外无明显其他临床表现和体征，给临床诊断带来困难，但即使隐匿再深的感染灶仍会有蛛丝马迹，如糖尿病患者肝区叩击痛提示肝脓肿，拔牙后心脏瓣膜区闻及杂音提示感染性心内膜炎，从而体现了病史询问、体格检查和临床思维的重要性；实验室和影像学检查会对急诊感染性疾病的诊断提供帮助，如降钙素原（procalcitonin，PCT）、病原学培养、超声和 CT、病原学基因测序等。急诊感染患者不能单纯地应用抗感染药物，还需要积极的病灶引流甚至外科手术干预，如肺炎患者的痰液引流、化脓性胆管炎胆道引流，腹腔脏器脓肿穿刺或切开引流，输尿管梗阻引发的尿路感染应尽早解除梗阻等。

三、急诊感染性疾病病情危重

急诊感染性疾病患者存在起病急骤、病情危重等特点，部分患者病情进展快，可能迅速导致多器官功能障碍。比如急诊常见的脓毒症就是感染引起的宿主免疫失调而导致全身多脏器功能衰竭，所以急诊医生在诊治感染性疾病时不应过度重视所谓的"急诊感染的临床诊断"，而应更重视"急诊感染的临床病理生理学"，即脏器的功能，正确认识患者感染后的临床病理生理学状态。采用序贯器官衰竭评分（sequential organ failure assessment，SOFA）有助于描述器官功能不全或衰竭的发展，主要从呼吸系统的氧合指数、凝血系统的血小板计数、肝脏功能系统的总胆红素、心血管系统的平均动脉压、中枢神经系统的格拉斯哥昏迷评分、肾脏的血清肌酐和尿量 7 个方面进行器官功能评价。此外，与感染性疾病预后密切相关的年龄因素、免疫状态、营养状态、内分泌系统等生理状态评价也在诊断中至关重要,特别是有基础疾病、免疫状态严重受损或者年老体弱的患者可能会演变为重症感染。因此,绝不能轻视任何看似轻微的感染,处理不当仍然会导致不良预后。

四、急诊感染性疾病的临床诊断思维

急诊医生应对急性感染性疾病建立科学的临床诊断思维,对于任何一个患者均应考虑以下几个方面:①感染诊断的确立;②感染获得的环境;③感染的部位或来源;④宿主免疫功能状态;⑤判断可能的病原体;⑥严重程度的评估。

1. **感染诊断的确立** 首先应根据患者的临床表现和常规检查进行急性感染性疾病的临床诊断,即明确是否存在感染;感染最常见的临床表现是发热,应仔细询问发热的起病形式、热型特点,同时询问有无单一或多系统的伴随症状如头痛、咳嗽、腹泻、腹痛、尿频尿急、关节痛等症状,观察患者有无贫血貌、皮疹、黄疸、恶病质。实验室检查有一定的诊断意义,如白细胞和中性粒细胞总数增高,提示有细菌性感染;嗜酸性粒细胞计数增高可能是寄生虫感染;C反应蛋白升高提示患者体内存在炎症反应;PCT增高提示细菌性感染;有些指标增高仅提示有炎症反应,但没有特异性,如血沉、铁蛋白、乳酸脱氢酶等。病原学检查对诊断的确立有重大意义,必要时做病原体高通量测序(next generation sequencing,NGS)检测,但确诊责任病原体仍应结合病史、症状体征综合判断,绝非单一指标可确诊。

2. **感染获得的环境** 感染来自社区还是医院内对于疾病的诊断和治疗至关重要,因为社区和院内的病原谱有很大区别,病原体的耐药性也千差万别,自然两者的预后也有不同。急诊感染绝大部分来自社区,仔细追溯病史是诊断的重要环节,尤其对缺乏客观体征的发热患者更为重要,应关注有无野生动物接触史、外出旅游史(特别是深山丛林)、有无被蚊虫或蜱虫叮咬史、疫区接触史,如有东南亚旅居史应警惕登革热、有非洲旅居史多见疟疾;还要询问患者的职业,如布鲁氏菌病多见于从事畜牧业的人群或者兽医,丛林稻田工作的工人或农民要当心虫媒传播性疾病(立克次体)和钩端螺旋体病。有无流行病学史是传染性疾病诊断最关键的依据。图 1-1 是一名肾综合征出血热的患者,有典型的"酒醉貌",面部和上胸部潮红、有出血点,处于严重休克状态,但患者和家属均否认家庭和工作环境中有接触老鼠,再仔细询问患者的职业是在郊区机场的田地开挖土机,平时就在工地上吃饭,很有可能接触鼠类的排泄物,最终出血热抗体检测证实其感染了汉坦病毒。

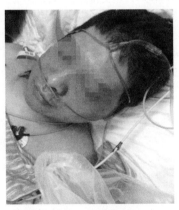

图 1-1 酒醉貌

3. **感染的部位和来源** 急诊感染患者常伴有相应的其他症状或体征可提示感染的原发部位,如发热同时伴有呼吸道症状多提示呼吸系统感染;伴有尿频、尿急、尿痛是典型的下泌尿道感染；发热伴剧烈头痛，并出现意识改变应考虑中枢神经系统感染；而有时病变部位较隐匿不易察觉，需要反复全面规范的体格检查，如心脏听诊、女性的盆腔检查、淋巴结的触诊，尤其关注全身有无皮疹或皮损，因皮疹皮损和许多感染关系密切，可能对某种病原体的识别有益，甚至有特征性诊断价值。图 1-2、图 1-3 是一名发热 2 周伴一过性失明的患者，指端末梢的皮损是非常典型的感染性心内膜炎患者的外周微血管病变，Osler 结节和 Janeway 皮损，此患者同时有栓塞性脾脓肿和脑脓肿，心脏超声发现主动脉瓣赘生物。一位发热 2 周而查不出病因的患者，经详细的体格检查发现患者的背部有典型的"焦痂样"皮损（图 1-4），是恙虫病东方体感染特征性表现，患者诉发病前 3 周曾去外地山区旅游，有被"蚊虫"叮咬过未予重视，给予多西环素治疗后好转。

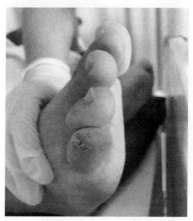

图 1-2　Osler 结节

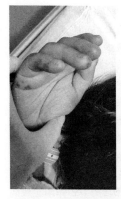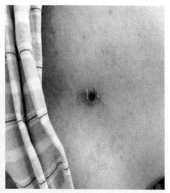

图 1-3　Janeway 皮损　　　图 1-4　焦痂样皮损

　　然而有些感染起病隐匿,虽经病史询问和体格检查仍无线索,此时辅助检查具有重要的诊断意义,但应根据具体病例有选择、有目的地进行,对有诊断和鉴别诊断价值的检查项目必要时应反复送检以提高阳性率,既不可过分信赖,也不可忽视检查结果,结合临床综合判断。血培养是最重要的辅助检查之一,但部分急诊医生往往会忽视,一旦发热就给予抗感染药物治疗,应养成在使用抗感染药物前送检血培养的习惯,如怀疑心内膜炎应一天多次送检血培养以提高阳性检出率。其他如T-spot、G 试验、GM 试验、隐球菌乳胶凝集试验等也有辅助诊断价值。

　　影像学是急诊感染重要的诊断方法,甚至是感染诊断中不可缺少的条件,在诊断中占有核心地位;比如胸部 CT 提示肺部有实变和渗出阴影,即使没有微生物检查依据仍可作出“肺炎”的诊断;胸部 CT 在新冠肺炎的诊断中占据举足轻重的地位,典型的 CT 影像学结合流行病学史和临床表现就可纳入“高度疑似病例”;不同脏器的感染可选择最合适的检查,如肝胆和泌尿系可选择超声,怀疑脑膜炎或脑炎的患者进行磁共振更适合;PET-CT 长期以来被认为对肿瘤性疾病的诊断价值意义重大,近年来 PET-CT 对于疑难感染性疾病的诊治亦有重要价值,在发现潜在感染灶、评估感染范围、鉴别病灶良恶性等方面有优势,可作为发热待查的重要辅助检查手段之一。

4. 宿主的免疫功能状态　随着实体器官移植技术、造血干细胞移植等新技术的开展以及免疫抑制剂在临床上的广泛应用,免疫缺陷人群的数量逐年增多,感染是其主要的并发症。免疫功能正常和免疫缺陷人群的感染在诊断和鉴别诊断时应加以区分,主要体现在致病原的不同,细胞免疫缺陷者易发生细菌、真菌、病毒和原虫感染;体液免疫缺陷者对有荚膜的细菌抵抗力减弱,缺乏产生炎症的调理素作用,易发生肺炎链球菌、流感嗜血杆菌、脑膜炎奈瑟菌等感染;免疫受损人群感染除了常见的病原体外,更多需要关注某些"条件致病菌",如真菌(曲霉、隐球菌、肺孢子菌等)、分枝杆菌、诺卡菌、放线菌等。由于传统的微生物检测采样技术不易检出,故诊断较为困难,常需要有创伤性的采样技术如气管镜下肺泡灌洗、组织穿刺活检等。

5. 病原体的判断　一般而言,常见的急诊感染无需苛求病原学检查结果,如急性上呼吸道感染、轻型急性胃肠炎、急性胆囊炎等,但对于感染病因不明、病情危重或初始抗感染治疗无效的患者应及早进行病原学的检测,病原学证据及致病菌的药敏结果是抗感染治疗成功的关键。标本的来源和规范收集是结果判定的重要前提,尽量在使用抗感染药物之前送检相应部位的临床标本,尽量采集无菌体液的标本(如血液、脑脊液、浆膜腔液),操作时避免污染。病原体培养阳性未必就是责任致病原,应结合临床综合判断,排除定植或污染的可能,例如血培养仅单瓶培养出凝固酶阴性的葡萄球菌很有

可能是采集标本时的皮肤污染；如怀疑特殊病原菌感染
如布鲁氏菌、诺卡菌、非结核分枝杆菌，临床医生应告知
微生物实验室建议延长培养时间。病原菌培养的来源
不仅可以是血液、痰液、引流液、肺泡灌洗液等常见的标
本，对病变组织进行培养仍可收获意想不到的结果。如
一名诊治长达4个多月仍不明原因的肺炎患者，最终行
肺穿刺组织培养诊断是双相真菌的马尔尼菲蓝状菌感
染（图1-5、图1-6）。NGS是近几年"炙手可热"的诊断
技术，当反复送检传统微生物检查无阳性提示时，NGS
可作为重要补充，尤其是对于疑难少见菌的诊断，NGS
的诊断价值更大；但其自身仍然存在检测结果解读方面
的问题，不可过于依赖或滥用。

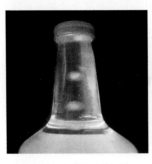
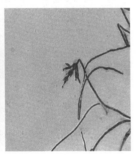

图1-5　肺组织培养　　　图1-6　"帚状枝"结构

　　6. **病情严重程度评估**　　急诊感染性疾病患者必须
要完成病情严重程度评估，不同部位的感染采用不同
的评估量表或工具，如肺炎患者通常用"CURB-65"或
"PSI"，脓毒症患者用"SOFA"等。从而决定患者进一步
诊疗的区域，轻症者口服药物居家治疗，中症者临时输
液或者住普通病房，重症者转监护室或者抢救室治疗。

（潘曙明　吴增斌）

===== **参考文献** =====

[1] 马帅，郭树彬 . 急诊急性感染性疾病的临床诊断思维 [J]. 中国急救医学 , 2016, 36 (7): 658-660.

[2] 郭树彬 . 急性感染医学 [M]. 北京 : 科学技术文献出版社 , 2018.

[3] 林果为，王吉耀，葛均波 . 实用内科学 [M]. 北京 : 人民卫生出版社 , 2017.

[4] 张文宏，卢洪洲，张永信 . 重点感染性疾病的防治 [M]. 北京 : 科学出版社 , 2019.

第二章
急诊感染性疾病常见病原体

第一节 革兰氏阳性菌

一、葡萄球菌属

葡萄球菌属(*Staphylococcus*)细菌是革兰氏阳性球菌,常排列成不规则的葡萄串状。需氧或兼性厌氧,营养要求不高,最适生长温度为 35℃,最适 pH 为 7.4。其广泛分布于自然界,如空气、土壤、水等处。在人和动物的皮肤表面,以及鼻咽部、肠道也有本菌的存在。

葡萄球菌属目前分为 39 个种,21 个亚种。引起人类疾病的菌种主要有金黄色葡萄球菌(*S. aureus*)、表皮葡萄球菌(*S. epidermidis*)、头状葡萄球菌(*S. capitis*)、人葡萄球菌(*S. hominis*)等。根据能否产生凝固酶,将葡萄球菌分为凝固酶阳性葡萄球菌(主要为金黄色葡萄球菌)和凝固酶阴性葡萄球菌两类。

(一)金黄色葡萄球菌

金黄色葡萄球菌在血琼脂平板上生长,菌落呈金色或黄色,菌落周围可见完全透明的溶血环。金黄色葡萄球菌,尤其是耐甲氧西林金黄色葡萄球菌(methicillin-resistant *Staphylococcus aureus*,MRSA)可定植于正常人体皮肤和鼻咽部。其中医务人员带菌率可高达 70% 以上,是医院内交叉感染的重要来源。中国细菌耐药监测网(China Antimicrobial Surveillance Network,CHINET)

2018 年度耐药监测数据显示,全国共 22 147 株金黄色葡萄球菌中 MRSA 检出率为 34.0%。医护人员应重视手卫生,切断接触传播的途径。加强医院感染相关知识的教育,提高医护人员的意识,做到早发现、早隔离、早治疗。

1. 致病性　金黄色葡萄球菌可产生多种酶,如血浆凝固酶、耐热核酸酶、透明质酸酶、脂酶等,还能产生多种毒素,如葡萄球菌溶素、杀白细胞素、肠毒素表皮剥脱毒素、毒性休克综合征毒素 -1 等。

金黄色葡萄球菌侵袭人体可导致化脓性感染,如毛囊炎、疖、痈、伤口化脓、蜂窝织炎等。还可引起肺炎、心内膜炎、肾盂肾炎、肾脓肿等多器官的化脓性疾病。重症患者还可发展成为化脓性脑膜炎、脓毒症和脓毒血症。其产生的外毒素可引起食物中毒、烫伤样皮肤综合征和中毒性休克综合征。由 MRSA 引起的严重感染死亡率可达 10%~30%。

2. 实验室检查

(1)标本采集:根据感染部位的不同,可采集脓液、创伤分泌物、穿刺液、血液、尿液、痰液、脑脊液及粪便等。皮肤感染由于取材易被皮肤正常菌群污染,甚至出现多种细菌并存的培养结果,病变部位取样应注意采用不同的方法。①浅表、开放性脓疱和创口感染:清创后,使用拭子在创口涂抹;②蜂窝织炎和丹毒:穿刺针抽吸组织取样,但培养阳性率较低;③复杂性皮肤软组织感染:用组织活检、穿刺针抽吸、外科手术等方法取深层组织进行培养。

(2)染色镜检:除血液外的无菌体液,如脑脊液离心后涂片行革兰氏染色镜检,发现革兰氏阳性球菌成堆排列,有诊断价值。

(3)分离培养鉴定:采集合格标本后,培养 18~24h 可形成直径 1~3mm 的菌落。典型菌落光滑、边缘整齐、突起、有色素,有明显的透明溶血环。

(4)分子生物学检测:针对金黄色葡萄球菌种属特异性基因(如 *coa*,*nuc*)和甲氧西林耐药基因(*mecA*)可以使用多重 PCR 直接从标本中检测 MRSA。针对疑似MRSA 感染暴发的菌株可以进行分子同源性分析。

(5)药物敏感性试验:利用自动药敏系统、纸片扩散法、E-test 法等可进行药敏实验。

(二)凝固酶阴性葡萄球菌

凝固酶阴性葡萄球菌(coagulase negative *Staphylococcus*,CNS)是存在于健康人皮肤、口腔及肠道的正常菌,之前一直被认为无致病性,从血培养中分离出的该菌大多被认为是污染菌。但是随着介入诊疗技术、免疫抑制剂、广谱抗感染药物的广泛应用,该菌种引起的感染日益增多。导管相关性感染与 CNS 关联度很大,患者感染会导致高昂的临床成本。

1. **致病性**　CNS 中最常见的是表皮葡萄球菌和溶血葡萄球菌引起的感染,是体内异物引起感染的主要原因,可引起菌血症、心内膜炎、导管相关感染等。此外,腐生葡萄球菌常可引起泌尿道感染、前列腺炎、伤口感染及菌血症。

2. **实验室检查**　同葡萄球菌属各类相关检查。

二、链球菌属

链球菌属(*Streptococcus*)细菌广泛分布于水、空气、尘埃,人及动物粪便和健康人的鼻咽部、肠道等,大多数为正常菌群,并不致病。本菌属细菌多为需氧或兼性厌氧菌,有氧环境中比厌氧环境对生长更有利。

链球菌属的细菌种类较多,根据在血琼脂平板上溶血现象的不同,可分为甲型溶血性链球菌、乙型溶血性链球菌和丙型溶血性链球菌。而根据链球菌细胞壁中多糖抗原(c 抗原)的不同,可分为 A~H、K~V 共 20 个群。对人有致病性的主要是 A 群。

（一）致病性

1. **A 群链球菌**（Group A *Streptococcus*） 最常见，是引起化脓性感染的主要菌种。侵入宿主组织，可引起皮肤及皮下组织化脓性感染、淋巴组织感染和咽喉部感染等。其产生的外毒素还可引起猩红热，临床特征为发热、咽峡炎以及全身弥漫性皮疹。部分 A 群链球菌在引起扁桃体炎后，经过一定时间（2~3 周）可发生风湿热，并可引起心肌和瓣膜损伤等变态反应性疾病，亦可引起急性肾小球肾炎。

2. **B 群链球菌**（Group B *Streptococcus*） 主要为无乳链球菌，是新生儿脓毒症和脑膜炎的常见病原菌。常定植于下呼吸道、泌尿生殖道和肠道，可经产道或呼吸道感染引起相关疾病。

3. **草绿色溶血性链球菌** 通常定植在口腔和牙龈缝隙中，在拔牙或切除扁桃体时，细菌侵入血流引起菌血症，并可在心脏损伤部位定植，引起亚急性细菌性心内膜炎。

4. **肺炎链球菌**（*S. pneumoniae*） 主要寄生于人类的上呼吸道，40%~70% 正常人的鼻咽部均有此菌定植。大多数菌株不致病，或致病力很弱。部分有致病力的菌株主要引起肺炎，也可以伴有菌血症。此外，该菌还可以引起中耳炎、乳突炎、鼻窦炎、脑膜炎和心内膜炎等。

（二）实验室检查

1. **标本采集** 根据感染部位不同，采集咽拭子、痰液、脓液、血液、脑脊液等标本，对于妊娠 35~37 周的女性可以采集生殖道拭子。大多数链球菌对环境比较敏感，采集标本后应尽快送检及时接种，延迟接种可能使细菌的分离率下降。

2. **染色镜检** 菌体形态为圆形或卵圆形，直径为

0.6~1.0μm,成对或链状排列。其中肺炎链球菌可见矛头状、钝端相对、成双排列的菌体,在血琼脂培养基上培养可形成明显的荚膜。

3. **分离培养鉴定** 该属细菌营养要求较高,在含血清、葡萄糖的培养基中才能生长。在血琼脂平板上形成灰白色、表面光滑、凸起、边缘整齐、直径 0.5~0.75mm 的小菌落。不同菌株有不同的溶血现象。根据溶血特征、生化反应、血清学试验可进一步鉴定。

4. **抗原检测** 乳胶微粒凝集试验、协同凝集试验、对流免疫电泳试验及酶联免疫试验等可以用于链球菌的直接抗原检测。

5. **分子生物学检测** 单链化学发光核酸探针测定适用于从咽喉部分离的化脓链球菌的快速检测,通过测定特定的 rRNA 序列,其灵敏度和特异性较高。无乳链球菌也可以通过实时荧光定量 PCR 技术进行快速检测。

6. **药物敏感性试验** 利用自动药敏系统、纸片扩散法等行药敏实验,药敏试验方法和解释标准参考 CLSI 相关文件。近年来,青霉素耐药的肺炎链球菌逐年增多,临床实验室正确检测并报告肺炎链球菌对青霉素的敏感性非常重要。

三、肠球菌属

肠球菌属(*Enterococcus*)广泛分布于自然界中,是空气、水、尘埃、人及动物粪便以及健康人上呼吸道的常驻细菌,迄今有 40 多个种,其中粪肠球菌和屎肠球菌在临床标本中最为常见。本菌属细菌为需氧或兼性厌氧菌,多数菌种为短链状排列,一般无芽孢、无荚膜,最适生长温度为 35℃,在 10℃、45℃ 和 pH 9.6 条件下均可生长,大部分菌株在 60℃ 能生存 30min。肠球菌属细胞壁厚,对多种抗菌药物固有耐药。固有耐药由染色体介导,包括β-内酰胺类、克林霉素、磷霉素等抗感染药物;而获得性耐药及毒力特性常由转座子或质粒编码,即可由突变产生,或通过转座子上编码的耐药基因、信息素应答质粒和其他广泛分布于宿主的质粒交换而获得耐药性。万古霉素耐药肠球菌属(vancomycin-resistant *Enterococcus*, VRE)表型和基因型可分为 van(A、B、C、D、E、G、L、M、N)9型,其中van(A、B、D、L、G、M、N)属于获得性耐药,而vanC和vanE型则属先天性耐药。

(一)致病性

在革兰氏阳性球菌中,肠球菌是仅次于葡萄球菌属的重要院内感染致病菌。肠球菌主要感染具有基础疾病的老年人、长期住院患者、安装植入性装置者,以及接受广谱抗感染药物治疗的患者。泌尿系统感染是肠球菌引起的最为常见的感染。肠球菌亦可引起腹腔、盆腔和伤口感染以及菌血症、心内膜炎等,严重时可导致脓毒症。在分离的肠球菌中,粪肠球菌占绝大多数,其次为屎肠球菌。

(二)实验室检查

1. 标本采集　根据患者临床表现、感染部位,采集血、尿、穿刺液等标本。标本转运无特殊要求。

2. 染色镜检　该菌属细菌为革兰氏阳性球菌,菌体呈球形或卵圆形,多呈短链状排列。

3. 分离培养鉴定　在血琼脂平板上35℃培养18~24h,形成较小、灰白色、湿润、凸起的菌落。

4. 药物敏感性试验　利用自动药敏系统、纸片扩散法等行药敏实验。主要检测氨苄西林、青霉素,达托霉素、利奈唑胺、万古霉素以及高浓度庆大霉素和链霉素的敏感性。

第二节　革兰氏阴性菌

一、肠杆菌科细菌

肠杆菌科(*Enterobacteriaceae*)细菌是一大群形态、生物学特性相似,需氧或兼性厌氧的革兰氏阴性杆菌,广泛分布在自然界,可栖居在人和动物的肠道内,多数是人肠道的正常菌群,也可存在于水、土壤或腐败的物质上。多数为条件致病菌,少数为致病菌,菌科内各菌属之间特征没有清晰的界限。

肠杆菌科细菌是临床最常见的病原菌,是泌尿道、呼吸道、肠道、腹腔和盆腔等感染的常见病原菌,也是慢性阻塞性肺疾病急性加重、支气管扩张合并感染的主要病原菌之一。

肠杆菌科细菌也是人和动物肠道感染的重要病原菌,主要引起各种急性、慢性肠道感染,食物中毒,腹泻等。除志贺菌外,多数肠杆菌科细菌可引起肠道外感染,如大肠埃希菌等可引起泌尿道、呼吸道、伤口和中枢神经系统等感染,且往往为获得性感染。

(一)大肠埃希菌

埃希菌属(*Escherichia*)是肠杆菌科细菌中最常见的菌属。近些年,我国大肠埃希菌中超广谱 β- 内酰胺酶(*extended-spectrum β-lactamase*,*ESBLs*)的检出率呈逐年增长趋势,形成对各类 β- 内酰胺酶类药物的耐药,并且随着碳青霉烯类抗感染药物在临床上的广泛应用,耐碳青霉烯类抗感染药物肠杆菌科细菌(carbapenem-resistant *Enterobacteriaceae*,CRE)正在医院内出现,需要引起足够的重视。

1. **致病性** 埃希菌属是人体肠道的正常菌群,当宿主免疫力降低或细菌侵入肠外组织或器官时,可引起肠道外感染。埃希菌属包括6个种,其致病因素主要与侵袭力、内毒素和肠毒素有关。

大肠埃希菌常引起各种肠内外的感染,其中肠道外感染以泌尿系感染为主。而肠道感染来自大肠埃希菌中的致病菌株,能引起不同程度的腹泻乃至霍乱样严重腹泻,并能引起致死性并发症。根据其不同的血清型别、毒力和所致临床症状的不同,引起人腹泻的大肠埃希菌可分为5种:

(1)肠毒素型大肠埃希菌:是儿童急性腹泻和旅行者腹泻的重要病原菌。主要临床特征是恶心、腹痛、水样便和低热。

(2)肠致病性大肠埃希菌:是流行性婴幼儿腹泻的主要病原菌。主要引起婴幼儿肠道感染,偶见于成人。主要临床特征是发热、呕吐、腹泻,便中多黏液无血,其病程较长。

(3)肠侵袭型大肠埃希菌:主要侵犯较大儿童和成人,所致疾病很像痢疾。临床特征有高热不适、痉挛性腹痛、水泻和中毒症状等,继而黏液血便。

(4)肠出血性大肠埃希菌:多为水源性或食源性感染,临床特征为体温不高或稍高、痉挛性腹痛,腹泻不明显。开始水样,继而便中含大量血液。最具代表性的血清型是O157∶H7。

(5)肠凝聚性大肠埃细菌:可引起婴儿持续性腹泻、脱水,偶有血便。

2. **实验室检查**

(1)标本采集:肠道外感染标本主要有尿、血、脓液等,尿液标本要尽量采集早晨清洁中段尿进行定量培养。肠道内感染标本可采集患者粪便、食物残渣和肛门拭子等,根据需要接种相应的培养基。

（2）**染色镜检**：埃希菌属细菌为革兰氏阴性杆菌，单个或成对存在。

（3）**分离培养鉴定**：埃希菌属细菌为需氧或兼性厌氧生长，最适生长温度为 35℃。能在普通琼脂上生长，无特殊营养需求。一般培养 18~24h 后，菌落成圆形、扁平、边缘整齐、灰白色、不透明，部分菌株可产生透明溶血环。

（4）**药物敏感性试验**：对于肠道外感染的大肠埃希菌利用自动药敏系统、纸片扩散法等可进行药敏试验。

（二）肺炎克雷伯菌

肺炎克雷伯菌（*K. pneumoniae*）通常存在于人体体表、鼻咽部及肠道等处，其中肠道是该菌属细菌定植的常见部位，粪便污染是造成患者感染的重要来源，且在住院患者和使用抗感染药物的成人中，细菌携带率会成倍增加。目前，在大型综合性医院获得性感染的肺炎克雷伯菌中，40%~50% 对三代、四代头孢菌素耐药，其主要耐药机制为产 ESBLs。碳青霉烯类药物被认为是治疗耐药革兰氏阴性菌感染的最后一道防线，而碳青霉烯类耐药菌，尤其是耐碳青霉烯类肺炎克雷伯菌的检出率快速上升，已成为当前临床抗感染治疗的难题。*CHINET* 细菌耐药性监测数据显示肺炎克雷伯菌对亚胺培南和美罗培南的耐药率分别从 2005 年的 3% 和 2.9% 上升到了 2018 年的 25.0% 和 26.3%。

1. **致病性**　肺炎克雷伯菌在临床标本中较常见，当机体免疫力降低或长期大量使用广谱抗菌药物，导致菌群失调时可引起感染。可引起原发性肺炎，还能引起各种肺外感染，包括肠炎、脑膜炎、泌尿道感染及菌血症，是酒精中毒、糖尿病和慢性阻塞性肺疾病患者并发肺部感染的潜在风险因素。近年来，有研究发现，肺炎克雷伯菌已经取代大肠埃希菌成为细菌性肝脓肿的主要致病菌。其中在 3.0%~7.8% 的肝脓肿患者中，肺炎克雷伯菌能够经过血源途径播散到肺、眼、脑、中枢神经系统和筋膜等处形成侵袭性综合征,发病率和死亡率高达4%~8%。

2. 实验室检查

(1)标本采集:根据临床表现在相应感染部位采集标本。在采集血液、脑脊液等体液标本时,应进行严格的皮肤消毒,避免污染。采集痰标本时,应充分告知患者留样方法和要求、必要时采用气管镜下防污染毛刷或者肺泡灌洗采样,提高下呼吸道标本质量。

(2)染色镜检:为革兰氏阴性杆菌,单个、成双或短链状排列。

(3)分离培养鉴定:克雷伯菌属为条件致病菌,无鞭毛,无芽孢,在营养丰富的琼脂培养基上的培养物可见菌体外有明显的荚膜。培养特性为兼性厌氧,营养要求不高,在培养基上可形成较大凸起、灰白色、黏液型的菌落,相邻菌落容易发生融合,用接种针蘸取时可挑出长细丝。

(4)分子生物学检测:质粒分析、核糖分型、脉冲场凝胶电泳等可用于克雷伯菌属细菌的分型检测。

(5)药物敏感性试验:利用自动药敏系统、纸片扩散法等行药敏试验。

二、非发酵革兰氏阴性杆菌

非发酵菌(*non-fermentation*)是一大群需氧或兼性厌氧、无芽孢、不发酵葡萄糖或仅以氧化形式利用葡萄糖的革兰氏阴性杆菌或球杆菌,广泛存在于人体表、开放体腔以及医院的环境中,多为条件致病菌。近年来,由非发酵菌引起的临床感染日益增多,部分菌株呈现多重耐药和泛耐药。

(一)鲍曼不动杆菌

鲍曼不动杆菌(*A. baumannii*)具有强大的获得耐药

性和克隆传播的能力,多重耐药、广泛耐药、全耐药鲍曼不动杆菌呈世界性流行,导致的院内感染增多是抗菌药物选择压力、耐药基因水平传播和耐药克隆菌株传播共同作用的结果。

1. **致病性** 本菌属细菌为条件致病菌,能够在人体皮肤表面潮湿的环境中,甚至在干燥的物体表面生存。长时间住院、入住监护室、接受机械通气、侵入性操作、抗菌药物暴露以及有严重基础疾病的患者均易发生鲍曼不动杆菌感染,鲍曼不动杆菌可引起医院获得性肺炎、血流感染、腹腔感染、中枢神经系统感染、泌尿系统感染、皮肤软组织感染等。鲍曼不动杆菌院内感染最常见的部位是肺部,是医院获得性肺炎、呼吸机相关肺炎重要的致病菌。

2. **实验室检查**

(1)标本采集:鲍曼不动杆菌易在住院患者皮肤、结膜、口腔、呼吸道、胃肠道及泌尿生殖道等部位定植。在采集血液、脑脊液等体液标本时,应进行严格的皮肤消毒、避免污染。血培养应当严格按照规范进行。采集痰标本时,应充分告知患者留样方法和要求、必要时采用气管镜下防污染毛刷采样或肺泡灌洗液留样。

(2)染色镜检:不动杆菌属细菌为革兰氏阴性杆菌,常成双排列,有时形成丝状或链状,无鞭毛、无动力、无芽孢。

(3)分离培养鉴定:该属细菌专性需氧,对营养要求一般,在普通琼脂平板上生长良好,最适生长温度为33~35℃。在血平板上形成光滑、灰白色、边缘整齐的菌落,也可形成黏液状、粗糙和扩展样菌落。在临床实际工作中,本属细菌常采用商品化试剂盒或全自动细菌鉴定系统进行鉴定。

(4)分子生物学检测:PCR检测相关基因已经成为鲍曼不动杆菌快速鉴定的方法之一。通过多重PCR以相关基因为靶基因,可以实现对多克隆菌群的快速鉴定分型。脉冲场凝胶电泳和核糖体核型分析可用于研究鲍曼不动杆菌的暴发性感染的流行病学问题。

(5)药物敏感性试验:不动杆菌属细菌利用自动药敏系统、纸片扩散法等行药敏试验。

(二)铜绿假单胞菌

铜绿假单胞菌(*P. aeruginosa*)分布广泛,土壤水和空气中均有存在,为条件致病菌。其还可存在于各种水性溶液中,包括泳池、美容液、接触镜用液等。在医院环境中可以存在于消毒剂软膏、肥皂水透析液中,是院内感染的主要病原菌之一。在人体内主要定植在胃肠道、鼻黏膜、咽喉、潮湿的皮肤表面。CHINET 细菌耐药性监测显示,2018 年铜绿假单胞菌对亚胺培南和美罗培南的耐药率分别为 30.7% 和 25.8%。

1. 致病性 铜绿假单胞菌含有多种毒力因子,包括黏附素、内毒素、外毒素、多糖荚膜样物质、绿脓菌素及侵袭性酶类等,在细菌的侵入扩散和感染中发挥重要作用。铜绿假单胞菌常引起烧伤创面感染、伤口感染、眼部感染、外耳道炎、骨软骨炎、心内膜炎、脑膜炎、脑脓肿等。在医院内,铜绿假单胞菌可引起呼吸机相关性肺炎、手术切口感染、植入物感染等。

2. 实验室检查

(1)标本采集:假单胞菌属对外界环境的抵抗力较强,对标本的采集、运送和储存无特殊要求,可根据患者临床表现和感染部位采集相应标本。

(2)染色镜检:假单胞菌属细菌为革兰氏阴性杆菌,无芽孢、无荚膜,鞭毛染色可见鞭毛。在暗视野显微镜或相差显微镜下观察可见其运动活泼。

(3)分离培养鉴定:假单胞菌属细菌专性需氧,生长温度范围广,最适生长温度为 30~37℃,少数细菌能在 4℃或 42℃生长。在血琼脂平板上,可形成灰白色至灰绿色、大小不一、扁平或凸起、光滑或粗糙、边缘规则或不规则的多种形态的菌落，常有 β 溶血环。生长过程中还可产生各种水溶性色素，如绿脓菌荧光素、绿脓素、红脓素、黑脓素。目前，临床鉴定假单胞菌属细菌都采用商品化、自动化的鉴定系统，正确率可达 90%~100%。

（4）药物敏感性试验：假单胞菌属细菌利用自动药敏系统、纸片扩散法等行药敏试验。该菌在治疗过程中易产生耐药性，所以每隔 3~4 天需重新分离细菌做药敏试验。

（三）嗜麦芽窄食单胞菌

嗜麦芽窄食单胞菌（S. maltophilia）天然产 L1 型金属 β- 内酰胺酶和 L2 型头孢菌素酶，能水解包括头孢菌素类、碳青霉烯类抗感染药物在内的几乎所有 β- 内酰胺类抗感染药物以及某些酶抑制剂的复合制剂；主动外排系统 SmeABC、SmeDEF 可介导对 β- 内酰胺类、氨基糖苷类、四环素、氯霉素和喹诺酮类抗菌药物耐药。生物被膜的形成是嗜麦芽窄食单胞菌耐药性的又一因素，嗜麦芽窄食单胞菌借助生物被膜不仅可以黏附于医用材料（如气管插管），也可黏附于组织细胞上，长期定植于体内，是慢性感染反复发作的主要原因。随着广谱抗菌药物和免疫抑制剂的广泛应用，侵袭性操作的不断增多，该菌的分离率呈逐年上升趋势，CHINET2017 年度耐药监测数据表明，嗜麦芽窄食单胞菌占所有革兰氏阴性菌的 4.45%，非发酵菌的 11.9%。

1. **致病性**　嗜麦芽窄食单胞菌是条件致病菌，广泛分布于自然界的水、土壤和植物中，也是医院环境中常见的微生物。在非发酵菌引起的感染中，嗜麦芽窄食单胞菌仅次于铜绿假单胞菌和鲍曼不动杆菌，位居临床分离率的第三位。嗜麦芽窄食单胞菌常从呼吸道标本中分离，但通常为定植，其感染常出现在免疫力低下、病情危重的患者，可引起免疫力低下患者肺部感染、血流感染、皮肤软组织感染、腹腔感染、颅内感染、泌尿系统感染等。临床上,该菌定植和感染的危险因素主要有广谱抗感染药物治疗、化疗、机械通气、导管插入及粒细胞减少等。

2. **实验室检查**

(1)标本采集:应尽可能在病程早期、急性期和在使用抗菌药物之前采集标本,标本采集后及时送检。符合规范采集的血液、脑脊液、胸腹水等无菌体液分离到嗜麦芽窄食单胞菌,对其感染具有诊断价值,但不能作为确诊依据,需结合临床进行判断。

(2)染色镜检:嗜麦芽窄食单胞菌是革兰氏阴性杆菌,菌体呈直或微弯曲状,单个或成对排列,有动力,无芽孢。

(3)分离培养鉴定:该菌为专性需氧,营养要求不高,可在各类平板上生长。最适生长温度为30~37℃,近半数菌株在42℃可生长。经过培养后可形成黄色、绿色或浅黄色菌落。长时间培养菌落中心可有变透明的趋势,称为"猫眼"现象。

(4)药物敏感性试验:利用自动药敏系统、纸片扩散法等行药敏试验。

第三节 非典型病原体

一、支原体

支原体(*Mycoplasma*)是一类缺乏细胞壁、呈高度多形性、能通过细菌滤器、在无生命培养基中能生长繁殖的最小原核细胞微生物。从人体中分离获得的支原体有16种(表2-1),其中对人类致病主要有肺炎支原体

（*M. pneumoniae*）、人型支原体（*M. hominis*）、生殖支原体
（*M. genitalium*）等。

表 2-1 致病性支原体的感染部位与所致疾病

支原体	感染部位	所致疾病
肺炎支原体	呼吸道	上呼吸道感染、肺炎、支气管炎、肺外症状（皮疹、心血管和神经系统症状）
生殖支原体	生殖道	尿道炎、宫颈炎、子宫内膜炎、盆腔炎、不育
人型支原体	呼吸道、生殖道	附睾炎、盆腔炎、产褥热、慢性羊膜炎、新生儿肺炎、脑炎、脑囊肿
发酵支原体	呼吸道、生殖道	流感样疾病、肺炎、关节炎
嗜精子支原体	生殖道	不孕、不育
穿透支原体	生殖道	协同 HIV 致病
脲原体	生殖道	尿道炎、宫颈炎

目前，肺炎支原体感染发病率最高，是社区获得性肺炎中第一位的病原体，多采用大环内酯类或喹诺酮类抗感染药物治疗，但对大环内酯类药物的耐药率较高。

1. **致病性** 肺炎支原体主要经飞沫传播，一年四季均可发病，但夏末秋初多发，以 5~15 岁的青少年发病率最高。肺炎支原体感染引起的病理改变以间质性肺炎为主，又称原发性非典型性肺炎，临床症状较轻，以咳嗽、发热、头痛、咽喉痛和肌肉痛为主。5~10d 后症状消失，但肺部 X 线改变持续 4~6 周才能消退。有时可并发支气管肺炎，个别患者可发生呼吸道外并发症，如皮疹、心血管和神经系统症状，这可能与免疫复合物和自身抗

体有关。

2. 实验室检查

(1)分离培养：阳性率不高且成本较高，不适宜用于临床快速诊断。

(2)血清学检查：曾用冷凝集试验辅助诊断，但仅50%左右患者出现阳性。此反应为非特异性，呼吸道合胞病毒、腮腺炎病毒、流感病毒等感染时也可出现冷凝集现象。

(3)快速诊断：抗原和核酸检测。方法有：①采用P1蛋白和P30蛋白单克隆抗体的ELISA方法检测患者痰、鼻洗液或支气管灌洗液中肺炎支原体抗原；②采用PCR检测患者痰液标本中肺炎支原体16S rRNA基因或P1基因。此法简便快速，且特异性和敏感度高，适合大量临床标本检查。

二、衣原体

衣原体(*Chlamydiae*)是一类能通过细菌滤器的原核细胞型微生物。其特性：①圆形或椭圆形，有细胞壁，革兰氏染色阴性；②二分裂方式繁殖；③有DNA和RNA两种核酸；④有核糖体；⑤严格细胞内寄生，具有独立的酶系统，但不能产生代谢所需的能量，须利用宿主细胞的三磷酸盐和中间代谢产物作为能量来源。

不同的衣原体由于种特异性抗原主要外膜蛋白等不同，其嗜组织性和致病性存在差异。有些衣原体仅引起人类疾病，如肺炎衣原体和沙眼衣原体；有些只引起动物疾病，如猪衣原体等；有些是人畜共患病原体，如鹦鹉热衣原体。

(一)肺炎衣原体

1. 致病性 肺炎衣原体经飞沫或呼吸道分泌物在人与人之间传播。播散较为缓慢，具有散发和流行交替出现的特点。约有50%的成人曾有肺炎衣原体感染，故大部分感染者为亚临床型。肺炎衣原体是呼吸道感染性疾病的重要病原体,易引起肺炎、支气管炎、咽炎和鼻窦炎等。起病缓慢,临床症状与肺炎支原体相似,表现为咽痛、咳嗽、咳痰发热等,一般症状较轻。病原体存在持续性及隐蔽性可造成机体组织的慢性病理损伤。

2. 实验室检查

(1) 血清学方法:微量免疫荧光试验是目前检测肺炎衣原体感染最常用且较敏感的血清学方法,被称为"标准"。该试验可分别测定血清中特异性 IgM 和 IgG 抗体,可区别近期感染和既往感染,也有利于区别原发感染和继发感染。凡双份血清抗体滴度增高 4 倍或以上,或单份血清 IgM 抗体滴度 ≥1:16、IgG 抗体滴度 ≥1:512,可确定为急性感染,IgG ≥1:16 提示为感染。

(2) PCR 方法:根据肺炎衣原体的 16S rRNA 基因或 *MOMP* 编码基因的保守序列设计特异性引物,采用 PCR 检测特异性 DNA 片段,可用于临床标本的快速诊断。

(二) 沙眼衣原体

沙眼衣原体(*Trachaven chlamykharma*)主要寄生于人类,根据侵袭力和引起人类疾病的部位不同,将沙眼衣原体分为三个生物型,即沙眼生物型、生殖生物型和性病淋巴肉芽肿生物型。治疗药物可选用大环内酯类、喹诺酮类、四环素类抗感染药物。预防重点是注意个人卫生,避免直接或间接的接触传染。

1. 致病性

(1) 沙眼:主要通过眼 - 手 - 眼传播,沙眼衣原体感染眼结膜上皮细胞后,在其中繁殖并在细胞质内形成包涵体,引起局部炎症。早期症状是流泪、黏性或脓性分泌物、结膜充血及滤泡增生。晚期出现结膜瘢痕、眼睑内翻、倒睫等;可引起角膜血管翳,导致角膜损害,影响视力甚至致盲。

(2)包涵体结膜炎:分为婴儿结膜炎和成人结膜炎,前者系婴儿经产道感染,引起急性化脓性结膜炎,不侵犯角膜,能自愈;后者经眼 - 手 - 眼或污染的游泳池水感染,引起滤泡性结膜炎,又称游泳池结膜炎,其病变类似沙眼,但不出现角膜血管翳,亦无结膜瘢痕,一般经数周或数月痊愈,无后遗症。

(3)泌尿生殖道感染:经性接触传播,由生殖生物型引起,男性多表现为非淋菌性尿道炎,不经治疗可缓解,但多数会转变成慢性,病情周期性加重,可合并附睾炎、前列腺炎、直肠炎等。女性表现为尿道炎、宫颈炎、输卵管炎和盆腔炎等。若输卵管炎反复发作,可导致不孕或宫外孕等严重并发症。

(4)婴幼儿肺炎:生殖生物型可引起婴幼儿肺炎。

(5)性病淋巴肉芽肿:由沙眼衣原体性病淋巴肉芽肿生物型引起,人是其自然宿主,主要通过性接触传播。此类衣原体侵犯男性腹股沟淋巴结,引起化脓性淋巴结炎和慢性淋巴肉芽肿,常形成瘘管;亦可侵犯女性会阴、肛门、直肠,引起会阴 - 肛门 - 直肠组织狭窄。也可引起结膜炎并伴有耳前、颌下及颈部淋巴结肿大。

2. 实验室检查 多数衣原体引起的疾病可根据临床症状和体征确诊。例如,急性期沙眼或包涵体结膜炎患者,通过其特殊的症状和体征即可作出诊断,实验室检查可取眼结膜刮片或眼穹隆部及眼结膜分泌物涂片镜检。泌尿生殖道感染者,由于临床症状常不典型,因而实验室检查较为重要,可采集泌尿生殖道拭子、宫颈刮片、精液或其他病灶部位活检标本,进行镜检或抗原、核酸检测。

(三)鹦鹉热衣原体

鹦鹉热是由鹦鹉热衣原体(chlamydia psittaci)引起的一种自然疫源性疾病。从事鸟类养殖和禽类加工的人员应加强防护,对进口的鸟类和禽类应加强检疫。确诊病例宜及早使用多西环素、大环内酯类或喹诺酮类抗感染药物治疗。

1. 致病性 人类主要经呼吸道吸入鸟粪便、分泌物或羽毛的气雾或尘埃而感染,也可经破损皮肤、黏膜或眼结膜感染。潜伏期为 5~21d(最短 3d,最长可达 45d)。临床表现多为肺炎,以发热、头痛、干咳、间质性肺炎为主要症状,偶尔可发生系统性并发症,如心肌炎、脑炎、心内膜炎与肝炎、肝脾肿大等。外周血白细胞计数正常或略增多。约有 50%~95% 患者胸部 X 线显示为片状、云絮状、结节状或粟粒状阴影,由肺门向外呈楔形或扇形扩大,也可表现为大叶性肺炎。

2. 实验室检查 病原学检查是确诊的重要依据。取患者血、痰标本或咽拭子直接涂片染色观察包涵体,如必要可先采用组织培养或动物接种进行病原体分离,再通过 Giemsa 或 Macchiavello 染色观察原体或网状体。血清学诊断可采用重组鹦鹉热衣原体抗原及 IFA 或 ELISA 检测特异 IgM 抗体(滴度 ≥1∶16)进行早期特异性诊断。也可根据 16S rRNA 或 *MOMP* 基因设计特异引物,采用 PCR 进行快速检测与诊断。

三、军团菌

1976 年在美国费城召开的一次退伍军人大会,其间突然暴发流行一种原因不明的肺炎,当时称为军团病,后从死者肺组织中分离出一种新的革兰氏阴性菌,命名为军团菌。1984 年,该菌正式命名为军团菌属,我国 1982 年首次报道该菌感染。军团菌属(*Legionella*)是一类革兰氏阴性杆菌,广泛分布于自然和人工的水环境中,如空调冷凝水、河水、冷却塔、医院淋浴喷头及其他污水和供水系统中,人可通过吸入污染水所形成的气溶胶(来自空调、雾化器、淋浴头、呼吸机、冷却水等)后感染发病。军团菌病不会引起人与人之间的传播。

1. **致病性** 本属细菌现已有超过 50 个种、超过 70 个血清型。对人致病的主要为嗜肺军团菌(*L. pneumophila*),引起 80%~90% 的人类感染,多流行于夏秋季。军团菌易感的危险因素包括吸烟、慢性肺病、高龄以及应用免疫抑制。根据其临床特征可分为庞蒂亚克热和军团菌肺炎。庞蒂亚克热是一种急性、自限性、流感样疾病,潜伏期为 24~48h,不伴肺炎;最常见的症状有不适、疲劳和肌痛、发热、头痛;可在数日内恢复,无需抗感染治疗。军团菌肺炎与衣原体、支原体引起的肺炎一起作为"非典型肺炎"的鉴别诊断。军团菌肺炎通常比其他"非典型肺炎"的临床表现更严重,其病程和预后更接近菌血症性肺炎球菌肺炎。社区获得性军团病患者比其他病因肺炎的患者更需要收入 ICU。军团菌肺炎的潜伏期通常为 2~10d。患者普遍有发热,部分患者高热超过 40℃。症状和体征可以表现为轻度咳嗽和发热,也可快速进展为广泛肺部浸润、多器官功能衰竭。军团菌肺炎有时伴痰血,胸膜炎性或非胸膜炎性的胸痛,是一个突出的特征;胃肠不适通常很明显,腹泻、腹痛、恶心、呕吐。最常见的神经系统症状是精神混乱和变化,意识模糊、头痛、嗜睡等。低钠血症、肝功能异常、血尿也常有发生。

2. **实验室检查**

(1)染色镜检:病原体在镜下表现为小的、多形性的、模糊的革兰氏阴性杆菌。

(2)分离培养:军团菌属细菌为专性胞内寄生菌,需氧,体外培养营养要求苛刻,在血平板或普通琼脂平板上不生长,含 L- 半胱氨酸、酒石酸和 α- 酮戊二酸的活性炭酵母浸膏培养基是临床分离军团菌的主要培养基。军团菌生长缓慢,培养 3d 后,形成直径 1~2mm、凸起、灰白色、有光泽、湿润、半透明、有特殊臭味的圆形菌落。

(3)分子生物学检测检测:军团菌特异性基因 16S

rRNA 和嗜肺军团菌特异基因 *mip* 是快速鉴定有无军团菌的方法之一。采用核酸探针技术也可以确定有无军团菌感染。单克隆抗体分型、以测序为基础的分型及脉冲场电泳分型法可用于军团菌流行病学调查。

(4)抗体检测：血清学主要用作流行病学调查研究，但不支持早期诊断。

(5)其他检测：尿嗜肺军团菌的抗原检测是一种简便、快速、经济的诊断方法，对社区获得性肺炎的检测比培养更敏感，但只能检出嗜肺军团菌Ⅰ型，该型引起约80%的军团菌感染。尿抗原在发病后 3d 可检测到，并在 2 个月内消失；当患者接受糖皮质激素治疗时，阳性持续时间可延长，该试验不受抗感染药物影响。

第四节　厌 氧 菌

厌氧性细菌(*Anaerobic bacterium*)是一群只能在无氧或低氧条件下生长和繁殖，利用厌氧呼吸和发酵获取能量的细菌的总称。根据能否形成芽孢，可将厌氧菌分为两大类：有芽孢的厌氧芽孢梭菌和无芽孢厌氧菌。厌氧芽孢梭菌临床常见的病原菌仅见于梭菌属，如破伤风梭菌、产气荚膜梭菌、肉毒梭菌及艰难梭菌，引起外源性感染，感染遍及全身各器官系统。无芽孢厌氧菌则包括多个属的球菌或杆菌，大多为人体正常菌群，主要引起内源性感染。

一、梭状芽孢杆菌

梭菌属(*Clostridium*)是革兰氏染色阳性、能形成芽孢的厌氧菌。多为腐生菌，仅少数为致病菌；主要分布于土壤,人和动物肠道及粪便中;芽孢对氧、热、干燥和消毒剂均有强大的抵抗力,能够在体外环境生存。芽孢侵入机体后,在适宜条件下发芽形成繁殖体,可产生外毒素,引起人类和动物疾病。在人类主要引起破伤风、气性坏疽和肉毒中毒等严重疾病,还与皮肤、软组织感染,医源性腹泻和肠炎等有关。

（一）破伤风梭菌

破伤风梭菌(*C. tetani*)广泛分布于土壤、人和动物的粪便中。破伤风梭菌芽孢感染伤口或脐带残端时,芽孢发芽形成繁殖体,释放毒素,引起破伤风。发病后机体呈强直性痉挛,外界刺激引起手足抽搐,可因窒息或呼吸衰竭死亡。

破伤风梭菌芽孢由伤口或脐带残端侵入人体,其感染的重要条件是:伤口局部需形成厌氧微环境,以利于芽孢发芽形成繁殖体并在局部繁殖。易造成伤口局部厌氧微环境的因素有:伤口窄而深(如刺伤),伴有泥土或异物污染;大面积创伤、烧伤,坏死组织多,局部组织缺血;同时伴有需氧菌或兼性厌氧菌混合感染。破伤风梭菌仅在伤口局部繁殖,其致病作用主要依赖于该菌所产生的外毒素。破伤风梭菌能产生两种外毒素,并在细菌裂解时释放。一种是对氧敏感的破伤风溶血毒素,其功能和抗原性与链球菌溶血素 O 相似。另一种为质粒编码的破伤风痉挛毒素,是目前已知的引起破伤风的主要致病物质,该毒素入血经血液循环达到神经肌肉接点处而致病。破伤风痉挛毒素属神经毒素,毒性极强,仅次于肉毒毒素。破伤风分为全身型和局限型,全身型是临床上最常见的类型,全球每年约 100 万病例。潜伏期一般为 7~8d,多数在外伤后 3 周内发病,潜伏期长短与芽孢侵入位距离中枢神经系统的远近有关。全身的肌肉群均可受累。早期典型的症状是咀嚼肌痉挛所造成的苦笑面容和牙关紧闭,逐步出现持续性背部肌肉痉挛、角弓反张。外界因素刺激可致手足抽搐,但神志清楚。重症患者可出现自主神经功能障碍,如血压波动、心律不齐和因大量出汗造成的脱水,死亡率高达 52%。局限型少见,仅以受伤部位或邻近肌肉持续性强直痉挛为主,预后较好。

一般不进行微生物学检查,临床上根据典型症状和病史即可作出诊断。治疗原则:遵循中和毒素、清除细菌、控制症状和加强护理的原则,对降低死亡率极为重要。破伤风是可预防的急性感染性疾病,预防措施包括:

(1)正确处理伤口:伤口应及时清创和扩创,清除坏死组织和异物,并用 3% 过氧化氢冲洗。

(2)人工主动免疫:我国采用含有白喉类毒素、百日咳死菌苗和破伤风类毒素的白百破三联疫苗制剂,对 3~5 月龄的儿童进行免疫,可同时获得对这三种感染病的免疫力。计划免疫程序为婴儿出生后第 3、4、5 个月连续免疫 3 次,2 岁、6 岁时各加强一次,以建立基础免疫。易感成人或外伤后,在基础免疫基础上可再加强接种破伤风类毒素 1 次,血清中抗毒素滴度在 3~7d 内即可迅速升高。

(3)人工被动免疫:对伤口污染严重而又未经过基础免疫者,可立即肌内注射破伤风抗毒素或破伤风免疫球蛋白作紧急预防。

(二)产气荚膜梭菌

产气荚膜梭菌(*C. perfringens*)广泛存在于土壤、人和动物肠道中,既是人和动物的胃肠疾病最常见的病原菌,也是引起人类严重创伤感染的重要病原菌。对局部感染应尽早施行外科清创手术,切除感染和坏死组织,必要时截肢以防止病变扩散。使用大剂量的青霉素等抗感染药物以杀灭病原菌和其他细菌。有条件可使用气性坏疽多价抗毒素治疗和高压氧舱法,后者可使血液和组织中的氧含量提高 15 倍,能部分抑制厌氧菌的生长。

1. 致病性

(1)气性坏疽:该病多见于战伤和地震灾害,也可见于工伤、车祸等所致的大面积创伤。致病条件与破伤风梭菌相似。气性坏疽潜伏期短,一般仅为 8~48h。病菌通过产生多种毒素和侵袭性酶,破坏组织细胞,发酵肌肉和组织中的糖类,产生大量气体,造成气肿;同时血管通透性增加,水分渗出,局部水肿;水肿压迫软组织和血管,影响血液供应,造成组织坏死。严重病例表现为组织胀痛剧烈,水气夹杂,触摸有捻发感;最后产生大块组织坏死,伴有恶臭。毒素和组织坏死的毒性产物被吸收入血,引起毒血症、休克。病情进展和恶化快,死亡率为40%~100%。

(2)食物中毒:主要因为食入大量产肠毒素的细菌污染的食物(主要为肉类食品)引起,较多见。潜伏期短,约 10h,临床表现为腹痛、腹胀和水样腹泻;无发热、无恶心和呕吐;1~2d 后自愈。如不进行细菌学检查,常难确诊。

(3)坏死性肠炎:由细菌污染食物引起,累及空肠。临床表现为急性腹泻、呕吐、血样腹泻,肠壁溃疡,甚至肠穿孔导致腹膜炎和休克。

2. 实验室检查

(1)直接涂片镜检:是极有价值的快速诊断法。从深部创口取材涂片,革兰氏染色,镜检见有革兰氏阳性大杆菌,白细胞数量甚少且形态不典型(因毒素作用,白细胞无趋化反应),伴有其他杂菌等三个特点即可报告初步结果。早期诊断能避免截肢或死亡。

(2)分离培养:取坏死组织制成悬液,接种血平板或庖肉培养基,厌氧培养,观察生长和菌落特点,取培养物涂片镜检,并用生化反应鉴定。

（三）肉毒梭菌

肉毒梭菌（*C. botulinum*）主要存在于土壤中，在厌氧环境下能产生毒性极强的肉毒毒素而引起疾病，最常见的为食源性肉毒中毒和婴儿肉毒中毒。肉毒梭菌为革兰氏阳性粗短杆菌，严格厌氧，可产生剧烈的神经毒素——肉毒毒素，是已知最剧烈的毒物。对患者应根据症状尽早作出诊断，迅速注射 A、B、E 三型多价抗毒素中和血清中游离毒素；对症治疗，特别是维持呼吸功能，能显著降低死亡率；依据病原体的分离情况，选择甲硝唑或青霉素治疗。预防强调加强食品卫生管理和监督；食品应低温保存，防止芽孢发芽；食用前 80℃加热食品 20 分钟破坏毒素等。

1. **致病性**

（1）食源性肉毒中毒：因进食含肉毒毒素或肉毒梭菌芽孢的食物所引起。引起该病的食物，国外以罐头、香肠和腊肠制品为主；国内多由发酵豆制品（臭豆腐、豆瓣酱等）引起，占 80% 以上，发酵面制品（甜面酱等）占 10% 左右。该病的临床表现与其他食物中毒不同，胃肠道症状很少见，以弛缓性瘫痪为主。潜伏期可短至数小时，一般先有乏力、头痛等不典型症状，接着出现复视、斜视眼睑下垂等眼肌麻痹症状；再是吞咽、咀嚼困难、口干、口齿不清等咽部肌肉麻痹症状；进而膈肌麻痹、呼吸困难，甚至导致死亡。很少见肢体麻痹。不发热，神志清楚。完全康复需要几个月到几年，直到受累的神经末梢再生。

（2）婴儿肉毒中毒：常发生在 1 岁以下，尤其是 6 个月以内的婴儿。因为婴儿肠道的特殊环境及缺乏能拮抗肉毒梭菌的正常菌群，食入被肉毒梭菌芽孢污染的食品（如蜂蜜）后，芽孢能在肠道发芽、繁殖，产生的毒素经肠道吸收入血所致。早期症状是便秘，吮吸、啼哭无力，也可进展为弛缓性麻痹。死亡率低，为 1%~2%。

（3）创伤、医源性或吸入性肉毒中毒：若伤口被肉毒梭菌芽孢污染后，芽孢在局部的厌氧环境中能发芽并释放出肉毒毒素，吸收后导致创伤肉毒中毒；因美容或治疗而应用肉毒毒素超过剂量，可导致医源性肉毒中毒；肉毒毒素还可被浓缩成气溶胶形式作为生物武器，经呼吸道导致吸入性肉毒中毒，病情进展快速、死亡率高。

2. **实验室检查** 对临床上最常见类型如食源性肉毒中毒、婴儿肉毒中毒，可取患者的粪便、剩余食物分离病菌，同时检测粪便、患者血清或胃液中的毒素活性。

（四）艰难梭菌

艰难梭菌（*C. difficile*）广泛分布于土壤，多种家畜和野生动物甚至人类的粪便中。艰难梭菌感染（*C. difficile infection*，CDI）流行于世界各地，多数为无症状携带者，被公认为是医源性腹泻最重要的病原体，如感染老年人和接受抗感染药物治疗导致肠道菌群失调的人群。治疗 CDI 的主要措施包括：立即停用相关抗感染药物，轻度腹泻症状即可缓解；较重的腹泻或结肠炎患者需要采用甲硝唑或万古霉素治疗；大约 20%~30% 的患者会复发，甚至反复复发，主要原因是抗感染药物可杀灭细菌繁殖体但未杀灭芽孢，可尝试采用健康人的粪菌移植治疗。

1. **致病性** 艰难梭菌经粪 - 口途径传播，所致疾病统称为 CDI，包括无症状感染者、医源性腹泻和假膜性结肠炎等不同类型。

（1）无症状携带者：已证实 60%~70% 的新生儿、3% 的 3 岁以上的儿童、3% 的成人和 10% 的老年人无症状携带艰难梭菌，是重要的传染源。新生儿和婴幼儿的肠道因缺乏艰难梭菌毒素受体，常携带细菌而不致病。

（2）医源性腹泻：老年人、抑酸剂的应用和曾接受过抗感染药物治疗等是危险诱因。其中，抗感染药物治疗史是最重要的高危诱因，常在抗感染药物预防或治疗应用 5~10d 后,出现水样腹泻。传统上也称为抗生素相关性腹泻。

(3)假膜性结肠炎:5% 的 CDI 患者,可出现血水样腹泻,排出假膜,并伴有发热、白细胞增多等全身中毒表现。

2. **实验室检查** 由于无症状携带者的比例较高,即使从粪便中分离培养到艰难梭菌也不能作为诊断疾病的依据。可分别采用免疫学方法或分子诊断方法,从有临床症状的患者的粪便标本中检测到细菌产生的毒素或毒素编码基因,以辅助诊断 CDI。

二、脆弱类杆菌

与人类疾病有关的无芽孢厌氧菌,主要寄生于人和动物的体表及与外界相通的腔道黏膜表面。在人体正常菌群中,无芽孢厌氧菌占绝对优势。一般情况下,它们对人体无害;但在某些特定条件下,这些厌氧菌作为机会致病菌可导致内源性感染。临床上以口腔、胸腔、腹腔和盆腔感染为多见,无芽孢厌氧菌占这些部位感染的 70%~93%,且以混合感染为多见。临床最常见的革兰氏阴性厌氧杆菌中,以类杆菌属中的脆弱类杆菌(*B. fragilis*)最重要。治疗方面外科清创去除坏死组织和异物,维持局部良好的血液循环,预防局部出现厌氧微环境。对不能立即清创或腹部贯穿性外伤累及直肠等,可预防性应用抗厌氧菌药物。临床上 95% 以上的无芽孢厌氧菌包括脆弱类杆菌对甲硝唑、亚胺培南、哌拉西林和克林霉素等敏感;万古霉素适用于所有革兰氏阳性厌氧菌感染。

1. **致病性**

(1)脓毒症:随着抗厌氧菌抗感染药物的广泛应用,近年来临床脓毒症标本中厌氧菌培养阳性率只有 5% 左右,多数为脆弱类杆菌,其次为革兰氏阳性厌氧球菌。

原发病灶约 50% 来自胃肠道,20% 来自女性生殖道。病死率为 15%~35%。

(2)中枢神经系统感染:最常见的为脑脓肿,主要继发于中耳炎、乳突炎和鼻窦炎等邻近感染,亦可经直接扩散和转移而形成。

(3)口腔感染:主要引起牙髓炎、牙周炎和牙龈脓肿等。

(4)呼吸道感染:可感染上、下呼吸道的任何部位,如扁桃体周围蜂窝织炎、吸入性肺炎坏死性肺炎、肺脓肿和脓胸等。

(5)腹部感染:因手术、损伤、穿孔及其他异常导致肠内容物污染腹腔为常见,因肠道含有大量的厌氧菌,所以感染以混合感染为主,主要细菌为脆弱类杆菌。腹腔内感染早期表现为腹膜炎、腹腔脓肿,部分伴菌血症。

(6)女性生殖道与盆腔感染:手术或其他并发症引起的女性生殖道一系列严重感染中,如盆腔脓肿、输卵管卵巢脓肿、子宫内膜炎、脓毒性流产等,脆弱类杆菌是主要病原体。

2. **实验室检查** 标本采集对临床诊断非常关键。标本应注意避免局部环境中正常菌群的污染,且一切可能污染正常菌群的标本均不宜进行厌氧菌分离鉴定,如咽拭子、痰液和阴道分泌物等。最可靠的标本是血液、无菌切取或活检得到的组织标本、从感染深部吸取的渗出物或脓汁等。标本采集后应立刻放入特制的厌氧标本瓶中,并迅速送检。

(1)直接涂片镜检:脓液或穿刺液标本可直接涂片染色,观察细菌的形态特征、染色性及菌量多少,供初步判断结果时参考。

(2)分离培养与鉴定:这是证实无芽孢厌氧菌感染的关键方法。标本应立即接种到营养丰富、新鲜、含有还原剂的培养基或特殊培养基、选择培养基中,最常用

的培养基是牛心脑浸液为基础的血平板,接种应在厌氧
环境中进行(如厌氧手套箱等)。

(3)分子诊断:是快速鉴定方法,常采用核酸杂交和
PCR 或利用气相色谱检测细菌代谢终末产物,需氧菌和
兼性厌氧菌只能产生乙酸,而检测出其他短链脂肪酸,
如丁酸、丙酸则提示为厌氧菌。

第五节　病　毒

一、流行性感冒病毒

流行性感冒病毒(influenza virus)简称流感病毒,
包括人流感病毒和动物流感病毒。人流感病毒是人流
行性感冒(流感)的病原体,分为甲(A)、乙(B)、丙(C)三
型;其中甲型流感病毒抗原性易发生变异,曾多次引起
世界性大流行。在流感流行季节之前对人群进行流感
疫苗预防接种,可有效减少接种者感染流感机会或减轻
流感症状。其治疗以对症治疗和预防继发性细菌感染
为主。奥司他韦(oseltamivir)可以选择性抑制甲型流感
病毒的神经氨酸酶活性。利巴韦林、干扰素具有广谱的
抗病毒作用。

1. **致病性**　甲型流感病毒除感染人类以外,还可感
染禽、猪、马等动物;乙型流感病毒可感染人和猪;而丙
型流感病毒只感染人类。流感病毒多呈季节性广泛流
行,北方以冬季为主,南方四季都有发生,在夏季和冬季
达到高峰。传染源主要是感染者,其次为隐性感染者,
感染的动物亦可传染人;主要传播途径是经飞沫、气溶
胶通过呼吸道在人间传播。人群普遍易感,潜伏期长短
取决于侵入病毒量和机体免疫状态,一般为 1~4d。病毒

感染呼吸道上皮细胞后,患者出现畏寒、头痛、发热、浑身酸痛、鼻塞、流涕、咳嗽等症状。在症状出现的 1~2d 内,病毒随分泌物大量排出,以后则迅速减少。流感发病率高,但病死率低,死亡病例多见于伴有细菌性感染等并发症的婴幼儿、老人等。

2. **实验室检查** 在流感流行期间,根据典型临床症状可以初步诊断,但确诊或流行监测必须结合实验室检查,主要包括病毒分离与鉴定和快速诊断方法。

(1)病毒的分离与鉴定是人流感确诊的金标准,但病毒分离的实验条件要求高,加之其有高致病性的危险,最好在生物安全 3 级及 3 级以上的国家指定实验室进行。

(2)快速诊断采用间接或直接免疫荧光法、ELISA 检测病毒抗原。病毒抗原检测主要用荧光素标记的流感病毒特异性抗体,检查患者鼻黏膜涂片或呼吸道脱落上皮细胞涂片中的病毒抗原,或用单克隆抗体 ELISA 检查患者呼吸道脱落上皮细胞或咽漱液中的病毒颗粒或病毒抗原,可于 24~72h 内辅助诊断。另外,用 RT-PCR、核酸杂交或序列分析等方法检测病毒核酸有助于快速诊断。

二、副流感病毒

副流感病毒(parainfluenza virus)根据抗原构造不同分为 5 型,其中 1、2、3 型副流感病毒是感染人类的主要型别。病毒通过人与人之间直接接触或飞沫传播,首先在呼吸道上皮细胞中增殖,一般不引起毒血症。副流感病毒可引起各年龄段人群的上呼吸道感染,并可引起婴幼儿及儿童发生严重的呼吸道疾病,如小儿哮喘、细支气管炎和肺炎等。儿童感染的潜伏期尚不清楚,成人感染潜伏期为 2~6d,感染 1 周内可以有病毒排出。自然感染产生的 sIgA 对再感染有保护作用,但只能保持几个月,因此再感染多见。实验室诊断主要通过细胞培养分离鉴定病毒,或用免疫荧光检查鼻咽部脱落细胞中的病毒抗原等方法。尚无特异性有效药物与疫苗。

三、腺病毒

腺病毒(adenovirus)分为 A~G 共 7 组,42 个血清型;多数可以引起人类呼吸道、胃肠道、泌尿道及眼部感染。腺病毒主要通过呼吸道传播,3、7、11、14、21 型等主要引起婴幼儿肺炎和上呼吸道感染;其中 3 型和 7 型腺病毒为腺病毒肺炎的主要病原。此外,3、7、14 型可以引起咽结膜热,8、19、31 型可以引起流行性角膜炎,40、41 型可以引起儿童病毒性胃肠炎。腺病毒肺炎占病毒性肺炎的 20%~30%,在北方多见于冬春两季,南方多见于秋季。由于缺乏腺病毒特异抗体,80% 的腺病毒肺炎发生于 6 月龄至 2 岁的婴幼儿,潜伏期 3~8d。多以骤热(39℃以上)、咳嗽、呼吸困难及发绀等呼吸道症状为主,有时出现嗜睡、惊厥、腹泻、结膜炎,甚至心力衰竭等。学龄前期与学龄期儿童的腺病毒肺炎以持续高热为主。根据流行病学资料和临床表现可初步诊断腺病毒肺炎。用间接免疫荧光技术、ELISA 检测特异性 IgM 可以进行快速诊断,但不能进行腺病毒分型。常规咽拭子病毒分离及双份血清抗体检查可用于回顾诊断,以对症治疗为主,尚缺乏有效的抗病毒药物与疫苗。

四、呼吸道合胞病毒

呼吸道合胞病毒(respiratory syncytial virus)主要引起 6 月龄以下婴儿患细支气管炎和肺炎等下呼吸道感染,以及较大儿童和成人的鼻炎、感冒等上呼吸道感染。呼吸道合胞病毒感染流行于冬季和早春,传染性较强,主要经飞沫传播,或经污染的手和物体表面传播。病毒首先在鼻咽上皮细胞中增殖,随后扩散至下呼吸道,但不形成毒血症。潜伏期为 4~5d,可持续 1~5 周释放病毒。其感染仅引起轻微的呼吸道纤毛上皮细胞损伤,但在 2~6 月龄的婴幼儿感染中,可引起细支气管炎和肺炎等严重呼吸道疾病。呼吸道合胞病毒所致疾病在临床上与其他病毒或细菌所致类似疾病难以区别,因此需要进行病毒分离和抗体检查,但操作复杂、费时。常用免疫荧光试验等直接检查咽部脱落上皮细胞内的呼吸道合胞病毒抗原,以及 RT-PCR 检测病毒核酸等进行辅助诊断。尚无特异性治疗药物和预防疫苗。

五、柯萨奇病毒

柯萨奇病毒(coxsackievirus)主要通过粪 - 口途径传播,但也可经呼吸道或眼部黏膜感染。其致病的显著特点是:病毒主要在肠道中增殖,却很少引起肠道疾病;不同的肠道病毒可引起相同的临床疾病,如散发性脊髓灰质炎样麻痹症、无菌性脑膜炎、脑炎、轻型上呼吸道感染等;同一型病毒也可引起几种不同的临床疾病。目前,尚无有效疫苗用于预防,也没有特效的治疗药物。

1. 致病性

(1)心肌炎:柯萨奇病毒是病毒性心肌炎常见的病因,散发流行于成人和儿童,新生儿病毒性心肌炎死亡率高。多数患者一般先有短暂的发热、感冒症状,或恶心、呕吐、腹泻等症状,继而出现心脏病的相应症状。

(2)手足口病:手足口病主要由 A 组柯萨奇病毒 16 型和肠道病毒 71 型引起。手足口病好发于 6 月龄至 3 岁的儿童,疾病的特点为手、足、臀部皮肤的皮疹和口舌黏膜水疱疹等,可伴有发热。手足口病的流行季节以夏秋季多见。

(3)无菌性脑膜炎:几乎所有的肠道病毒都可引起无菌性脑膜炎、脑炎和轻瘫。无菌性脑膜炎患者先出现的症状为发热、头痛和全身不适,然后出现颈项强直和脑膜刺激症状等。肠道病毒所致的无菌性脑膜炎几乎每年夏秋季均有发生。

(4)疱疹性咽峡炎：疱疹性咽峡炎主要由 A 组柯萨奇病毒引起，以夏秋季节多见，患者主要为 1~7 岁儿童。典型症状是发热、咽痛，在软腭、悬雍垂周围出现水疱性溃疡损伤。

2. **实验室检查** 由于柯萨奇病毒所致疾病的临床症状和病毒型别均具有多样性，因此仅根据临床表现不能作出病因诊断，确诊必须依赖微生物学检查。标本可采集患者的咽拭、粪便、脑脊液等。一般是先用细胞培养分离到病毒后，再用中和试验进行鉴定和分型，这也是鉴定肠道病毒的常用方法，但敏感性较低。也可采用单克隆抗体建立的间接免疫荧光法检测病毒抗原，用 ELISA 方法检测抗病毒抗体，RT-PCR 方法检测病毒核酸等进行快速诊断。

六、单纯疱疹病毒

单纯疱疹病毒（herpes simplex virus）可致多种疾病，如龈口炎、角膜炎、结膜炎、脑炎、生殖道感染和新生儿感染等，可在神经元细胞建立潜伏感染，复发常见。单纯疱疹病毒有两种血清型，即 HSV-1 和 HSV-2，两型的传播途径不同，HSV-1 主要通过密切接触感染，而 HSV-2 则主要通过性接触传播或新生儿经母体生殖道感染，从而所致疾病的临床表现不同。人群中单纯疱疹病毒感染常见，密切接触和性接触是主要传播途径，病毒经破损皮肤黏膜进入人体。因此，要注意外阴及肛门皮肤黏膜受损时，应避免接触被污染的浴巾、污染的共用马桶圈等设施。阿昔洛韦、更昔洛韦等对生殖器疱疹、疱疹性脑炎和疱疹性角膜炎的疗效较好，但均不能清除潜伏状态的病毒或防止潜伏感染的复发。目前尚无疫苗。

1. 致病性

(1)原发感染:主要临床表现为黏膜与皮肤的局部疱疹,潜伏期2~12d,病程持续2~3周。一般情况下,HSV-1经飞沫或直接接触唾液传播,原发感染较轻,10%~15%表现为显性感染,以腰以上部位感染为主,往往限于口咽部,全身感染少见,在免疫缺损的患者中才会侵犯多器官,如感染神经系统引起病毒性脑炎。HSV-2则以腰以下及生殖器感染为主,经性途径传播。但HSV-1和HSV-2感染途径及其分布也可交叉重叠。

(2)潜伏感染:原发感染后,如机体不能彻底清除病毒,病毒以非复制的状态潜伏在神经细胞中,持续终身。在潜伏期,原发感染灶附近检测不到病毒,对抗病毒药物不敏感。

(3)复发性感染:当机体受非特异性刺激,如发热、寒冷、日晒、月经期、情绪紧张,或其他细菌、病毒感染,或短暂抑制细胞免疫时,潜伏病毒被激活,引起复发性局部疱疹,可表现为反复发作。复发期病毒排出,具有传染性。

2. 实验室检查

(1)细胞学诊断:刮取宫颈黏膜、皮肤、口腔、角膜等疱疹病损组织的基底部材料作涂片,用荧光素或酶标记抗体染色,检查细胞内单纯疱疹病毒抗原;标本亦可用Wright-Giemsa染色镜检,寻找细胞核内包涵体及多核巨细胞,均有益于病毒感染的诊断。

(2)核酸检测应用:PCR或原位杂交技术检测标本中单纯疱疹病毒DNA,方法快速、敏感而特异;尤其是脑脊液标本的单纯疱疹病毒PCR检测被认为是诊断疱疹性脑炎的标准方法。

(3)血清学检查:ELSA和间接免疫荧光法检测单纯疱疹病毒抗体。特异性IgM抗体阳性提示近期感染,特异性IgG抗体的检测常用于流行病学调查。

七、人巨细胞病毒

人类是人巨细胞病毒（human cytomegalovirus）的唯一宿主。人巨细胞病毒是引起先天性畸形的最常见病原。人巨细胞病毒在人群中的感染极为普遍，我国成人抗体阳性率高达 60%~90%。原发感染发生在 2 岁以下，通常为隐性感染，仅少数人有临床表现。在机体免疫功能低下时易发生显性感染。感染后，多数人可长期带毒；潜伏病毒被激活可导致复发感染。人巨细胞病毒的传染源为患者及隐性感染者。病毒可长期或间歇从感染者的尿液、唾液、泪液、乳汁、精子及阴道分泌物排出。传播方式包括：①母婴传播，病毒可通过胎盘至胎儿，或产道和 / 或乳汁至新生儿；②接触传播，通过人 - 人密切接触，经口 - 口或手 - 口途径传播，幼儿园常见；③性传播；④医源性传播，包括输血和器官移植等。接触病毒后，潜伏期一般 4~8 周。目前，尚无安全有效的疫苗，可用高滴度抗人巨细胞病毒免疫球蛋白及更昔洛韦等联合治疗严重感染。

1. 致病性

（1）先天性感染：孕妇在孕期 3 个月内感染，病毒可通过胎盘引起胎儿原发感染，出现死胎或先天性疾病。先天性感染率为 0.5%~2.5%，其中 5%~10% 的新生儿出现临床症状，有肝脾大、黄疸、血小板减少性紫癜、溶血性贫血及神经系统损伤。少数呈先天性畸形，如小头畸形和智力低下等，严重者可致流产和死胎，也有部分（10%）亚临床感染患儿在出生后数月至数年才出现智力低下和先天性耳聋等。

（2）围产期感染：分娩时新生儿可经产道、母乳或护理人员感染。一般多无明显临床症状，尿液和咽分泌物中大量排出病毒，少数表现为短暂的间质性肺炎、肝脾轻度肿大、黄疸。多数患儿预后良好。

（3）儿童和成人原发感染：通常呈隐性，感染后多数可长期带毒,表现为潜伏感染,并长期或间歇排出病毒。少数感染者出现临床症状,表现为巨细胞病毒单核细胞增多症,出现疲劳、肌痛、发热、肝功能异常和单核细胞增多等症状,但嗜异性抗体阴性。临床症状较轻微,且并发症少见。

(4)免疫功能低下者感染:在免疫功能低下者中,原发感染或潜伏病毒的激活均可引起严重疾病,如肺炎、肝炎和脑膜炎等。其是导致艾滋病患者最常见机会感染的病原体之一,常导致视网膜炎。

2. **实验室检查**

(1)细胞学检查:收集咽喉洗液、尿液等标本,经离心后取沉渣涂片,Giemsa 染色镜检。观察巨大细胞及包涵体。该方法简便,可用于辅助诊断,但阳性率不高。

(2)病毒分离:常用标本是中段晨尿、血液、咽部和宫颈分泌物,接种于人胚肺成纤维细胞,培养 4~6 周后观察细胞病变,也可在玻片短期培养 2~4d 后,用免疫荧光或免疫酶联技术检测病毒早期抗原。

(3)血清学检查:应用 ELISA 检测 HCMV-IgM,可以帮助诊断人巨细胞病毒的近期感染,若从新生儿血清中查出 HCMV-lgM,表示宫内感染。IgG 检测可了解人群感染率,急性期和恢复期双份血清检测可用于临床诊断。

(4)核酸检测:荧光定量 PCR 检测标本中病毒 DNA 拷贝数或用 RT-PCR 法检测病毒 mRNA,可用于快速诊断。

第六节 中国急诊感染性疾病病原体分布

随着抗感染药物的广泛使用,细菌对抗感染药物的敏感性逐步下降，多重耐药细菌乃至超级耐药细菌不断出现，为临床抗感染治疗提出严峻挑战。对细菌分布及耐药性进行监测，结合本国、本地区实际情况选择抗菌药物已成为世界各国为应对上述挑战普遍采取的措施。

急诊科就诊患者多情况危急、病情复杂，病原学诊断滞后，初始经验性抗感染治疗比例很高。因此，了解急诊常见感染性疾病的病原菌分布及耐药状况尤为重要。

一、急诊感染性疾病病原体分布状况

2015—2017 年度全国细菌耐药监测网（MOH National antimicrobial resistance investigation net，Mohnarin）门急诊患者细菌耐药性监测显示：门急诊分离菌株主要来自痰液、尿液及分泌物标本，其中革兰氏阳性菌占比波动在 35.3%~41.0%，革兰氏阴性菌占比波动在 59%~64.5%。细菌分离率排名靠前的革兰氏阳性菌有：金黄色葡萄球菌、凝固酶阴性葡萄球菌、表皮葡萄球菌、肠球菌属细菌；细菌分离率排名靠前的革兰氏阴性菌有：大肠埃希菌、铜绿假单胞菌、克雷伯菌属细菌、鲍曼不动杆菌。每年病原菌分离率排名略有波动，院内感染常见的病原菌占比较多。分离率排名靠前的病原菌种类与全国数据大体一致，与急诊不同的是全国数据血培养标本占比较大，超过分泌物标本位于第三位。实际上，血培养标本所占比例与地域和医院相关，某些医院的急诊病原菌标本来源中血培养标本占比超过尿培养位于标本来源第二位。

（一）从疾病谱来看

1. 血流感染　急诊血流感染仍以革兰氏阴性菌多见（＞70.0%），血流感染可分为社区获得性血流感染和医疗保健相关性血流感染。前者革兰氏阳性菌主要为链球菌属和葡萄球菌属,革兰氏阴性菌主要为大肠埃希菌和肺炎克雷伯菌;后者革兰氏阳性菌主要为葡萄球菌属、链球菌属和屎肠球菌,革兰氏阴性菌主要为大肠埃希菌和肺炎克雷伯菌,从分布上看两者的差异主要在于后者屎肠球菌比例增加。

2. **下呼吸道感染**　急诊下呼吸道感染患者中排名靠前的细菌为鲍曼不动杆菌、肺炎克雷伯菌、铜绿假单胞菌、金黄色葡萄球菌和大肠埃希菌等,呈现明显院内感染特点,这与研究多来自大型三甲医院急诊监护室及按照指南推荐社区获得性肺部感染患者未留取病原学检查相关。有文献报道,在血尿分泌物中大肠埃希菌的分离率是肺炎克雷伯菌的 5 倍,但在痰液中前者比后者少 56%,因此需要重视肺炎克雷伯菌在下呼吸道感染中的地位。

3. **泌尿系感染**　急诊泌尿系感染常见的病原菌为大肠埃希菌,约占 80.0%,其次为铜绿假单胞菌、肺炎克雷伯菌、金黄色葡萄球菌和屎肠球菌。

4. **创伤感染**　急诊创伤患者常见的革兰氏阳性菌中葡萄球菌属占比最大,依次分别为金黄色葡萄球菌、腐生葡萄球菌、表皮葡萄球菌;常见的革兰氏阴性菌为大肠埃希菌、鲍曼不动杆菌、肺炎克雷伯菌,创伤患者合并医院感染的发生率虽有一些差异,但导致医院感染的病原菌种类基本相同,只是在病原菌种类的排序上略有不同。

(二) 医院级别及病区分布的区别

1. **医院级别**　三级甲等医院病原菌来源,革兰氏阳性菌与革兰氏阴性菌占比及病原菌分布与全国监测数据大体相同,有关二级医院的病原菌分布的资料较少。

2. **病区差异**　急诊监护室血液来源标本明显增多,可能与急诊监护室患者接受各种侵袭性及有创性操作多相关(如留置中心静脉管及应用持续性床旁血液净化治疗)。从病原菌逐年变迁来看,虽然各细菌分离率排名每年略有波动,但肺炎克雷伯菌分离率呈现明显上升趋势。需要指出的是,不同时期、不同地域、不同医院的病原菌来源、常见病原菌及其分离率排序均略有差异,在实际临床工作中宜结合本院本科室当年实际情况合理选择抗菌药物。

二、急诊病原体耐药状况

(一)急诊病原体耐药情况及变迁

根据 2018 年中国细菌耐药监测系统(China antimicrobial resistance surveillance system,CARSS)及 2015—2017 年 Mohnarin 数据,我国急诊病原菌耐药情况及其变迁状况如下(表 2-2)。

1. 革兰氏阳性球菌

(1)MRSA:2018 年 CARSS 数据显示急诊患者 MRSA 检出率为 37.6%,全国平均检出率为 30.9%,急诊较全国数据高出 6.7%。2015—2017 年 Mohnarin 门急诊数据显示耐药率依次为 66.9%、45.6%、34.0%,呈逐渐下降趋势。

(2)甲氧西林耐药凝固酶阴性葡萄球菌(meticillin-resistant coagulase-negative *Staphylococcus*,MRCNS):2018 年 CARSS 数据显示急诊患者 MRCNS 检出率为 77.2%,全国平均检出率为 75.7%,急诊较全国数据多出 1.5%。2015—2017 年 Mohnarin 门急诊数据显示耐药率依次为 74.0%、不详、75.0%,略呈上升趋势。

(3)耐万古霉素屎肠球菌:2018 年 CARSS 数据显示屎肠球菌对万古霉素耐药急诊检出率为 2.6%,全国平均检出率为 1.4%,急诊较全国数据高出 1.2%。2015—2017 年 Mohnarin 门急诊数据显示耐药率依次为 3.8%、3.1%、5.6%,数据呈现波动。

表 2-2 急诊病原耐药情况及变迁

耐药菌		2018 年 CARSS/%			2015—2017 年 Mohnarin/%				急诊耐药率变迁[b]/%
		急诊	全国	对比[a]	2015	2016	2017	趋势	
革兰氏阳性球菌	MRSA	37.6	30.9	6.7	66.9	45.6	34.0	下降	-29.3
	MRCNS	77.2	75.7	1.5	74.0	不详	75.0	略升高	3.2
	VREM	2.6	1.4	1.2	3.8	3.1	5.6	波动	-1.2
革兰氏阴性杆菌	CTX/CRO-R ECO	55.1	53	2.1	50	50-60	不详	升高	5.1
	CR-ECO	1.7	1.5	0.2	0.2	0.3	0.0	波动	1.5
	QNR-ECO	52.7	50.8	1.9	70	>80	70	波动	16.3
	CTX/CRO-R KPN	36.2	32.4	3.8	30-40	20-30	未提及	下降	持平
	CR-KPN	15.8	10.1	5.7	0.8	0.7	0.0	下降	15
	CR-PAE	21.9	19.3	2.6	20.4	约 20	>20	略升高	1.5
	CR-ABA	70.9	56.1	14.8	32.3	>50	>50	上升	38.6

注:[a] 对比 = 2018 年 CARSS 急诊耐药数据 -2018 年 CARSS 全国耐药数据;[b] 急诊耐药率变迁 = 2018 年 CARSS 急诊耐药数据 -2017 年 Mohnarin 耐药数据。

2. 革兰氏阴性杆菌

（1）三代头孢菌素耐药大肠埃希菌：是指对头孢曲松或头孢噻肟任一药物耐药。2018 年 CARSS 数据显示急诊检出率为 55.1%，全国平均检出率为 53.0%，急诊较全国数据高出 2.1%。2015—2017 年 Mohnarin 门急诊数据显示，耐药率依次为约 50.0%、50.0%~60.0%、未提及，稍呈上升趋势，2018 年 CARSS 数据较 2017 年 Mohnarin 数据上升了 5.1%。

（2）碳青霉烯耐药大肠埃希菌：是指对亚胺培南、美罗培南或厄他培南任一药物耐药。2018 年 CARSS 数据显示急诊检出率为 1.7%，全国平均检出率为 1.5%。急诊较全国数据高出 0.2%。2015—2017 年 Mohnarin 门急诊数据显示耐药率依次为 0.2%、0.3%、0.0%，数据呈现波动。2018 年 CARSS 数据较 2017 年 Mohnarin 数据上升了 1.5%。

（3）喹诺酮耐药大肠埃希菌：是指对左氧氟沙星或环丙沙星任一药物耐药。2018 年 CARSS 数据显示急诊检出率为 52.7%，全国平均检出率为 50.8%，急诊较全国数据高出 1.9%。2015—2017 年 Mohnarin 门急诊数据显示，耐药率依次为接近 70.0%、>80.0%、70.0%，数据呈现波动。2018 年 CARSS 数据较 2017 年 Mohnarin 数据下降了 16.3%。

（4）三代头孢菌素耐药肺炎克雷伯菌：是指对头孢曲松或头孢噻肟任一药物耐药。2018 年 CARSS 数据显示急诊检出率为 36.2%，全国平均检出率为 32.4%，急诊较全国数据高出 3.8%。2015—2017 年 Mohnarin 门急诊数据显示耐药率依次为 30.0%~40.0%、20.0%~30.0%、未提及，数据呈下降趋势。2018 年 CARSS 数据与 2017 年 Mohnarin 数据持平。

（5）碳青霉烯耐药肺炎克雷伯菌：是指对亚胺培南、美罗培南或厄他培南任一药物耐药。2018 年 CARSS

数据显示急诊检出率为 15.8%,全国平均检出率为 10.1%,急诊较全国数据高出 5.7%。虽然 2015—2017 年 Mohnarin 门急诊数据显示耐药率依次为 0.8%、0.7%、0.0%,数据呈下降趋势,但 2018 年 CARSS 数据较 2017 年 Mohnarin 数据上升 15%。

(6)碳青霉烯耐药铜绿假单胞菌:是指对亚胺培南或美罗培南任一药物耐药。2018 年 CARSS 数据显示急诊检出率为 21.9%,全国平均检出率为 19.3%,急诊较全国数据多出 2.6%。2015—2017 年 Mohnarin 门急诊数据显示耐药率依次为 20.4%、约 20.0%、>20.0%,数据稍呈波动性上升。2018 年 CARSS 数据较 2017 年 Mohnarin 数据上升 1.5%。

(7)碳青霉烯耐药鲍曼不动杆菌:是指对亚胺培南或美罗培南任一药物耐药。2018 年 CARSS 数据显示急诊检出率为 70.9%,全国平均检出率为 56.1%,急诊较全国数据多出 14.8%。2015—2017 年 Mohnarin 门急诊数据显示耐药率依次为 32.3%、>50.0%、>50.0%,呈明显上升趋势。2018 年 CARSS 数据较 2017 年 Mohnarin 数据上升 38.6%。

就全国平均耐药率而言,CARSS 数据显示,除肺炎克雷伯菌对碳青霉烯类药物耐药率上升 1.1% 及肺炎链球菌对红霉素耐药率上升了 0.4% 外,余 2018 年常见耐药菌的全国平均耐药率较 2017 年均持平或下降。就急诊耐药率而言,革兰氏阳性菌中 MRSA 明显下降,MRCNS 略有上升,屎肠球菌对万古霉素耐药率波动性下降;革兰氏阴性菌中鲍曼不动杆菌对碳青霉烯类药物耐药率明显升高;大肠埃希菌对喹诺酮类药物耐药率明显下降,但耐药情况依然显著;余革兰氏阴性菌耐药率缓慢上升。总体而言,急诊病原菌耐药率普遍高于全国平均水平。

（二）急诊常见感染部位细菌耐药情况

1. **急诊血流感染**　急诊血流感染病原菌的耐药性存在地域和时间差异，耐药率较其他感染部位低且低于同期病房，血流感染病原菌耐药率呈上升趋势，但尚无统计学差异。在血流感染常见的病原菌中，大肠埃希菌对三代头孢耐药率较高，部分可达 100%，对 β- 内酰胺类 /β- 内酰胺酶抑制剂复方制剂及碳青霉烯类药物比较敏感；肺炎克雷伯菌对 β- 内酰胺类 /β- 内酰胺酶抑制剂复方制剂及碳青霉烯类药物存在一定耐药。不同研究中，产 ESBLs 阳性的大肠埃希菌和肺炎克雷伯菌的检出率差别很大，对 β- 内酰胺类 /β- 内酰胺酶抑制剂复方制剂及碳青霉烯类药物耐药率差别明显。除 MRCNS 对临床常见抗革兰氏阳性球菌药物高度耐药外，其他葡萄球菌属、链球菌属及肠球菌对常见抗革兰氏阳性球菌药物敏感性尚好，均未发现对利奈唑胺和万古霉素耐药菌株（表 2-3）。

表 2-3　急诊常见感染部位、各部位常见
病原菌及耐药情况

感染部位	特点	常见病原菌	耐药情况
血流感染	革兰氏阳性球菌为主（常＞70.0%）	葡萄球菌属及链球菌属	除 MRCNS 对临床常见抗革兰氏阳性球菌药物高度耐药外，余敏感性尚好
		大肠埃希菌	对三代头孢耐药率较高，对 β- 内酰胺类 /β- 内酰胺酶抑制剂复方制剂及碳青霉烯类药物比较敏感
		肺炎克雷伯菌	对 β- 内酰胺类 /β- 内酰胺酶抑制剂复方制剂及碳青霉烯类药物存在一定耐药

续表

感染部位	特点	常见病原菌	耐药情况
下呼吸道感染	呈现明显院内感染特点,多重耐药菌占比较高	鲍曼不动杆菌	对碳青霉烯类耐药率多在 70.0% 以上,甚至超过 98.0%,对阿米卡星或头孢哌酮/舒巴坦尚敏感,对多黏菌素的耐药率最低,仅为 0.94%
		铜绿假单胞菌	对喹诺酮、氨曲南、碳青霉烯类耐药率均超过 50.0%,对阿米卡星、多黏菌素、哌拉西林/他唑巴坦的耐药率低于 30.0%
		大肠埃希菌	对碳青霉烯类耐药率仅占 1.39%,对第三代头孢菌素的耐药率为 62.1%
		肺炎克雷伯菌	对碳青霉烯类耐药率约 35.56%~36.69%,对第三代头孢菌素的耐药率为 26.4%
泌尿系感染	大肠埃希菌最为常见,约占 80.0%	大肠埃希菌	缺乏泌尿系感染耐药数据
		铜绿假单胞菌	
		肺炎克雷伯菌	
		金黄色葡萄球菌	
		屎肠球菌	

续表

感染部位	特点	常见病原菌	耐药情况
创伤感染	各种病原菌均可见	金黄色葡萄球菌	缺乏革兰氏阳性球菌耐药数据
		腐生葡萄球菌	
		表皮葡萄球菌	
		大肠埃希菌	对三代头孢及喹诺酮类耐药率超过 50.0%，对碳青霉烯类、阿米卡星、哌拉西林/他唑巴坦的敏感性较高
		鲍曼不动杆菌	对大部分常用抗菌药物均有较高的耐药性，耐药率多在 35.0% 以上
		肺炎克雷伯菌	对大部分常用抗菌药物均有较高的耐药性，耐药率多在 35.0% 以上

2. **下呼吸道感染**　急诊下呼吸道感染以革兰氏阴性菌为主，多重耐药菌占比高，耐药形势严峻。在下呼吸道感染常见病原菌中，鲍曼不动杆菌对常见抗菌药物耐药最为严重，耐药率多在 70.0% 以上，在某些医院肺部感染中对碳青霉烯类耐药率甚至超过 98%，部分鲍曼不动杆菌对阿米卡星或头孢哌酮/舒巴坦尚敏感，对多黏菌素的耐药率最低，仅为 0.94%，不同医院鲍曼不动杆菌耐药率差异明显，可能与其基因分型相关；多重耐药铜绿假单胞菌耐药率达 50.0% 以上，其在部分医院对喹诺酮、氨曲南、碳青霉烯类耐药率均超过 50.0%，但对阿米卡星、多黏

菌素、哌拉西林／他唑巴坦的耐药率低于 30.0%；肺炎克雷伯菌耐药率普遍高于大肠埃希菌，在下呼吸道感染中，碳青霉烯耐药的肺炎克雷伯菌检出率占 35.56%~36.69%，而碳青霉烯耐药的大肠埃希菌仅占 1.39%，肺炎克雷伯菌、大肠埃希菌对第三代头孢菌素的耐药率分别为 26.4%、62.1%，产 ESBLs 肠杆菌科以大肠埃希菌为主，占 30.0%~40.0%。有文献报道，下呼吸道感染 MRSA 检出率约为 5.0% 左右，但急诊科就诊的慢性阻塞性肺疾病急性发作患者中 MRSA 检出率高达 50.0%。值得庆幸的是，在主要革兰氏阳性菌（MRSA、屎肠球菌、粪肠球菌）中均未见万古霉素、替考拉宁、利奈唑胺耐药株。

3. **创伤感染** 创伤患者合并院内感染的患者中，大肠埃希菌对三代头孢及喹诺酮类耐药率超过 50.0%，对碳青霉烯类、阿米卡星、哌拉西林／他唑巴坦的敏感性较高；鲍曼不动杆菌、肺炎克雷伯菌对大部分常用抗菌药物均有较高的耐药性，耐药率多在 35.0% 以上，可根据当地耐药情况及药敏结果调整抗感染治疗。目前，尚未发现对利奈唑胺和万古霉素耐药的葡萄球菌属。

总之，急诊病原菌标本来源及常见病原菌种类与全国数据无明显差异，但耐药现象更为严重。究其原因，可能与急诊患者高龄、病情危重和免疫力低下者居多，并发症多，侵入性操作多，医护人员和患者及陪护等人员流动大，同时重症感染患者常需多种抗感染药物联合应用等有关，当然也和不规范使用抗菌药物、忽视区域病原学及耐药特征有关。因此，在此呼吁急诊医师关注本地区及本区域急诊病原菌分布及耐药情况，做好感染控制及细菌耐药性监测工作，从而更有针对性地合理使用抗菌药物，遏制耐药现象的不断恶化。

（李方强 洪燕英 田敬华
张 烁 熊 辉 郑 波）

参考文献

［1］胡付品，郭燕，朱德妹，等 .2018 年 CHINET 中国细菌耐药性监测 [J]. 中国感染与化疗杂志，2020，20 (1): 1-10.

［2］胡付品，朱德妹，汪复，等 .2014 年 CHINET 中国细菌耐药性监测 [J]. 中国感染与化疗杂志，2015，15 (5): 401-410.

［3］黄勋，邓子德，倪语星，等 . 多重耐药菌医院感染预防与控制中国专家共识 [J]. 中国感染控制杂志，2015, 14 (1): 1-9.

［4］郑少微，李萍，张正良，等 .2005—2007 年中国 CHINET 常见阴性菌对碳青霉烯类抗感染药物耐药的监测结果 [J]. 临床急诊杂志，2019, 20 (1): 40-44.

［5］李凡，徐志凯 . 医学微生物学 [M]. 9 版 . 北京：人民卫生出版社，2018.

［6］KASPER D L, FAUCI A S. 哈里森感染病学 [M]. 胡必杰，潘珏，高晓东，译 . 上海：上海科学技术出版社，2019.

［7］国家卫生计生委医政管理局，国家卫生计生委合理用药专家委员会 . 国家抗微生物治疗指南 [M]. 2 版 . 北京：人民卫生出版社，2017.

［8］GILBERT D N, CHAMBERS H F, ELIOPOULOS G M, et al. 热病 - 桑福德抗微生物治疗指南 [M]. 48 版 . 范洪伟，译 . 北京：中国协和医科大学出版社，2019.

［9］国家卫生计生委合理用药专家委员会 . 全国细菌耐药监测网合理用药监测报告 [J]. 中国合理用药探索，2020 (17): 1-10.

［10］HU F P, GUO Y, YANG Y, et al. Resistance reported from China antimicrobial surveillance network (CHINET) in 2018 [J]. European journal of clinical microbiology &

infectious diseases, 2019, 38 (12): 2275-2281.

[11] METLAY J P, WATERER G W, LONG A C, et al. Diagnosis and Treatment of Adults with Community-acquired Pneumonia. An Official Clinical Practice Guideline of the American Thoracic Society and Infectious Diseases Society of America [J]. American journal of respiratory and critical care medicine, 2019, 200 (7): e45-e67.

[12] 刘剑烽. 急诊病房下呼吸道感染患者各类标本细菌培养及药敏分析 [J]. 临床急诊杂志, 2020, 21 (2): 125-134.

[13] HUAI W, MA Q B, ZHENG J J, et al. Distribution and drug resistance of pathogenic bacteria in emergency patients [J]. World journal of clinical cases, 2019, 7 (20): 3175-3184.

第三章

急诊常用抗感染药物

第一节　β-内酰胺类抗感染药物

一、青霉素类抗感染药物

根据抗菌谱和抗菌作用的特点可将青霉素类抗感染药物分为：①对β-内酰胺酶敏感的青霉素类，如青霉素G、普鲁卡因青霉素、苄星青霉素等；②耐青霉素酶类，如甲氧西林、苯唑西林等；③广谱青霉素类，包括对部分肠杆菌科细菌有抗菌活性的青霉素类，如氨苄西林、阿莫西林；④对铜绿假单胞菌有活性的青霉素类，如哌拉西林、阿洛西林、美洛西林。

（一）对β-内酰胺酶敏感的青霉素类

1. 青霉素G

（1）适应证：用于敏感病原体所致的感染，包括咽炎、扁桃体炎、猩红热、丹毒、蜂窝织炎、肺炎、中耳炎、脑膜炎、菌血症、破伤风、气性坏疽、炭疽、白喉、回归热、梅毒、钩端螺旋体病、流行性脑脊髓膜炎、放线菌病、淋病和莱姆病等。

（2）用法用量：①治疗感染，静脉滴注，200万~2 000万U/d，分2~4次给药；肌内注射，80万~200万U/d，分3~4次给药。②青霉素皮内敏感试验，采用生理盐水配制浓度为500万/ml的药液皮内注射，单次0.1ml，通常注入前臂屈侧皮内，如20min后局部出现红肿并有伪足出现,皮丘直径超过 1cm,或出现头晕、胸闷及全身发痒等症状,均为阳性。

(3)不良反应:①免疫系统常见皮疹、白细胞减少、间质性肾炎、哮喘发作、血清病型反应、过敏性休克;②本药钠盐可致血钠升高,大剂量时可致心力衰竭;③大剂量静脉滴注可因脑脊液药物浓度过高导致青霉素脑病等。

2. 苄星青霉素

(1)适应证:①用于预防风湿热复发;②用于控制链球菌感染的流行。

(2)用法用量:预防风湿热复发、控制链球菌感染的流行,肌内注射,一次 60 万~120 万 U,每 2~4 周 1 次。

(3)不良反应:皮疹、白细胞减少、间质性肾炎、哮喘发作、血清病型反应、过敏性休克等。

(二)耐青霉素酶青霉素类

苯唑西林

(1)适应证:①用于治疗耐青霉素葡萄球菌属所致的感染,如心内膜炎、肺炎、皮肤及软组织感染;②用于治疗化脓性链球菌或肺炎球菌与耐青霉素葡萄球菌属所致的混合感染。

(2)用法用量:①肌内注射,4~6g/d,分 4 次给药;②静脉滴注,4~8g/d,分 2~4 次给药;③口服,常规一次 0.5~1.0g;重症患者一次 1~1.5g,Q6~8h。

(3)不良反应:①过敏反应包括皮疹、白细胞减少、间质性肾炎、哮喘发作、血清病型反应、过敏性休克;②大剂量静脉滴注可见抽搐;③静脉给药可见血清氨基转移酶升高;④静脉给药可见恶心、呕吐。

(三)广谱青霉素类

1. 氨苄西林

(1)适应证:用于治疗敏感菌所致的呼吸道、胃肠道、泌尿道、软组织感染;脑膜炎、心内膜炎等感染。

（2）用法用量：①口服，一次 0.5g,Q12h；②肌内注射：2~4g/d,分 4 次给药；③静脉给药，通常 4~8g/d,分 2~4 次给药；重症感染一日剂量可增至 12g,最高剂量为 14g/d,分 2~4 次给药。

（3）不良反应：皮疹、荨麻疹、多形红斑、红皮病、中毒性表皮坏死松解；恶心、呕吐、腹泻、上腹部不适和艰难梭菌性结肠；肾功能衰竭、结晶尿、间质性肾炎、出血性膀胱炎；血小板减少症。

2. 阿莫西林

（1）适应证：①用于治疗敏感菌所致的中耳炎、鼻窦炎、咽炎、扁桃体等上呼吸道感染；急性支气管炎、肺炎等下呼吸道感染；泌尿、生殖道感染；皮肤软组织感染；急性单纯性淋病。②可用于治疗伤寒、伤寒带菌者及钩端螺旋体病。③可与克拉霉素、质子泵抑制剂联合治疗幽门螺杆菌感染。

（2）用法用量：口服。①耳、鼻、咽喉部感染，泌尿生殖道感染，皮肤软组织感染：轻、中度感染者一次 0.5g,Q12h,或 0.25g,Q8h；严重感染者一次 0.5g,Q8h。②下呼吸道感染：一次 0.5g,Q8h。肌内注射或稀释后静脉滴注，一次 0.5~1g,Q6~8h。

（3）不良反应：同氨苄西林。

（四）对铜绿假单胞菌有活性的青霉素类

1. 哌拉西林

（1）适应证：适用于敏感肠杆菌科细菌、铜绿假单胞菌、不动杆菌属所致的泌尿系统、呼吸道、胆道、腹腔、盆腔感染以及皮肤、软组织感染等。

（2）用法用量：静脉注射、静脉滴注,中度感染者 8g/d,分 2~3 次给药；严重感染者一次 3~4g/d,分 4~6 次给药，总剂量不超过 24g/d。

（3）不良反应：同氨苄西林,个别患者可出现胆汁淤积性黄疸。

2. 美洛西林

(1)适应证：用于敏感菌包括敏感铜绿假单胞菌所致的单纯性或复合性泌尿道感染，及由此引起的脓毒症(对严重感染，宜与其他 β- 内酰胺类抗感染药物联用)。

(2)用法用量：可肌内注射、静脉滴注、静脉注射。单独给药时，0.06g/(kg·d)，分 4~6 次给药；与其他 β- 内酰胺类抗感染药物联用时，0.04g/(kg·d)，分 4 次给药；一般疗程为 7~10d，复合感染需延长疗程。

(3)不良反应：意识障碍、氨基转移酶升高、碱性磷酸酶升高、腹泻、恶心、呕吐、嗜酸性粒细胞增多、血小板增多、中性粒细胞减少、白细胞减少、贫血。

二、头孢类抗感染药物

头孢菌素类根据抗菌谱、抗菌活性、对 β- 内酰胺酶的稳定性和肾毒性的不同，目前可分为四代。一代头孢菌素主要作用于需氧革兰氏阳性球菌，仅少数对革兰氏阴性杆菌有一定抗菌活性；二代头孢菌素对革兰氏阳性球菌的活性与一代相似，对部分革兰氏阴性杆菌有抗菌活性；三代头孢菌素对肠杆菌科等革兰氏阴性杆菌有强大的抗菌作用，其中头孢他啶和头孢哌酮还对铜绿假单胞菌亦有较强抗菌活性；四代头孢菌素对肠杆菌科的细菌作用与三代头孢菌素相似，其中对阴沟肠杆菌、产气肠杆菌、柠檬酸杆菌属等部分菌株的作用优于三代，对铜绿假单胞菌的作用与头孢他啶相仿，对革兰氏阳性球菌的作用强于三代头孢菌素。

(一) 一代头孢菌素类

1. 头孢唑林

(1)适应证：治疗敏感菌所致的呼吸道、泌尿系统、皮肤和皮下组织、胆道、骨和关节、生殖器感染以及心内膜炎。

(2)用法用量:通常肌内注射、静脉注射、静脉滴注。①革兰氏阳性球菌所致的轻度感染:0.25~0.5g,Q8h;②急性单纯性泌尿系统感染:1g,Q12h;③中至重度感染:肌内注射、静脉注射、静脉滴注,0.5~1g,Q6~8h;④严重危及生命的感染(如脓毒症、心内膜炎):1~1.5g,Q6h。

(3)不良反应:①药物热、瘙痒、支气管痉挛、Stevens-Johnson综合征、荨麻疹、过敏性休克;②呼吸困难、胸闷、憋气、喉头水肿等;③尿素氮升高、肌酸酐升高、肾衰竭、生殖器和肛门瘙痒症;④头晕、晕厥、眩晕、意识模糊、嗜睡、头痛;⑤短暂性门冬氨酸氨基转移酶升高、丙氨酸氨基转移酶升高、碱性磷酸酶升高、肝炎、胆红素升高、乳酸脱氢酶升高;⑥腹泻、呕吐、恶心、胃痉挛、厌食;⑦血红蛋白降低、白细胞减少、血小板减少、嗜酸性粒细胞增多、凝血酶原时间延长。

2. 头孢拉定

(1)适应证:敏感菌所致的急性咽炎、扁桃体炎、中耳炎、支气管炎和肺炎等呼吸道感染、泌尿生殖道感染及皮肤软组织感染等。

(2)用法用量:①口服,一次0.25~0.5g,Q6h;②肌内注射、静脉注射、静脉滴注,一次0.5~1g,Q8h,最大日剂量为8g。

(3)不良反应:与头孢唑林相似。

(二)二代头孢菌素类

1. 头孢呋辛

(1)适应证:用于治疗敏感菌所致的呼吸系统及耳鼻喉感染、泌尿生殖系统感染、骨及关节感染、皮肤及软组织感染、其他(如莱姆病)。

(2)用法用量:①口服,0.25g,Q12h;肌内注射,0.75g,Q6~8h,总剂量3~6g/d;静脉注射/静脉滴注,0.75g,Q8h,对较严重感染者可增至1.5g,Q6~8h,总剂量3~6g/d。②轻至中度慢性支气管炎急性发作:口服,

0.25g 或 0.5g，Q12h；肌内注射 / 静脉注射 / 静脉滴注，0.75g，Q6~8h，总剂量 3~6g/d。③淋病：口服，单剂 1g；肌内注射，单剂 1.5g，分注于两侧臀部。④急性淋球菌性尿道炎、宫颈炎：口服，单剂 1g。⑤莱姆病：口服，0.5g，Q12h。⑥脑膜炎：静脉注射 / 静脉滴注，一次 3g，Q8h。

（3）不良反应：①药物热、瘙痒、皮疹、红斑、Stevens-Johnson 综合征、荨麻疹；②呼吸困难、胸闷、憋气等；③头晕、眩晕、头痛；④短暂性门冬氨酸氨基转移酶升高、丙氨酸氨基转移酶升高；⑤腹泻、呕吐、恶心；⑥血红蛋白降低、白细胞减少、嗜酸性粒细胞增多。

2. 头孢替安

（1）适应证：治疗敏感菌所致的肺炎、烧伤感染、皮肤软组织感染、骨和关节感染、呼吸系统感染、胆道感染、泌尿生殖系统感染以及耳、鼻、喉等感染。

（2）用法用量：静脉注射 / 静脉滴注，0.5~2g/d，分 2~4 次给药；可根据年龄和症状适当增减剂量，用于脓毒症时可增至 4g/d。

（3）不良反应：同头孢呋辛，有报道血栓性静脉炎、注射部位疼痛等不良反应。

3. 头孢孟多

（1）适应证：适用于敏感细菌所致的肺部感染、泌尿系统感染、胆道感染、皮肤软组织感染、骨和关节感染以及脓毒症、腹腔感染等。

（2）用法用量：①肌内注射、静脉注射、静脉滴注，0.5~1.0g，Q6~8h。②皮肤及软组织感染、无并发症肺炎：0.5g，Q6h。③泌尿道感染：无并发症泌尿道感染，0.5g，Q8h；严重的泌尿道感染，1.0g，Q6~8h。④重症感染性疾病：1.0g，Q6~8h；危及生命的感染或由非敏感性细菌所引起的感染，单次 2.0g，Q6~8h，总剂量 12g/d。

（3）不良反应：同头孢呋辛。

4. 头孢克洛

(1)适应证:用于治疗敏感菌引起的呼吸道感染、泌尿道感染、皮肤和皮肤组织感染、中耳炎。

(2)用法用量:①普通制剂常用量为一次 0.25g,Q8h;严重感染或敏感性较差的细菌引起的感染,剂量可加倍,但剂量不宜超过 4g/d。②缓释制剂常用量为一次 0.375~0.75g,Q12h,于早、晚餐后口服。③急性淋球菌性尿道炎:口服单次 3g。

(3)不良反应:同头孢呋辛。

(三)三代头孢菌素类

1. 头孢噻肟

(1)适应证:用于敏感菌所致的下呼吸道感染、泌尿生殖系统感染、腹腔感染、盆腔感染、骨 / 关节 / 皮肤及软组织感染、脑膜炎。

(2)用法用量:①肌内注射 / 静脉注射 / 静脉滴注,2~6g/d,分 2~3 次给药;严重感染者一次 2~3g,Q6~8h,最大剂量为 12g/d。②无并发症的肺炎链球菌肺炎或急性泌尿系统感染:肌内注射 / 静脉注射 / 静脉滴注,一次1g,Q12h。

(3)不良反应:①药物热、瘙痒、Stevens-Johnson 综合征、荨麻疹;②呼吸困难、胸闷、憋气等;③头晕、眩晕、头痛;④短暂性门冬氨酸氨基转移酶升高、丙氨酸氨基转移酶升高、碱性磷酸酶升高;⑤腹泻、口腔念珠菌病、呕吐、恶心、假膜性结肠炎;⑥血红蛋白降低、白细胞减少、血小板减少、嗜酸性粒细胞增多、凝血酶原时间延长。

2. 头孢曲松

(1)适应证:用于治疗敏感菌所致的呼吸道感染、耳鼻喉感染、皮肤及软组织感染、泌尿道感染、生殖系统感染、骨及关节感染、盆腔感染、脑膜炎、莱姆病、伤口感染。

(2)用法用量:①细菌性脑膜炎,2g/d,Qd,最高剂量4g/d;②下呼吸道感染、泌尿系统感染、急性中耳炎、肌肉骨骼感染、皮肤和/或皮下组织感染、腹腔感染、盆腔炎、脓毒症,静脉或肌内注射1~2g,每日一次或者分次注射;③软下疳、附睾炎、淋病、感染性直肠炎,单次肌内注射0.25g;④结膜炎,单次肌内注射1g;⑤关节炎/关节炎-皮炎综合征,静脉或肌内注射1g;⑥感染性心内膜炎,静脉或肌内注射2g,Qd;⑦莱姆病、神经梅毒,静脉或肌内注射2g,Qd。

(3)不良反应:同头孢噻肟。

3. 头孢唑肟

(1)适应证:敏感菌所致的下呼吸道感染、泌尿系统感染、腹腔感染、盆腔感染、脓毒症、皮肤软组织感染、骨和关节感染、肺炎链球菌或流感嗜血杆菌所致脑膜炎和单纯性淋病。

(2)用法用量:①关节炎和关节炎-皮炎综合征,1g静脉注射,Q8h;②骨感染、皮肤和/或皮下组织感染、关节感染、下呼吸道感染、脑膜炎、脓毒症、腹腔感染,1g静脉注射,Q8~12h;③盆腔感染,2g静脉注射,Q8h;④泌尿系统单纯性感染,500mg静脉注射,Q12h。

(3)不良反应:同头孢噻肟。

4. 头孢他啶

(1)适应证:用于敏感菌包括敏感铜绿假单胞菌所致的呼吸道感染、耳鼻喉感染、泌尿系统感染、皮肤及软组织感染、胃肠感染、腹腔及胆道感染、骨骼及关节感染、中枢神经系统感染。

(2)用法用量:①细菌性脑膜炎、生殖系统感染、腹部感染,静脉滴注2g,Q8h。②骨骼及关节感染,静脉滴注2g,Q12h。③皮肤和/或皮下组织感染,轻者静脉/肌内注射0.5~1g,Q8h。④下呼吸道感染:单纯性肺炎,0.5~1g,Q8h;严重的感染,特别是免疫功能低下的患者或医院获得性或呼吸机相关性肺炎,2g,Q8h,可采用延长输注时间的给药方法。

(3)不良反应:同头孢噻肟。

(四)四代头孢菌素类

1.头孢吡肟

(1)适应证:用于治疗敏感菌所致的下呼吸道感染、泌尿系统感染、单纯性皮肤或皮肤软组织感染、复杂性腹腔内感染、妇产科感染、脓毒症、中性粒细胞减少伴发热患者的经验治疗。

(2)用法用量:①与血管内相关的菌血症、发热性中性粒细胞减少症经验性治疗、细菌性脑膜炎,静脉滴注2g,Q8h。②无合并症的皮肤和/或皮下组织感染,静脉滴注2g,Q12h。③腹腔感染性疾病,2g静脉注射,Q8~12h;如为铜绿假单胞菌感染,2g静脉注射,Q8h。④肺炎,1~2g静脉注射,Q8~12h;铜绿假单胞菌感染、医院获得性或呼吸机相关性肺炎,2g静脉注射,Q8h。⑤泌尿系统感染,0.5~1g静脉注射,Q12h。

(3)不良反应:①药物热、瘙痒、Stevens-Johnson综合征、荨麻疹;②呼吸困难、胸闷、憋气等;③头晕、眩晕、头痛;④腹泻、口腔念珠菌病、呕吐、恶心、假膜性结肠炎。

2.头孢匹罗

(1)适应证:适用于由未知病原菌或已知敏感菌造成的感染的治疗,包括下呼吸道感染、泌尿道感染、皮肤及软组织感染、中性粒细胞减少患者的感染、菌血症/脓毒症。

(2)用法用量:①泌尿道感染、皮肤及软组织感染,1g,Q12h;②下呼吸道感染,1~2g,Q12h;③脓毒症及严重感染、中性粒细胞减少患者的感染,2g,Q12h。

(3)不良反应:同头孢吡肟,有注射后嗅觉异常的报道。

三、β- 内酰胺类 / β- 内酰胺酶抑制剂复方制剂

目前,广泛应用于临床的 β- 内酰胺酶抑制剂有克拉维酸、舒巴坦和他唑巴坦,三者均含有 β- 内酰胺环结构,为不可逆竞争性抑制剂,能抑制除碳青霉烯酶外的大部分 A 类 β- 内酰胺酶,但对绝大多数 B、C、D 类 β- 内酰胺酶没有抑制能力。他唑巴坦的抑酶强度、抑酶谱、对酶的稳定性都强于克拉维酸和舒巴坦,诱导细菌产生酶的作用明显低于克拉维酸、舒巴坦。舒巴坦本身具有抑制鲍曼不动杆菌活性,因此头孢哌酮 / 舒巴坦钠是治疗鲍曼不动杆菌的一线药物。

新一代 β- 内酰胺酶抑制剂主要有阿维巴坦、雷利巴坦、法硼巴坦。阿维巴坦和雷利巴坦是属于三乙烯二胺类的酶抑制剂,不具有 β- 内酰胺酶结构,因此不易被水解,具有更加广谱的 β- 内酰胺酶抑制作用和可逆的抑酶效果,能够抑制包括碳青霉烯酶在内的 A 类、C 类 β- 内酰胺酶,阿维巴坦还对 D 类酶中的 OXA-48 具有抑制作用。目前,头孢他啶 / 阿维巴坦是治疗碳青霉烯耐药革兰氏阴性菌的有力武器。法硼巴坦是属于硼酸复合物的新一代酶抑制剂,能够抑制 A 类、C 类 β- 内酰胺酶。

1. 阿莫西林 / 克拉维酸

(1)适应证:用于敏感菌所致的上、下呼吸道感染,生殖泌尿道感染,皮肤及软组织感染,外伤感染,骨和关节感染,盆腔感染及腹腔感染。

(2)用法用量:①急性中耳炎,0.5g(阿莫西林)口服,Q12h,或 0.25g(阿莫西林)口服,Q8h;②轻度下呼吸道感染,0.875g(阿莫西林)口服,Q12h 或 0.5g 口服,Q8h;③皮肤和 / 或皮下组织感染,0.5g(阿莫西林)口服,Q12h 或 0.25g 口服,Q8h;④鼻窦炎,0.5g(阿莫西林)口服,Q12h 或 0.25g 口服,Q8h;⑤泌尿系统感染性疾病,0.5g

(阿莫西林)口服,Q12h 或 0.25g(阿莫西林)口服,Q8h。

(3)不良反应:①血清病样综合征(荨麻疹伴关节炎、关节痛、肌痛、发热)、过敏性休克、过敏性血管炎;②血尿、结晶尿、间质性肾炎、急性肾损伤、阴道炎;③心悸;④呼吸困难;⑤头晕、头痛、眩晕、失眠、惊厥;⑥激动、焦虑、烦躁、行为改变;⑦血清氨基转移酶升高、肝炎、胆汁淤积性黄疸;⑧恶心、呕吐、腹泻、口腔炎;⑨白细胞减少、血小板减少、血小板减少性紫癜、嗜酸性粒细胞增多、凝血酶原时间延长;⑩瘙痒、荨麻疹、潮红、多形性红斑、Stevens-Johnson 综合征、中毒性表皮坏死松解症、剥脱性皮炎。

2. 替卡西林 / 克拉维酸

(1)适应证:用于治疗敏感菌包括敏感铜绿假单胞菌所致感染,如脓毒症、腹膜炎、腹内脓毒症、继发于免疫系统抑制或受损的感染、骨及关节感染、皮肤及软组织感染、呼吸道感染、严重或复杂的泌尿道感染、耳鼻喉感染等。

(2)用法用量:①子宫内膜炎,0.2g/(kg·d)(替卡西林),Q6h。②骨感染 - 关节感染、皮肤和 / 或皮下组织感染、易感性感染性疾病、下呼吸道感染、腹部感染、脓毒症、泌尿道感染性疾病:轻度至中度感染,0.2g/(kg·d)(替卡西林),Q6h;严重感染,0.3g/(kg·d)(替卡西林),Q4h。

(3)不良反应:同阿莫西林克拉维酸。

3. 哌拉西林 / 他唑巴坦

(1)适应证:用于敏感菌引起的感染,包括阑尾炎、腹膜炎、蜂窝织炎、皮肤脓肿、缺血性或糖尿病性足部感染、产后子宫内膜炎或盆腔炎性疾病、社区获得性肺炎、医院获得性肺炎和敏感细菌所致的全身和 / 或局部菌感染。

(2)用法用量:成人一次静脉滴注 3.375g(含哌拉西林 3g 和他唑巴坦 0.375g),Q4~6h。

（3）不良反应：同阿莫西林克拉维酸。

4. 头孢哌酮 / 舒巴坦

（1）适应证：用于由敏感菌所引起的呼吸道感染、泌尿道感染、腹腔内感染、脓毒症、脑膜炎、皮肤和软组织感染、骨骼和关节感染、盆腔炎、子宫内膜炎等。

（2）用法用量：①一般剂量 2~4g/d，静脉注射或肌内注射，Q12h。②严重或较不敏感的感染：6~12g/d，静脉注射或肌内注射，分为 2、3 或 4 次给药，每次 1.5~4g。

（3）不良反应：同阿莫西林克拉维酸，还可能出现维生素 K 缺乏。

5. 头孢他啶 / 阿维巴坦

（1）适应证：用于治疗确诊或高度怀疑泛耐药菌所致的感染，包括腹腔内感染、医院获得性肺炎和呼吸机相关性肺炎；特别是碳青霉烯耐药的革兰氏阴性菌如肺炎克雷伯菌、阴沟肠杆菌、大肠埃希菌、奇异变形杆菌和铜绿假单胞菌引起的感染。

（2）用法用量：静脉给药，对于肌酐清除率 ≥ 51ml/min 患者，2.5g（头孢他啶 2g 和阿维巴坦 0.5g），静脉输注超过 2h，Q8h。

（3）不良反应：超敏反应、艰难梭菌相关性腹泻、中枢神经系统反应（癫痫发作、脑病、扑翼样震颤、神经肌肉的兴奋性和肌阵挛）。

四、头霉素类

头霉素对革兰氏阳性菌的作用显著低于一代头孢菌素，对革兰氏阴性菌作用优异，对厌氧菌脆弱拟杆菌有效。对部分 ESBLs 很稳定，其稳定性优于大多数头孢菌素，因此可用于产 ESBLs 耐药菌感染。

1. 头孢西丁

（1）适应证：用于敏感菌引起的呼吸道感染、泌尿道感染、腹膜炎以及其他腹腔内 / 盆腔内感染、妇科感染、骨／关节软组织感染、心内膜炎。

(2)用法用量:①常规剂量 1g 静脉注射,Q6~8h。中度至重度感染,1g 静脉注射,Q4h,或 2g 静脉注射,Q6~8h。②淋病:无并发症的宫颈、尿道、直肠感染,单次剂量 2g 肌内注射。

(3)不良反应:①血清病样综合征、过敏性血管炎;②血尿、结晶尿、间质性肾炎、阴道炎;③心悸;④呼吸困难;⑤头晕、头痛、惊厥;⑥血清氨基转移酶升高、肝炎、胆汁淤积性黄疸;⑦恶心、呕吐、腹泻、口腔炎;⑧白细胞减少、血小板减少、血小板减少性紫癜、嗜酸性粒细胞增多、凝血酶原时间延长;⑨瘙痒、荨麻疹、多形红斑、Stevens-Johnson 综合征、中毒性表皮坏死松解症、剥脱性皮炎;⑩血栓性静脉炎、癫痫等神经系统症状。

2. 头孢替坦

(1)适应证:用于敏感菌引起的呼吸道感染、肺部感染、腹部感染、泌尿系统感染、妇科感染及中耳炎等。

(2)用法用量:①常规剂量 1~2g,Q12h,最大日剂量为 6g;②盆腔炎,静脉注射 2g,Q12h;③皮肤或皮肤软组织感染,静脉注射或肌内注射 1g,Q12h,或静脉注射 2g,Q24h;④泌尿系统感染,静脉注射或肌内注射 0.5g,Q12h,或静脉注射或肌内注射 1~2g,Q12~24h。

(3)不良反应:同头孢西丁。

3. 头孢美唑

(1)适应证:用于治疗由对头孢美唑敏感的细菌引起的急性支气管炎、肺炎、肺脓肿、脓胸、慢性呼吸道疾病继发感染、膀胱炎、肾盂肾炎、腹膜炎、胆囊炎、胆管炎、前庭大腺炎、子宫内感染、子宫附件炎、子宫旁组织炎、颌骨周围蜂窝织炎。

(2)用法用量:每日 1~2g,分 2 次静脉注射或静脉滴注。难治性或严重感染,可随症状将每日成人量增至 4g,分 2~4 次给药。

(3) 不良反应: 肝功能异常、皮疹、恶心及呕吐、过敏性休克、眩晕、便意、耳鸣、发汗、Stevens-Johnson 综合征、中毒性表皮坏死症、急性肾功能衰竭、粒细胞缺乏症、溶血性贫血、血小板减少、假膜性肠炎等。

4. 头孢米诺

(1) 适应证: 用于治疗敏感菌引起的呼吸系统感染、泌尿系统感染、腹腔感染、盆腔感染。

(2) 用法用量: 静脉注射或静脉滴注, 每次 1g, Q12h。对于脓毒症、难治性或重症感染症, 1 日可增至 6g, 分 3~4 次给药。

(3) 不良反应: 休克、全血细胞减少症、假膜性肠炎。

五、氧头孢烯类

氧头孢烯类抗菌药物对需氧菌的抗菌谱和抗菌活性与三代头孢菌素相似, 对厌氧菌有强大活性, 对 ESBLs 稳定, 在脑脊液和痰液中浓度高。主要包括拉氧头孢、氟氧头孢。

1. 拉氧头孢

(1) 适应证: 用于敏感菌引起的脑膜炎、呼吸系统感染、消化系统感染、腹腔内感染、泌尿系统及生殖系统感染症、皮肤及软组织感染、骨/关节感染及创伤感染。

(2) 用法用量: ① 1~2g, 静脉注射, Q8h。②危及生命的感染性疾病: 推荐 6~12g/d, 静脉注射, 分次给药, Q6~8h。

(3) 不良反应: ①过敏反应如皮疹、荨麻疹、瘙痒、发热、呼吸困难、全身潮红、水肿; ②尿素氮升高、肌酐升高、少尿、蛋白尿、急性肾功能不全; ③头痛、抽搐; ④丙氨酸氨基转移酶升高、门冬氨酸氨基转移酶升高; ⑤恶心、呕吐、腹泻、口腔炎、假膜性肠炎; ⑥嗜酸性粒细胞增多、贫血、红细胞减少、血红蛋白降低、粒细胞减少、血小板减少、凝血酶原时间延长; ⑦中毒性表皮坏死松解症、Stevens-Johnson 综合征；⑧维生素 K 缺乏、维生素 B 缺乏。

2. 氟氧头孢

（1）适应证：用于敏感菌致病引起的感染性心内膜炎、外伤 / 手术伤口等继发性感染；肺炎、扁桃体周围脓肿、脓胸、支气管炎、支气管扩张症伴感染、慢性呼吸道疾患急性发作感染；肾盂肾炎、膀胱炎、前列腺炎、淋菌性尿道炎；胆囊炎、胆管炎；腹膜炎、骨盆腹膜炎；子宫及附属器官炎、前庭大腺炎。

（2）用法用量：① 1~2g 静脉滴注，Q12h。②泌尿道感染、妇产科感染：1g 静脉滴注，Q12h。

（3）不良反应：基本同拉氧头孢。

六、单环类

对需氧革兰氏阴性菌感染包括铜绿假单胞菌有较强抗菌活性，对其产生的金属 β- 内酰胺酶稳定。具有免疫原性弱，与青霉素类、头孢菌素类交叉过敏少等特点。目前，只有氨曲南应用于临床。

（1）适应证：用于治疗敏感需氧革兰氏阴性菌所致的各种感染，如泌尿系统感染、下呼吸道感染、脓毒症、腹腔内感染、妇科感染、术后伤口及烧伤、溃疡等皮肤软组织感染等。

（2）用法用量：①细菌性脑膜炎，6~8g/d 静脉注射，分次用药，Q6~8h。②一般感染，1~2g 静脉注射 / 肌内注射，Q8~12h；严重全身性感染，或铜绿假单胞菌感染，2g 静脉注射，Q6~8h。③医院获得性肺炎或呼吸机相关性肺炎，2g 静脉注射，Q8h。④泌尿系统感染，0.5g 或 1g 静脉注射 / 肌内注射，Q8~12h。

（3）不良反应：①多形红斑、中毒性表皮坏死松解症；②腹痛、呕吐、假膜性肠炎、艰难梭菌性腹泻；③中性粒细胞减少症、全血细胞减少症、血小板减少症；④肝脏功能不全、肝炎、黄疸;⑤血清肌酐水平升高、肾毒性。

七、碳青霉烯类

抗菌谱广、抗菌活性强的非典型 β- 内酰胺抗感染药物。亚胺培南、美罗培南、比阿培南、帕尼培南对大多数革兰氏阳性和革兰氏阴性需氧菌、厌氧菌及多重耐药菌均有较强的抗菌活性,对革兰氏阴性杆菌产生 ESBLs 和 AmpC 酶均稳定,但 MRSA、屎肠球菌、嗜麦芽窄食单胞菌等对其耐药。美罗培南对葡萄球菌属和肠球菌属的作用较亚胺培南弱 2~4 倍;但对肠杆菌科细菌的抗菌活性是亚胺培南的 2~16 倍,对铜绿假单胞菌的抗菌活性是亚胺培南的 2~4 倍。比阿培南的抗菌谱和抗菌活性同美罗培南。帕尼培南对革兰氏阳性菌的抗菌活性与亚胺培南相仿或略强,对肠杆菌科细菌的抗菌活性与亚胺培南相仿,对铜绿假单胞菌的抗菌活性则逊于亚胺培南。厄他培南对大多数革兰氏阳性和革兰氏阴性需氧菌、厌氧菌及多重耐药菌均有较强的抗菌活性,但 MRSA、铜绿假单胞菌、不动杆菌属等细菌对其耐药,因此适合于社区获得性中重度感染。该类药物对非典型病原体均无效。

1. 厄他培南

(1)适应证:用于治疗成人中度至重度感染,包括继发性腹腔感染、复杂性皮肤及附属器感染、社区获得性肺炎、复杂性尿道感染、急性盆腔感染、脓毒症等。

(2)用法用量:每次 1g,Qd,静脉或肌注给药,肌注可用于静脉用药的序贯治疗。肌酐清除率 ≤30ml/min 者剂量调整为每次 0.5g,Qd;如在给药后 6h 内血液透析,透析后给予补充剂量 0.15g。厄他培南静脉滴注时,每 1g 应溶解于 50ml 以上生理盐水中,每次静滴时间应大于 30min;供肌注时每 1g 应溶解于 1% 利多卡因溶液做深部肌内注射。

（3）不良反应：①消化系统，包括腹痛、便秘、腹泻、恶心、呕吐；②免疫系统，包括过敏反应；③神经精神系统，包括意识水平下降、运动障碍、肌阵挛、震颤、头痛、激动、攻击性、谵妄、定向障碍；④血液系统，包括红细胞增多、中性粒细胞计数异常。

2. 亚胺培南/西司他丁

（1）适应证：用于敏感菌引起的腹腔内感染、泌尿生殖道感染、下呼吸道感染、骨关节感染、妇科感染、皮肤软组织感染、脓毒症、心内膜炎。

（2）用法用量：①非发酵菌感染（嗜麦芽窄食单胞菌除外），静脉注射，初始20mg/kg，Q8h，或25mg/kg，Q6h；②腹腔内感染及其并发症，静脉注射，0.5g，Q6h，或1g，Q8h；③肺炎、中性粒细胞减少症、泌尿系统感染，静脉注射，0.5g，Q6h；④非结核性分枝杆菌疾病、软组织或骨感染，静脉给药，0.5g，Q6~12h；⑤皮肤及软组织坏死性感染，静脉注射，1g，Q6~8h。

（3）不良反应：①恶心、呕吐、腹泻、牙齿和/或舌色斑、假膜性结肠炎；②局部红斑、局部疼痛和硬结、血栓性静脉炎；③多形性红斑、约翰逊综合征、血管性水肿、中毒性表皮坏死、表皮脱落性皮炎、念珠菌病；④急性肾衰竭；⑤癫痫；⑥其他，包括听觉异常、味觉丧失。

3. 美罗培南

（1）适应证：用于成人敏感菌引起的肺炎、泌尿系统感染、妇科感染、皮肤软组织感染、脑膜炎、脓毒症。

（2）用法用量：①肺炎、泌尿系统感染、妇科感染、皮肤或软组织感染，0.5g，Q6~8h；②院内获得性肺炎、腹膜炎、中性粒细胞减少患者的合并感染、脓毒症，1g，Q6~8h；③脑膜炎，2g，Q6~8h。

（3）不良反应：同亚胺培南。

4. 帕尼培南/倍他米隆

（1）适应证：用于治疗敏感菌所引起的脓毒症、感染性心内膜炎、淋巴管(结)炎、外伤和烧伤继发感染、骨髓炎、肺炎、肺脓肿、脓胸、慢性呼吸道疾病的继发感染、肾盂肾炎、膀胱炎、腹膜炎、腹腔内脓肿、胆囊炎、胆管炎、肝脓肿、子宫附件炎、化脓性脑膜炎。

(2)用法用量:①常规剂量每日 1g,分 2 次给药,每次静脉滴注 30min 以上。根据患者的年龄和症状可适当增减给药剂量。②重症感染:可增至每日 2g,分 2 次用药。但是,每次给药 1g 时,滴注时间应在 60min 以上。

(3)不良反应:同亚胺培南。

5. 比阿培南

(1)适应证:治疗由敏感菌所引起的脓毒症、肺炎、肺脓肿、难治性膀胱炎、肾盂肾炎、腹膜炎、妇科附件炎等。

(2)用法用量:成人每日 0.6g,分 2 次滴注,每次 30~60min。可根据患者年龄、症状适当增减给药剂量,最大剂量 1.2g/d。

(3)不良反应:休克(<0.1%)、过敏、间质性肺炎(0.1%~5%)、假膜性肠炎、肌痉挛、意识障碍、肝功能损害、黄疸、急性肾功能不全。

八、青霉烯类

青霉烯类药物临床应用的药物为法罗培南,对葡萄球菌属、链球菌属、革兰氏阴性杆菌中大肠埃希菌、流感嗜血杆菌、卡他莫拉菌、淋球菌有较强抗菌活性,对厌氧菌作用也较强。

(1)适应证:治疗由敏感菌引起的泌尿系统感染、呼吸系统感染、子宫附件炎、妇科感染、皮肤软组织感染、口腔感染等。

(2)用法用量:根据感染类型、严重程度及患者的具体情况适当增减本药剂量。推荐用法用量如下:一般感染,口服,一次 0.15~0.2g,Q8h;对肺炎、肺脓肿,肾盂肾炎、膀胱炎、前列腺炎、睾丸炎、中耳炎、鼻窦炎等,口服,成人患者通常一次 0.2~0.3g,Q8h。

(3)不良反应:同亚胺培南。

第二节　喹诺酮类抗感染药物

喹诺酮类抗感染药物根据抗菌谱和抗菌作用的特点可分为四代:第一代喹诺酮类药物如萘啶酸,疗效不佳,副作用大,已被淘汰;第二代喹诺酮类药物如吡哌酸,抗菌谱主要为革兰氏阴性菌,仅限于泌尿道和消化道感染治疗,现较少应用;第三代喹诺酮类药物如左氧沙星、氧氟沙星、环丙沙星等,在 6 位加入了氟原子,为氟喹诺酮类,抗菌谱扩大,对阳性菌和非典型病原菌有较好的抗菌效果,组织穿透性强,体内分布广泛;第四代喹诺酮类药物如莫西沙星、吉米沙星等,既保留了抗革兰氏阴性菌的高活性,又明显增强了抗革兰氏阳性菌活性,并且对厌氧菌、支原体、衣原体和军团菌等也有强大作用。左氧沙星、莫西沙星、吉米沙星等对多数呼吸道病原体有很好的杀菌活性,且药物代谢动力学特点显示容易进入肺组织和支气管分泌物的喹诺酮类抗菌药物,是治疗呼吸系统感染的常用药物,被称为"呼吸喹诺酮"。新一代喹诺酮类药物奈诺沙星(无氟喹诺酮类药物)、西他沙星各具有不同特点和临床应用优势。喹诺酮类药物具有浓度依赖性杀菌特点,一般日剂量单次给药。喹诺酮类药物不适合用于 18 岁以下未成年人。

一、环丙沙星

(1)适应证:适用于治疗成人由敏感微生物所致呼

吸道感染、皮肤和软组织感染、骨和关节感染、腹腔内感染、慢性细菌性前列腺炎、粒细胞缺乏症伴发热患者的经验性治疗、吸入性炭疽(暴露后)。对铜绿假单胞菌具有较好的敏感性,可联合用药治疗耐药铜绿假单胞菌感染或重症感染。

(2)用法用量:①呼吸道、皮肤及皮肤软组织感染,静脉滴注,轻度/中度 0.4g,Q12h,重度/复杂性 0.4g,Q8h。②骨和关节感染,静脉滴注,轻度/中度 0.4g,Q12h,重度/复杂性 0.4g,Q8h。③腹腔内感染慢性细菌性前列腺炎,静脉滴注,0.4g,Q12h。④吸入性炭疽(暴露后),静脉滴注,0.4g,Q12h。

(3)不良反应:①腹泻、恶心、呕吐;②心肌梗死、昏厥、血管炎;③光毒性、中毒性表皮坏死松解症;④肝坏死,肝炎、肝毒性;⑤肌腱断裂、肌腱炎。

二、左氧氟沙星

(1)适应证:对肺炎克雷伯菌属、变形杆菌属、沙门菌属、志贺菌属和流感嗜血杆菌、嗜肺军团菌、淋病奈瑟菌等革兰氏阴性菌有较强的抗菌活性;对金黄色葡萄球菌、肺炎链球菌、化脓性链球菌等革兰氏阳性菌和肺炎支原体、肺炎衣原体也有抗菌作用,但对厌氧菌和肠球菌的作用较差。适用于治疗成人敏感菌引起的呼吸系统感染、生殖系统感染、皮肤软组织感染、肠道感染等。对铜绿假单胞菌具有较好的抗菌活性,可联合用药治疗耐药铜绿假单胞菌感染或重症感染。

(2)用法用量:①口服,一次 0.5g,Qd;②静脉滴注,每日 0.5g,Qd。

(3)不良反应:休克、过敏反应性症状(初期症状,红斑、恶寒、呼吸困难等)、中毒性表皮坏死症(Lyell 综合征)、皮肤黏膜眼综合征(Stevens-Johnson 综合征)、癫痫发作、急性肾功能不全、黄疸、白细胞降低、跟腱炎/肌腱断裂、精神症状。

三、莫西沙星

(1) 适应证: 对常见的呼吸道病菌, 如肺炎链球菌、嗜血流感杆菌、卡他莫拉汉菌以及部分金黄色葡萄球菌都具有很强的抗菌活性, 特别是对肺炎链球菌, 抗菌作用强大; 对铜绿假单胞菌和不动杆菌无效。本品特点是几乎没有光敏反应, 具有良好的组织穿透力, 在肺组织中也可达到很高浓度, 是治疗呼吸道感染较好的药物。用于治疗成人敏感菌所引起的急性细菌性鼻窦炎、慢性支气管炎急性发作、社区获得性肺炎、皮肤和皮肤组织感染、腹腔内感染、不伴有输卵管-卵巢或盆腔脓肿的轻至中度盆腔炎性疾病。

(2) 用法用量: ①口服, 成人剂量为 0.4g, Qd; ②静脉滴注, 0.4g, Qd。

(3) 不良反应: 恶心、腹泻、眩晕、头痛、腹痛、呕吐; 肝酶升高、QT 间期延长。

四、吉米沙星

(1) 适应证: 用于成人敏感菌株引起的慢性支气管炎急性发作、社区获得性肺炎、急性鼻窦炎、单纯性尿路感染等。

(2) 用法用量: 轻度感染每次 100~200mg, Qd; 中重度感染每次 200~300mg, Qd。老年患者不需要调整剂量。

(3) 不良反应: 恶心、呕吐、消化道不适、厌食、味觉异常、腹泻、腹痛、头晕、头痛、皮疹; 过敏反应、一过性 AST 或 ALT 升高、QT 间期延长、肌腱炎和肌腱断裂。

五、奈诺沙星

(1) 适应证: 对革兰氏阴性菌、革兰氏阳性菌(包括

MRSA)、厌氧菌和非典型病原菌均有抗菌作用,社区获得性肺炎一线用药,对糖尿病足有效。

(2)用法用量:口服,成人口服一次 0.5g,Qd。

(3)不良反应:谵妄、癫痫发作、假膜性结肠炎、外周神经病变、QT 间期延长、光敏反应、中性粒细胞减少。

六、西他沙星

(1)适应证:治疗成年人由革兰氏阳性菌(包括耐青霉素肺炎链球菌、MRSA、耐甲氧西林表皮葡萄球菌、消化链球菌等厌氧菌)、革兰氏阴性菌(包括大肠埃希菌等肠杆菌、鲍曼不动杆菌、铜绿假单胞菌等需氧菌、梭杆菌属等厌氧菌)、支原体、衣原体、军团菌等非典型病原体引起的咽炎、喉炎、扁桃体炎(包括扁桃体周炎、扁桃体周脓肿)、急性支气管炎、社区获得性肺炎、慢性呼吸系统疾病的继发感染、宫颈炎、中耳炎、鼻窦炎、牙周炎、冠周炎、颌骨骨炎、复杂性泌尿系感染。

(2)用法用量:口服,50mg,Q12h,或 100mg,Qd,最高可使用 100mg,Q12h。

(3)不良反应:恶心、呕吐、消化道不适、腹泻、腹痛、头晕、头痛、皮疹;过敏反应、一过性 AST 或 ALT 升高。

第三节 大环内酯类抗感染药物

大环内酯类抗感染药物对大多数革兰氏阳性菌、某些革兰氏阴性菌和厌氧菌均有效,对非典型病原体如支原体、衣原体、军团菌和非结核分枝杆菌等有抗菌活性,但目前支原体对大环内酯类抗感染药物的耐药率已经达到 60%~70%,需要临床应用中慎重考虑。大环内酯类抗感染药物对细菌生物被膜的形成有一定抑制作用。体内分布广，组织浓度高。阿奇霉素半衰期较长且有显著的抗生素后效应，因此，一天一次用药。目前，常用的大环内酯类抗感染药物有红霉素、克拉霉素和阿奇霉素等。

一、红霉素

(1)适应证：急性扁桃体炎、急性咽炎、鼻窦炎、猩红热、蜂窝织炎、气性坏疽、炭疽、放线菌病、梅毒、军团菌病、肺炎支原体肺炎、肺炎衣原体肺炎所致泌尿生殖系统感染、沙眼衣原体结膜炎、厌氧菌所致的口腔感染、空肠弯曲菌肠炎、感染性心内膜炎。

(2)用法用量：①口服给药，推荐剂量为一次 0.25g，Q6h；或一次 0.5g，Q12h。根据病情的严重程度，剂量可增至一日 4g。当日剂量超过 1g 时，不推荐一日 3 次的服用方法。②军团菌病：口服给药，一日 1~4g，分次服用。

(3)不良反应：腹痛，腹泻，味觉障碍，消化不良，恶心，呕吐；头痛；QT 间期延长；Henoch-Schönlein 紫癜，Stevens-Johnson 综合征，中毒性表皮坏死松解症；艰难梭菌性腹泻；肝损伤。

二、克拉霉素

(1)适应证：适用于敏感的致病菌引起的呼吸道感染、皮肤及软组织感染、泌尿生殖道感染、由鸟分枝杆菌或细胞内分枝杆菌引起的局部或弥散性感染。

(2)用法用量：①速释剂一次 0.25~0.5g，口服，Q12h；缓释片一次 1g，口服，Qd。②胃肠道幽门螺杆菌感染所致十二指肠溃疡：(速释剂，三联疗法)克拉霉素 0.5g、兰索拉唑 30mg 及阿莫西林 1g，口服，Q12h；其他标准剂量的质子泵抑制剂也可与阿莫西林及克拉霉素合用;或者(速释剂,三联疗法)克拉霉素 0.5g、奥美拉唑 20mg 及阿莫西林 1g,口服,Qd。③链球菌性咽炎:速释剂 0.25g,口服,Q12h。

(3)不良反应:同红霉素。

三、阿奇霉素

(1)适应证:适用于敏感菌导致的急性咽炎、急性扁桃体炎、鼻窦炎、中耳炎、急性支气管炎、慢性支气管炎急性发作、肺炎、皮肤软组织感染、泌尿系感染。

(2)用法用量:①慢性阻塞性肺疾病急性加重伴感染,0.5g 口服,Qd,持续 3 日或者第 1 日 0.5g 口服,第 2~5 日每日 0.25g 口服。②急性细菌性鼻窦炎,片剂 0.5g 口服,Qd,持续 3 日,缓释口服混悬液 2g 口服,顿服。③社区获得性肺炎,片剂或速释混悬液,年龄大于 6 个月,第 1 日 10mg/kg 口服,之后第 2~5 日 5mg/kg(最大剂量为每日 0.25g)口服;该剂量同样推荐于年龄大于 3 个月的门诊儿童患者的治疗。缓释混悬液,年龄大于 6 个月,体重小于 34kg,60mg/kg 口服,顿服;体重大于 34kg 者,2g 口服,顿服。0.5g 静脉输注,Qd,持续至少 2 日,之后 0.5g 口服,Qd,直至完成 7~10 日的疗程;10mg/kg 静脉输注,Qd,至少 2 日,之后 5mg/kg 口服,Qd,直至完成疗程。④淋病或宫颈炎,1g 口服,顿服。⑤皮肤和 / 或皮下组织感染,第 1 日 0.5g 口服,之后第 2~5 日 0.25g/ 日口服。⑥盆腔炎,0.5g 静脉输注,Qd,持续 1~2 日,然后 0.25g 口服,Qd。⑦链球菌性咽炎、链球菌性扁桃体炎,替代一线治疗,12mg/kg 口服,Qd;最大剂量为每次 0.5g,片剂或速释混悬液,第 1 日 0.5g 口服,单次给药,之后第 2~5 日 0.25g 口服,Qd。

(3)不良反应:同红霉素。

第四节 糖肽类/脂肽类 抗感染药物

糖肽类/脂肽类抗感染药物是由氨基酸以肽键相连组成的一大类抗感染药物,根据所链接的基团不同可分为糖肽类和脂肽类。目前我国临床应用的是第一代糖肽类抗感染药物万古霉素、替考拉宁,均直接来自微生物的代谢产物。对革兰氏阳性菌有强大的杀灭作用,尤其是 MRSA 和耐甲氧西林的表皮葡萄球菌,对厌氧菌和革兰氏阴性菌无效,其抗菌作用具有时间依赖性和较长的抗感染药物后效应,对金黄色葡萄球菌的灭杀作用是非剂量依赖性,提高血药浓度并不能增强药物的杀菌能力。

一、万古霉素

(1)适应证:本品适用于 MRSA 及其他细菌所致的感染:脓毒症、感染性心内膜炎、骨髓炎、关节炎、灼伤、手术创伤等浅表性继发感染、肺炎、肺脓肿、脓胸、腹膜炎、脑膜炎。口服可治疗艰难梭状芽孢杆菌感染相关的腹泻和假膜性肠炎。

(2)用法用量:①治疗金黄色葡萄球菌导致的复杂感染(心内膜炎,骨髓炎,脑膜炎及医院获得性肺炎)时,浓度可达 15~20mg/L。②静脉导管相关的菌血症,MRSA 或耐氨苄西林粪肠球菌/屎肠球菌:15mg/kg,静脉注射,Q12h。③细菌性脑膜炎:30~45mg/(kg·d),静脉注射,分次给药,Q8~12h;血清谷浓度为 15~20mg/L;不作为单药治疗用药。④ MRSA 相关感染:30mg/(kg·d),

静脉注射,Q12h(皮肤和/或皮下组织感染);15~20mg/kg 每剂,静脉注射,Q8~12h,持续 2 周(脑膜炎)或 4~6 周(脑脓肿、硬脑膜下积脓、硬脊膜下脓肿、海绵状静脉窦或硬脑膜静脉窦脓毒症性血栓形成);最大剂量为每剂 2g;目标血清谷浓度为 15~20mg/L;危重患者可考虑调整负荷剂量为 25~30mg/kg(根据实际体重计算)。⑤艰难梭菌感染性腹泻:常用 125mg 口服,Q6h,持续 10 日,严重发作患者持续 10~14 日;严重、复杂患者 0.5g 口服,Q6h,合用甲硝唑 0.5g 静脉注射,Q8h。⑥感染性心内膜炎:常用 2g/d 静脉注射,分次给药,Q6~12h,每次持续至少 60min;目标血清谷浓度为 10~20mg/L。

(3)不良反应:①耳鸣、听力下降、耳毒性;②肾功能损害;③心搏骤停、低血压;④粒细胞缺乏症、中性粒细胞减少症、血小板减少症;⑤红人综合征;⑥腹痛、腹泻、恶心、呕吐。

二、替考拉宁

(1)适应证:主要用于治疗各种严重的革兰氏阳性菌感染,包括皮肤和软组织感染、泌尿道感染、呼吸道感染、骨和关节感染、脓毒症及心内膜炎。

(2)用法用量:①社区获得性肺炎及医院获得性肺炎、复杂性皮肤感染和/或皮下组织感染、复杂性泌尿系统感染性疾病,负荷剂量 0.4g,静脉注射(推注时间超过 3~5min,或静脉滴注时间超过 30min),或肌内注射,Q12h,共给药 3 次,监测血清谷浓度,以期将浓度维持在 15mg/L 以上。②骨感染 - 关节感染,负荷剂量 0.8g,静脉注射,以期在第 3~5 日达到目标血清谷浓度(超过 20mg/L),维持剂量 12mg/kg,静脉注射,Qd;每周监测一次血清谷浓度,以期将浓度维持在 20mg/L 以上。

(3)不良反应:基本同万古霉素,亦可导致 Stevens-Johnson 综合征、中毒性表皮坏死松解症等不良反应。

三、达托霉素

达托霉素属于脂肽类抗感染药物,可通过多方面破坏细菌细胞膜的功能,达到抗菌的作用,对 MRSA 和 VRE,应用本类药物的效果可能大于万古霉素或替考拉宁,本类药物对革兰氏阳性菌敏感。

(1)适应证:①金黄色葡萄球菌导致的伴发右侧感染性心内膜炎的血流感染。②若患者患有持续性或复发性金黄色葡萄球菌感染,或临床疗效欠佳,应该重复进行血培养。如果金黄色葡萄球菌的血培养为阳性,则应采用标准操作规程进行该菌株的 MIC 药敏试验,并且应进行诊断性评估,以排除罕见的感染病灶存在。③本药不适用于治疗肺炎。

(2)用法用量:①金黄色葡萄球菌导致的伴发右侧感染性心内膜炎的血流感染:将 6mg/kg 本药溶解在 0.9% 氯化钠注射液中,以 30min 的时程滴注,每日一次;使用本药超过 28 日的安全数据很有限。②可联合使用的静脉给药溶液:本药可与 0.9% 氯化钠注射液或乳酸盐化林格注射液联合使用。本药不得与含右旋糖的稀释液联合使用。

(3)不良反应:基本同万古霉素,亦可导致高血压、低血压、肌肉疾病、肌酸激酶水平升高、横纹肌溶解等不良反应。

第五节　氨基糖苷类抗感染药物

氨基糖苷类为速效杀菌剂,对大肠埃希菌、克雷伯菌属、肠杆菌属、铜绿假单胞菌等多种需氧的革兰氏阴性杆菌有很强的抗菌作用,对肠球菌属有效。对沙雷菌属、沙门菌属、志贺菌属、嗜血杆菌属也有抗菌作用,对厌氧菌无效。具有明显的抗感染药物后效应,是浓度依赖性抗菌药物。目前,国内临床常用的氨基糖苷类药物有庆大霉素、阿米卡星、依替米星等。其中依替米星是我国自主研发的抗感染药物,其肾毒性和耳毒性较低。

一、庆大霉素

(1)适应证:①用于治疗敏感菌所致的严重感染,如下呼吸道感染、肠道感染、盆腔感染、腹腔感染、皮肤软组织感染、复杂性泌尿系统感染;②鞘内及脑室内注射用于敏感菌所致中枢神经系统感染的辅助治疗;③口服给药用于敏感菌所致的痢疾、肠炎等肠道感染性疾病等。

(2)用法用量:①对细菌性脑膜炎、脓毒血症、骨感染、感染性心内膜炎、腹膜炎,及其他胃肠道感染、重症呼吸道感染、重症泌尿系统感染性疾病等,可采取3mg/(kg·d)静脉注射或肌内注射,将每日用药剂量均等分,Q8h。②危及生命的感染:5mg/(kg·d)静脉注射或肌内注射,将每日用药剂量均等分为3~4次使用,一旦有临床指征,应减量至3mg/(kg·d)。③延长用药间隔的用法:5~7mg/kg静脉注射,Qd,根据血药浓度调整用药剂量。鞘内及脑室注射:一次4~8mg,每2~3日1次,用于中枢神经系统感染的辅助治疗。

(3)不良反应:①神经肌肉阻滞;②耳鸣、听力下降;③肾功能损害。

二、阿米卡星

(1)适应证:适用于敏感菌所致感染,如细菌性心内膜炎、下呼吸道感染、骨关节感染、胆道感染、腹腔感染、复杂性泌尿系统感染、皮肤软组织感染等。

(2)用法用量:①剂量调整基于血清阿米卡星浓度,理想的峰浓度(注射后 30~90min)小于 35mg/L,理想的谷浓度(下剂药物注射前)小于 10mg/L。②细菌性脑膜炎:15mg/(kg·d),静脉滴注或者肌内注射,Q8~12h;最大剂量为 15mg/(kg·d);超重患者最大剂量为 1.5g/d。③细菌脓毒症、烧伤感染、骨关节感染、皮肤和 / 或皮下组织感染、腹腔感染、腹膜炎、呼吸道感染、医院获得性肺炎或呼吸机相关性肺炎及泌尿系统感染(重度):15mg/(kg·d),静脉滴注或者肌内注射,Q8~12h;最大剂量为 15mg/(kg·d)。

(3)不良反应:①神经肌肉阻滞;②耳毒性;③肾毒性。

三、依替米星

(1)适应证:适用于敏感菌导致的呼吸道感染、肾脏和泌尿生殖系统感染、皮肤软组织感染等。

(2)用法用量:一次 0.1~0.15g,Q12h,或一次 0.2~0.3g,Qd,稀释于 0.9% 氯化钠注射液或 5% 葡萄糖注射液 100ml 或 250ml 中静脉滴注,每次滴注 1h。

(3)不良反应:基本同阿米卡星,亦可导致恶心、皮疹、静脉炎、心悸、胸闷及皮肤瘙痒等不良反应。

第六节 噁唑烷酮类抗感染药物

噁唑烷酮类抗感染药物对革兰氏阳性球菌,特别是多重耐药菌如 MRSA,具有较强的抗菌活性,与其他药物不存在交叉耐药现象;噁唑烷酮类药物对大多数革兰氏阴性菌缺乏有效的抗菌活性。目前,国内临床应用的药物为利奈唑胺。

(1)适应证:①院内获得性肺炎;②由肺炎链球菌引起的社区获得性肺炎;③复杂性皮肤和皮肤软组织感染;④非复杂性皮肤和皮肤软组织感染;⑤万古霉素耐药的屎肠球菌感染;⑥仅用于治疗已确诊或高度怀疑敏感菌所致感染。

(2)用法用量:①院内获得性肺炎、社区获得性肺炎(包括伴发的菌血症)、复杂性皮肤和皮肤软组织感染、万古霉素耐药的屎肠球菌感染(包括伴发的菌血症)、MRSA感染的成年患者,静脉注射、口服 0.6g,Q12h;②非复杂性皮肤和皮肤软组织感染,静脉注射、口服成人 0.4g,Q12h。

(3)不良反应:①骨髓抑制;②头痛;③乳酸酸中毒;④腹泻、恶心、呕吐;⑤肝损伤。

第七节 四环素/甘氨酰环素类 抗感染药物

四环素/甘氨酰环类为广谱抑菌剂,高浓度时具杀菌作用。除了常见的革兰氏阳性菌、革兰氏阴性菌以及厌氧菌外,多数立克次体、支原体、衣原体、非典型分枝杆菌、螺旋体也对本类药物敏感。由于对骨骼和牙釉质发育存在影响,八岁以下的儿童禁止使用四环素类的药物。目前,国内临床常用的四环素类药物有米诺环素和多西环素,常用的甘氨酰环素类药物为替加环素。

一、米诺环素

(1)适应证:适用于敏感菌、梅毒螺旋体及衣原体等对本品敏感的病原体引起的扁桃体炎、牙龈炎、外阴炎、创伤感染、疖、痤疮、乳腺炎、淋巴管(结)炎、颌下腺炎、骨髓炎、骨炎、支气管肺炎、细菌性肺炎、痢疾、肠炎、胆管炎、胆囊炎、腹膜炎、肾盂肾炎、肾盂膀胱炎、尿道炎、膀胱炎、前列腺炎、附睾炎、宫内感染、淋病、男性非淋菌性尿道炎、中耳炎、副鼻窦炎、颌下腺炎、梅毒。

(2)用法用量:①起始剂量 0.2g 口服,之后 0.1g 口服,Q12h,或起始予 0.1g 或 0.2g 口服,然后给予 0.05g 口服,Q6h。②海洋分枝杆菌感染:0.1g 口服,Q12h,持续 6~8 周。③脑膜炎球菌感染,无症状携带者:0.1g 口服,Q12h,持续 5d。④单纯性解脲支原体感染:0.1g 口服,Q12h,至少服用 7d。

(3)不良反应:①牙齿变色;②光毒性;③酸中毒、氮质血症、血清尿素氮升高;④囟门隆起、假性脑瘤、颅内压升高。亦可导致多形性红斑,Stevens-Johnson 综合征等不良反应。

二、多西环素

(1)适应证:立克次体病,包括流行性斑疹伤寒、地方性斑疹伤寒、恙虫病;肺炎支原体感染;衣原体感染,包括鹦鹉热、衣原体淋巴肉芽肿(性病淋巴肉芽肿)、非特异性尿道炎、输卵管炎及沙眼;回归热;布鲁氏菌病;霍乱;鼠疫(与氨基糖苷类药联用);兔热病;对青霉素类抗生素过敏的破伤风、气性坏疽、雅司病、梅毒、淋病和钩端螺旋体病;敏感菌所致的呼吸道、胆道、尿路和皮肤软组织感染;多西环素还可短期服用作为旅行者腹泻的预防用药。

(2)用法用量:①一般感染,首次 0.2g,以后每次 0.1g,Q12~24h;②抗寄生虫感染,第一天 100mg,Q12h,继以 100~200mg,Qd,或 50~100mg,Q12h;③单纯性淋球菌感染,每次 100mg,Q12h;④非淋球菌性尿道炎,每次 100mg,Q12h;⑤由沙眼衣原体或解脲支原体引起者,以及沙眼衣原体所致的单纯性尿道炎、宫颈炎或直肠感染,每次 100mg,Q12h;⑥预防恶性疟,每周 0.1g;⑦旅行者腹泻的预防,Qd,每次 100mg;⑧梅毒,每次 150mg,Q1h;⑨当肾功能损害时,多西环素从胃肠道的排泄量增加,药物不在体内积蓄,因此,患者用常规剂量时,无须调整剂量。

(3)不良反应:牙齿黄染、牙釉质发育不良及龋齿;厌食、恶心、呕吐、腹泻、舌炎、吞咽困难、小肠结肠炎以及肛门和生殖器的炎性损伤(念珠菌过度生长);斑疹、斑丘疹、红斑、偶见剥脱性皮炎、光敏性皮炎;尿素氮升高;风疹、血管神经性水肿、过敏反应、过敏性紫癜;溶血性贫血、血小板减少症、中性白细胞减少。

三、替加环素

(1)适应证:适用于 18 岁以上患者由敏感菌株所致腹腔内感染,包括由弗劳地枸橼酸杆菌、阴沟肠杆菌、大肠埃希菌、克雷伯菌、粪肠球菌(仅限于万古霉素敏感菌株)、金黄色葡萄球菌、脆弱拟杆菌、多形拟杆菌、单形拟杆菌、普通拟杆菌、产气荚膜梭菌和微小消化链球菌所致者;复杂皮肤及软组织感染,包括由大肠埃希菌、肠球菌(万古霉素敏感株)、金黄色葡萄球菌、无乳链球菌、化脓性链球菌、阴沟肠杆菌、肺炎杆菌和脆弱拟杆菌所致者;社区获得性肺炎,包括由肺炎链球菌、流感嗜血杆菌和嗜肺性军团菌等所致,以及并发菌血症。

(2)用法用量:静脉滴注,推荐的给药方案为首剂 0.1g,然后 0.05g,Q12h。替加环素的静脉滴注时间应该每 12h 给药一次,每次 30~60min。

(3)不良反应:恶心、呕吐、肝功能损害、贫血、尿素氮升高、皮疹。

第八节　磺胺类抗感染药物

磺胺类抗菌药物指具有对氨基苯磺酰胺结构的一类人工合成的抗菌药物,目前临床常用的主要有磺胺甲噁唑、磺胺嘧啶、复方磺胺甲噁唑。磺胺类抗感染药物属广谱抗菌药,但由于目前主要用于特殊细菌及其他敏感病原微生物如奴卡菌、肺孢子菌所致感染。

一、磺胺甲噁唑

(1)适应证:急性单纯性泌尿系统感染、中耳炎、星形奴卡菌病、宫颈炎。

(2)用法用量:①初始剂量 2g,之后每次 1g,Q12h;对于严重感染,推荐初始剂量 2g,然后每次 1g,Q8h。②在治疗期间应确保摄入充足的水分以维持足够的尿量(1.5L/d),这可以降低结晶尿的风险。

(3)不良反应:药疹、渗出性多形红斑、剥脱性皮炎和大疱表皮松解萎缩性皮炎等;光敏反应、关节及肌肉疼痛;中性粒细胞减少或缺乏症、血小板减少症及再生障碍性贫血;溶血性贫血;可发生黄疸、肝功能减退;可发生结晶尿、血尿和管型尿;恶心、呕吐、腹泻、头痛、乏力;精神错乱、定向力障碍、幻觉。

二、磺胺嘧啶

(1)适应证:①流行性脑脊髓膜炎;②中耳炎及皮肤软组织感染;③星形奴卡菌病。

(2)用法用量:①口服,成人一次 1g,Q12h,首次加倍,总量不超过 2g;②预防流行性脑脊髓膜炎,口服,成人一次 1g,Q12h。

(3)不良反应:同磺胺甲噁唑。

三、复方磺胺甲噁唑(甲氧苄啶/磺胺甲噁唑)

(1)适应证:泌尿系统感染、急性中耳炎、慢性支气管炎急性发作、肠道感染、志贺菌感染,治疗卡氏肺孢子虫肺炎、由产肠毒素大肠埃希杆菌所致旅游者腹泻。

(2)用法用量:①治疗细菌性感染,一次甲氧苄啶0.16g/磺胺甲噁唑 0.8g,Q12h;治疗卡氏肺孢子虫肺炎,一次甲氧苄啶每千克 3.75~5mg/磺胺甲噁唑每千克18.75~25mg,Q6h。②肌内注射:一次磺胺甲噁唑 0.4g/甲氧苄啶 0.08g,Q12~24h。

(3)不良反应:同磺胺甲噁唑。

第九节 多肽类抗感染药物

多肽类抗菌药物为阳离子型表面活性剂,其抗菌作用机制为药物插入到细菌细胞膜中,与外膜脂双层结构中外侧脂多糖区的脂质结合,从而造成细菌通透性屏障失效,最终导致细菌胞浆内容物外漏而死亡。多黏菌素类药物只对革兰氏阴性菌杆菌有效,临床上主要用于对β- 内酰胺类和氨基糖苷类耐药的革兰氏阴性杆菌引起的严重感染。目前,注射用多黏菌素类药物有硫酸多黏菌素 B 和硫酸多黏菌素 E。

一、硫酸多黏菌素 B

(1)适应证:多黏菌素类药物适用于需氧革兰氏

阴性菌导致的急性泌尿系感染、肺部感染、脑膜炎和血流感染，以及铜绿假单胞菌导致的局部感染和眼结膜感染。还适用于下述细菌导致的严重感染：不动杆菌属、气单胞菌属、大肠埃希菌、肠杆菌属、克雷伯菌属、嗜麦芽窄食单胞菌、枸橼酸杆菌属，以及肺、皮肤软组织、眼、耳、关节感染等。为了延缓耐药性、维持多黏菌素类药物的疗效，推荐多黏菌素类药物应只用来治疗被确定或强烈怀疑由对碳青霉烯类耐药的革兰氏阴性菌引起的感染，主要是 CRE、碳青霉烯耐药不动杆菌、碳青霉烯耐药铜绿假单胞菌等。在获得微生物培养和药敏结果后，应考虑选择或调整抗菌治疗药物。

(2)用法用量：静脉滴注时每 50 万 IU 需溶于 300~500ml 5% 葡萄糖或 0.9% 氯化钠注射剂中，肾功能正常的成年人 1.5 万 ~2.5 万 IU/(kg·d)，Q12h，总剂量不超过 2.5 万 IU/(kg·d)。

(3)不良反应：①蛋白尿、管型尿、氮质血症；②面部潮红、头晕及共济失调、嗜睡、外周感觉异常，鞘内给药的脑膜刺激症状，如发热、头痛、颈部僵硬、脑脊液中细胞计数和蛋白升高；③药物热、荨麻疹、静脉给药部位静脉炎、皮肤色素沉着。

二、注射用硫酸多黏菌素 E

(1)适应证：适应证与注射用硫酸多黏菌素 B 相同。

(2)用法用量：肾功能正常患者每 50 万 IU 加入 5% 葡萄糖注射液 250~500ml 溶解后缓慢静脉滴注。成人推荐剂量为 100 万 ~150 万 IU/d，分 2~3 次静脉滴注，每日最大剂量不超过 150 万 IU。

(3)不良反应：同硫酸多黏菌素 B。

第十节 硝基咪唑类抗感染药物

硝基咪唑类抗菌药物对滴虫、阿米巴和蓝氏贾第鞭毛虫等原虫,以及脆弱拟杆菌等厌氧菌具强大抗菌活性,为治疗肠道和肠外阿米巴病、阴道滴虫病的首选药,与其他药物联合用于治疗幽门螺杆菌感染。

一、甲硝唑

(1)适应证:治疗肠道和肠外阿米巴病(如阿米巴肝脓肿、胸膜阿米巴病等)、阴道滴虫病、小袋虫病和皮肤利什曼病、麦地那龙线虫感染等,还广泛用于厌氧菌感染的治疗。

(2)用法用量:①静脉注射:厌氧菌感染,首次 15mg/kg,维持 7.5mg/kg,Q6~8h;②口服:肠道阿米巴病,一次 0.4~0.6g,Q8h;肠道外阿米巴病,一次 0.6~0.8g,Q8h。

(3)不良反应:① Stevens-Johnson 综合征、中毒性表皮坏死松解症;②白细胞减少、溶血性尿毒综合征;③无菌性脑膜炎、周围神经病变、惊厥、视神经障碍;④耳鸣、听力下降。

二、替硝唑

(1)适应证:脆弱拟杆菌属、消化球菌属、梭状芽孢杆菌属、梭形杆菌等所致的感染,如吸入性肺炎、肺脓肿等呼吸道感染,腹膜内感染,妇科感染,牙周炎、冠周炎等口腔感染等。

(2)用法用量:①口服给药:厌氧菌感染:一次 1g,Qd,首剂量加倍;阴道滴虫病、贾第虫病:单剂量 2g 顿服,间隔 3~5d 可重复一次;肠阿米巴病:一次 0.5g,Q12h;或一次 2g,Qd;肠外阿米巴病:一次 2g,Qd。②静脉给药:治疗厌氧菌引起的感染:每次 0.8g,Qd。

(3)不良反应:同甲硝唑。

三、奥硝唑

(1)适应证:①用于治疗由脆弱拟杆菌、狄氏拟杆菌、多形拟杆菌、普通拟杆菌、梭状芽孢杆菌、真杆菌、消化球菌和消化链球菌、幽门螺杆菌、黑色素拟杆菌、梭杆菌、牙龈类杆菌等敏感厌氧菌所引起的腹部感染、盆腔感染、口腔感染、外科感染、颅内感染等严重厌氧菌感染等;②治疗消化系统严重阿米巴虫病,如阿米巴痢疾、阿米巴肝脓肿等。

(2)用法用量:①静脉注射:厌氧细菌感染、阿米巴肝脓肿和严重阿米巴痢疾:起始剂量 0.5~1g,后 0.5g,Q12h;②口服:滴虫:单次服用 1.5g,Qd;或者,0.5g,Q12h;阿米巴病:1.5g,单剂;③贾第鞭毛虫病:单次服用 1.5g,持续 1~2 天。

(3)不良反应:同甲硝唑。

四、左旋奥硝唑

(1)适应证:用于治疗由敏感厌氧菌所引起的多种感染性疾病,包括:腹部感染、盆腔感染、口腔感染、外科感染、神经系统感染等。

(2)用法用量:①治疗厌氧菌引起的感染,成人起始剂量为 0.5~1g,静脉注射,然后静滴,0.5g,Q12h。如患者的症状改善,可以改为口服给药,0.5g,Q12h。②口服:治疗厌氧菌感染、毛滴虫病,一次 1.5g,每晚一次顿服。

(3)不良反应:同甲硝唑,神经系统不良反应较低。

第十一节 抗病毒类药物

抗病毒药的作用机制主要包括：①竞争细胞表面的受体，阻止病毒的吸附；②阻碍病毒穿入和脱壳，如金刚烷胺能抑制 A 型流感病毒的脱壳和病毒核酸到宿主胞质的转移而发挥作用；③阻碍病毒生物合成，如碘苷抑制胸腺嘧啶核苷合成酶，影响 DNA 合成等；④增强宿主抗病能力，如干扰素能激活宿主细胞的某些酶，降解病毒的 mRNA，抑制蛋白的合成、翻译和装配。

一、利巴韦林

(1)适应证：用于呼吸道合胞病毒引起的病毒性肺炎与支气管炎、皮肤疱疹病毒感染。

(2)用法用量：①成人一次 0.5g，静脉滴注，Q12h，每次滴注 20min 以上。②口服：用于病毒性呼吸道感染，一次 0.15g，Q8h；用于皮肤疱疹病毒感染，一次 0.3g，Q6~8h。

(3)不良反应：①严重抑郁症、自杀意念；②溶血性贫血；③胰腺炎。

二、阿昔洛韦

(1)适应证：①单纯疱疹病毒感染，用于生殖器疱疹病毒感染初发和复发病例；②带状疱疹；③免疫缺陷者水痘。

(2)用法用量：①生殖器疱疹初治和免疫缺陷者皮肤黏膜单纯疱疹，口服，成人常用量一次 0.2g，Q6h，或一次 0.4g，Q8h；复发性感染，一次 0.2g，Q6h；复发性感染的慢性抑制疗法,一次 0.2g,Q8h。带状疱疹,口服,成人常用量一次 0.8g,Q6h。②静脉滴注:重症生殖器疱疹初治,一次 5mg/kg,Q8h;免疫缺陷者皮肤黏膜单纯疱疹或严重带状疱疹,一次 5~10mg/kg,Q8h;单纯疱疹性脑炎,按体重一次 10mg/kg,Q8h。

(3)不良反应:血栓性血小板减少性紫癜、溶血性尿毒综合征、肾功能衰竭。

三、更昔洛韦

(1)适应证:①预防可能发生于有巨细胞病毒感染风险的器官移植受者的巨细胞病毒病;②治疗免疫功能缺陷患者发生巨细胞病毒性视网膜炎。

(2)用法用量:①治疗 CMV 视网膜炎,初始剂量 5mg/kg,Q12h,维持剂量 5mg/kg,Qd,每次滴注时间 1h 以上,或者 6mg/kg,Qd。②预防器官移植受者的巨细胞病毒病,初始剂量 5mg/kg,Q12h,维持剂量 5mg/kg,Qd。③口服:每次 1g,Q8h。

(3)不良反应:①心搏骤停、尖端扭转型室性心动过速;② Stevens-Johnson 综合征;③胰腺炎;④肝功能损伤;⑤横纹肌溶解症;⑥视网膜脱落;⑦肾功能损伤。

四、金刚烷胺

(1)适应证:用于治疗 A 型流感病毒所引起的呼吸道感染。

(2)用法用量:一次 0.2g,Qd;或一次 0.1g,Q12h。

(3)不良反应:①充血性心力衰竭;②粒细胞减少症;③神经阻滞剂恶性综合征,自杀倾向。

五、扎那米韦

(1)适应证:预防和治疗甲型及乙型流感,治疗应尽早开始,不应晚于感染初始症状出现后 48h。

(2)用法用量:Q12h,每次两吸(2×5mg),连续 5d,每天的总吸入剂量为 20mg。

(3)不良反应:心律失常、皮疹、癫痫发作、异常行为、谵妄、支气管痉挛、咽部水肿。

六、帕拉米韦

(1)适应证:主要用于流感病毒引起的普通流行性感冒、甲型流行性感冒,包括 H1N1、H7N9 及 H9N9 等系列病毒引起的流行感冒。可以用于奥司他韦不能控制的重症型流感。

(2)用法用量:静脉滴注,一般用量为 0.3g,单次静脉滴注,滴注时间不少于 30min。严重并发症的患者,可用 0.6g,单次静脉滴注,滴注时间不少于 40min。症状严重者,Qd,1~5d 连续重复给药。

(3)不良反应:休克、白细胞减少、急性重型肝炎、肝功能损害、黄疸、Stevens-Johnson 综合征、中毒性表皮坏死松解症、肾功能损害、血小板减少、神经精神症状(意识障碍、异常行为、谵妄、幻觉等)。

七、奥司他韦

(1)适应证:用于成人和 1 岁及以上儿童的甲型和乙型流感治疗。患者应在首次出现症状 48h 以内应用。

(2)用法用量:口服,成人和 13 岁以上青少年的推荐口服剂量是每次 75mg,Q12h,共 5d。

(3)不良反应:同帕拉米韦。

八、玛巴洛沙韦

(1)适应证:用于治疗甲型和乙型流感。

(2)用法用量:①体重 40~80kg,流感症状发作 48h 内单剂 40mg;②体重 ≥80kg,流感症状发作 48h 内单剂 80mg。

(3)不良反应：①多形性红斑、面部肿胀、荨麻疹；②结肠炎、舌头肿胀、呕吐；③过敏性休克、血管性水肿；④行为异常、谵妄、幻觉。

九、阿比朵尔

(1)适应证：治疗由 A、B 型流感病毒等引起的上呼吸道感染。

(2)用法用量：口服，一次 0.2g，Q8h，服用 5d。

(3)不良反应：恶心、腹泻、头晕和血清转氨酶增高。

（赵志刚　陈瑞玲　吴汀溪）

参考文献

［1］国家药典委员会.中华人民共和国药典临床用药须知 [M]. 2015 年版.北京：中国医药科技出版社，2017.

［2］中国国家处方集编委会.中国国家处方集（化学药品与生物制品卷)[M]. 2010 年版.北京：人民军医出版社，2010.

［3］IBM. Micromedex 临床及循证数据库.https://www.micromedexsolutions. com/.

第四章
急诊抗感染药物的应用原则

第一节　抗感染药物选择的原则

在急诊临床工作中,对感染性疾病选择合适的抗感染药物必须要有整体意识,既要考虑致病病原体的特点,也要考患者机体的基础状态与反应性,还要考虑抗感染药物的作用效力,即所谓的"菌有菌力,人有人道,药有药理"。宿主、病原体、抗感染药物三位一体,共同组成抗感染药物选择的"铁三角"关系(图 4-1)。

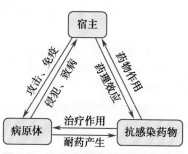

图 4-1　抗感染药物选择的三角关系

不同部位感染有其常见的病原谱,不同的病原体对宿主的致病机制有其相应的特点,而不同机体对不同病原体表现出不同的免疫反应。不同种类的抗感染药物发挥不同的抗微生物效果,而致病病原体在生存、进化过程中则对抗感染药物产生不同程度的耐药性。

　　抗感染药物进入机体后,除对致病病原体发挥杀灭或抑制的治疗效果,也可能对机体产生伴随的药物作用,同时机体也将发生相应的反应,即药理效应。本章重点阐述如何以此三角关系作为指导原则,选择合适的抗感染药物治疗急性感染性疾病。重点介绍药物代谢动力学(简称药动学,pharmacokinetics,PK)、药物效应动力学(简称药效学,pharmacodynamics,PD)、应用 PK/PD 选择抗感染药物的原则,以及在某些特殊情况下如何根据 PK/PD 特点调整抗感染药物。

第二节　抗感染药物的临床药物代谢动力学

　　药动学是研究药物在人体内变化规律的学科,主要研究内容包括药物在人体内吸收、分布、代谢和排泄的过程,以及药物在体内随时间变化的过程。前者主要描述药物在体内变化过程的一般特点,后者主要是根据动力学原理以数学方程式定量地描述。

一、常用的药代动力学参数

　　1. **生物利用度**(bioavailability,F)　指药物制剂吸收入血的程度和速度,通常以血药峰浓度和达峰时间表示吸收速度,以药时曲线下面积表示吸收程度。同一药物的口服或肌注等血管外给药方式吸收程度与血管内给药方式吸收程度的比值为该种药物的绝对生物利用度。

　　2. **血药峰浓度**(peak concentration,C_{max})　指给药后所能达到的最高血药浓度。

3. **达峰时间**(peak time，T_{max})　指给药后达到血药峰浓度所需的时间。

4. **药时曲线和药时曲线下面积**(area under curve，AUC)　药时曲线指药物浓度(纵坐标)对时间(横坐标)作图形成的曲线，该曲线下面积称为药时曲线下面积。药时曲线反映药物进入人体后其浓度随时间的变化，AUC 代表药物在血液中的相对量。

5. **半衰期**(half time，$t_{1/2}$)　指药物在体内吸收、分布和消除一半所需的时间，分别称之为吸收半衰期、分布半衰期和消除半衰期，临床上通常是指药物的消除半衰期。

6. **表观分布容积**(apparent volume of distribution，V_d)　是血药浓度与给药剂量或体内药量之间的一个比值，其本身无直接的生理意义，也与人体体液的真实容积无关。当药物的 $V_d > 1L/kg$ 时，药物的组织浓度高于血浆浓度；而当药物的 $V_d < 1L/kg$ 时，药物的组织浓度低于血浆浓度。

7. **清除率**(clearance，CL)　单位时间内从体内消除的药物表观分布容积，它能较半衰期更好地表现药物从机体清除的情况，包括肾清除率和肾外清除率，肾功能损害时某些经肾脏排泄的药物清除率明显降低，清除减慢。

二、抗感染药物的体内过程

抗感染药物在给药后在体内具有吸收、分布和排泄过程。进入血液循环的药物一部分与血浆蛋白结合，其余呈游离状态，只有游离状态的药物容易分布进入组织和体液并具有抗菌活性，结合的药物与游离的药物在体内呈动态平衡。药物在体内分布过程中及分布过后开始自体内清除，以药物原形或代谢物排出体外。

(一) 吸收

药物口服、肌注及其他血管外给药均有吸收过程，不同的抗感染药物其吸收程度和吸收速率各不相同。由于各类药物吸收过程存在差异,在治疗轻、中度感染时,可选用病原体对其敏感、容易吸收的抗感染药物经血管外给药;而在治疗重感染时则应选用静脉内给药,以避免各种因素对药物吸收的影响从而影响疗效。

(二) 分布

进入血液循环的药物迅速分布至组织和体液中,并到达感染部位。血供丰富的组织如肝脏、肾脏、肺脏中药物浓度较高,而血供差的部位如脑、骨、前列腺等组织中药物浓度较低,某些部位存在生理性屏障如血脑屏障也会影响药物在组织内的分布浓度。各类抗感染药物在组织、体液内的分布受到以下因素的影响:

1. **脂溶性** 脂溶性高的药物容易穿入细胞膜进入细胞内,而脂溶性低的药物则不易穿透生物膜。

2. **分子大小** 药物相对分子质量较大的药物不易分布至组织体液中,而相对分子质量较小的药物较易分布至组织或体液中。

3. **蛋白结合率** 蛋白结合率高的药物较蛋白结合率低的药物更难分布至组织与体液中。

4. **血脑屏障** 大多数抗感染药物在脑脊液中浓度低,但当脑膜存在炎症时部分药物在脑脊液中的浓度可达到有效杀菌或抑菌浓度。而苯唑西林、红霉素、克林霉素、两性霉素 B 等药物即使在脑膜有炎症时也不能有效穿透血脑屏障,因此如病情需要,此类药物治疗中枢神经系统感染时除全身用药外需加用鞘内注射以增加脑脊液中抗菌药物浓度。

(三) 代谢

部分抗感染药物在体内代谢,代谢产物可保持原有抗菌活性,或者抗菌活性减弱甚至消失。

(四) 排泄

大部分抗感染药物主要经肾脏排泄,部分药物由胆道系统排泄,并可形成肠肝循环。除了自胆汁排泄外,抗感染药物尚可分泌至唾液、泪液、支气管分泌物及乳汁等液体中。

1. **肾脏排泄**　抗感染药物经肾脏排泄,尿液中药物浓度高,能有效治疗泌尿系统感染。当患者肾功能减退时,主要经肾脏排泄的抗感染药物的清除半衰期延长,导致药物在体内积聚,血药浓度升高,此时应调整给药剂量以避免药物不良反应。

2. **肝胆系统排泄**　大环内酯类、林可霉素类、利福平、哌拉西林、头孢哌酮、头孢曲松、莫西沙星等药物主要或部分由肝胆系统排泄并形成肠肝循环,这些药物在胆汁内浓度较高,治疗胆道系统感染时应首选此类药物。

3. **粪便排泄**　除口服不吸收的抗感染药物(如万古霉素、庆大霉素)外,大多数抗感染药物的粪便浓度较尿液浓度低。

第三节　抗感染药物的
临床药物效应动力学

药物效应动力学是研究药物对机体的作用及作用机制,以阐明药物防治疾病规律的学科。

一、药物作用与药理效应

药物作用是药物对机体的初始作用,是动因。药理效应则是机体对药物反应的表现,是药物作用的结果。

二、治疗作用与不良反应

治疗作用也称疗效,是指药物作用的结果有利于改变患者的生理、生化功能或病理过程,使患病机体恢复正常。不良反应是指与用药目的无关、给患者带来不适或痛苦的反应,包括不良反应、毒性反应、后遗效应、停药反应、继发反应、变态反应、特异质反应等。

三、量效关系

在一定范围内,药物的剂量或浓度增加或减少时,药物的效应随之增强或减弱,这种药物剂量或浓度与效应之间的关系称为量效关系。在量效关系中有一个重要的概念即最小有效量或最低有效浓度,是指引起效应的最小药物剂量或最小药物浓度,亦称为阈剂量或阈浓度。

四、抗感染药物的药效学参数

(一) 最低抑菌浓度与最低杀菌浓度

最低抑菌浓度(minimal inhibition concentration,MIC)是指能够抑制病原体生长的最低有效浓度,是最常用的抗感染药物药效学指标。最低杀菌浓度(minimal bactericidal concentration,MBC)是指能够杀死病原体的最低有效浓度。

(二) 抗生素后效应(post antibiotic effect,PAE)

细菌在接触抗感染药物后,即使抗感染药物的药物浓度已经降低至最低抑菌浓度以下或消失,抗感染药物的抑菌作用依然维持一段时间的效应。

第四节 应用 PK/PD 原则
制定抗感染方案

通过 PK 可了解抗菌药物在人体各组织中的浓度高

低与持续时间,但 PK 参数与药效之间的关系并不确定;通过 PD 能了解某种抗感染药物对某种病原体的抗菌活性,但不能确定药效持续的长短以及是否有抗生素后效应。因此,只有将 PK/PD 结合,才能制定合理的抗感染治疗方案,达到最佳疗效。

一、应用 PK/PD 原则选择抗感染药物

抗感染药物的疗效取决于药物本身的特性、病原体的特点与药物在体内感染灶中是否能达到有效浓度,应用 PK/PD 原则选择合适的抗感染药物是优化临床疗效的基础。组织、体液(除血液外)药物浓度通常与血药浓度呈平行关系,因此在制定抗感染药物给药方案时,通常将血药浓度与 MIC 或 MBC 之间的关系作为主要依据。而抗感染药物在组织、体液中的浓度通常低于血药浓度,因此为确保感染部位的药物浓度达到有效抑菌或杀菌水平,血药浓度应达到 MIC 的若干倍。一般根据药敏试验中抗感染药物对病原体的 MIC 值结合药物在常用剂量时的血药浓度来判定细菌药敏试验的结果为敏感或耐药,从而指导临床选用合适的抗感染药物。

二、应用 PK/PD 原则制定给药方案

(一)根据抗感染药物 PK/PD 参数特点的抗感染药物分类

1. **浓度依赖性** 药物浓度越高,药物的抗菌活性越强,此类抗感染药物通常具有较长的抗生素后效应。氟喹诺酮类、氨基糖苷类、两性霉素 B、硝基咪唑类、达托霉素等抗感染药物属于此类。此类抗感染药物的 PK/PD 评价参数包括血药峰浓度与 MIC 的比值(C_{max}/MIC)和药时曲线下面积与 MIC 的比值(AUC/MIC)。

2. **时间依赖性** 虽然药物浓度在一定范围内与抗菌效果呈正相关,但部分药物在药物浓度达到 MIC 的

4~5 倍时抗菌活性已达到饱和状态,此时继续增加药物浓度其抗菌效果无改变;如抗感染药物不具有明显的抗生素后效应,则抗菌活性与药物浓度超过 MIC 的时间长短相关,药物浓度低于 MIC 时病原体可迅速重新生长繁殖。此类抗感染药物的效果取决于组织内药物浓度超过细菌 MIC 值的时间(T > MIC),称为时间依赖性药物。β- 内酰胺类,包括青霉素类、头孢菌素类、碳青霉烯类、氨曲南等均属时间依赖性抗感染药物。

3. 时间依赖性,但具有明显抗生素后效应　包括阿奇霉素、克拉霉素、克林霉素、四环素、万古霉素等糖肽类以及利奈唑胺等。此类抗感染药物的 PK/PD 评价参数主要是药时曲线下面积与 MIC 的比值(AUC/MIC)。

（二）根据 PK/PD 原则制定给药方案

1. 浓度依赖性抗感染药物　通常采用一日一次给药,若需要提高抗菌效果通常采用增加给药剂量来实现。同一种抗感染药物对不同的细菌或临床情形可能有不同的最佳疗效参数,例如:氟喹诺酮类对肺炎链球菌所导致的下呼吸道感染,AUC/MIC 达 25~63 即可获得良好的疗效,但治疗革兰氏阴性菌所导致的危重症感染,AUC/MIC 需达 100~125 或更高时方可获得良好的疗效。因此,在不同类型的感染性疾病中,同一种抗感染药物可能需要采用不同剂量来治疗。

2. 时间依赖性抗感染药物　为尽量延长 T > MIC,通常采用一日多次给药或延长输注时间。当 β- 内酰胺类药物体内药物浓度超过 MIC 的时间超过给药间期的 45%~50% 时,预期可达到 85% 以上的临床疗效;如 T > MIC 占给药间期的 60%~70% 时,则预期可获得最佳临床疗效。

（三）治疗药物监测与个体化给药

由于不同患者在生理、病理状态等方面存在个体差异,同一种抗感染药物的相同剂量和给药途径可能在不同患者中的血药浓度和临床疗效存在显著差异,因此基于治疗药物监测(therapeutic drug monitoring,TDM)的个体化给药是临床药理的重要课题。TDM 通过测定患者治疗用药的血液或其他体液浓度,根据药代学原理拟定最佳给药方案,包括药物剂量、给药间期和给药途径等,从而提高临床疗效并降低不良反应发生率,以达到安全而有效治疗的目的。

治疗药物监测的适应证:①治疗指数低、毒性大的药物;②某些具有非线性动力学特征的药物;③有肝脏、肾脏、心血管或胃肠道等脏器疾患的患者;④有可能发生药物毒性反应,或已经有药物毒性反应先兆的患者;⑤在常用剂量下治疗无反应的患者;⑥需长程治疗,而药物容易发生毒性反应者;⑦联合用药发生相互作用;⑧确定患者是否按医嘱服药;⑨提供治疗上的医学法律依据。

第五节 肝功能减退时
抗感染药物的应用

肝脏的功能十分复杂,许多抗感染药物经由肝脏发生生物转化、解毒或清除,因此肝功能受损时药物在体内的过程受到不同程度的影响。

一、肝功能减退时的药动学

肝脏具有强大的代偿能力,只有在肝功能严重受损时才会发生明显的药代学改变,肝功能减退影响药代学的主要机制为:

1. 肝实质明显损害,肝脏代谢和清除能力降低。

2. 肝硬化、门脉高压致侧支循环形成,部分药物经侧支循环绕过肝脏,减少药物经肝脏的代谢、解毒和排泄。

3. 肝病时药物分子与蛋白质的亲和力降低,同时白蛋白合成减少,从而使药物的游离部分增加。

4. 肝硬化大量腹水时细胞外液量显著增加,使药物的表观分布容积增大。

5. 肝硬化门脉高压时胃肠道淤血、水肿等因素能显著影响口服药物的吸收。

二、肝功能减退时抗感染药物的应用

肝病时抗感染药物的选用及其给药方案的制定应参考肝功能减退时对某种药物药动学的影响,同时考虑肝病时该类药物发生毒性反应的可能性。大致可分为以下几种情况:

1. 药物主要由肝脏清除,肝功能减退时药物清除明显减少,但并无明显毒性反应。因而此类药物在肝功能减退时仍可使用,但需谨慎,必要时减量。属于此类的抗感染药物包括大环内酯类、林可霉素和克林霉素。

2. 药物主要由肝脏清除,肝功能减退时药物清除明显减少,并且有一定毒性反应。此类药物在肝功能减退时应避免使用。属于此类的抗感染药物包括利福平、异烟肼、四环素类、磺胺类和咪康唑、两性霉素 B、红霉素酯化物等。

3. 药物经肝肾双通道清除,肝功能减退时药物清除减少,血药浓度升高;如同时有肾功能损害则血药浓度升高尤为明显。此类药物在严重肝病时需减量使用。属于此类的抗感染药物包括:

(1)酰脲类广谱青霉素,包括美洛西林、阿洛西林和哌拉西林;

(2)部分三代头孢菌素,包括头孢哌酮、头孢曲松、头

孢噻肟;

(3) 氨曲南;

(4) 氟喹诺酮类,其中环丙沙星仅在重度肝功能减退时清除减少,通常可正常剂量使用;莫西沙星在轻、中度肝功能减退时无需调整剂量,但在重度肝功能损害时应用尚无足够资料。

4. 药物主要由肾脏排泄,肝功能减退时无需调整剂量。属于此类的抗感染药物包括大部分青霉素、大部分头孢菌素、碳青霉烯类、氨基糖苷类、万古霉素、多黏菌素等。

第六节 肾功能减退时
抗感染药物的应用

肾功能减退时,主要经肾脏清除的抗感染药物及其代谢产物可在患者体内蓄积,从而导致毒副反应,一些有肾毒性的药物尤其容易发生此种情况。因此,在肾功能减退时,根据患者肾脏损害情况调整抗感染药物的给药方案尤其重要。

一、肾功能减退时的药动学

1. **对吸收过程的影响** 肾功能衰竭时药物的吸收速率以及吸收程度均可降低,口服与肌注途径给药时吸收均减少。因此,肾功能衰竭的患者发生感染时宜采用静脉给药。

2. **对分布过程的影响** 肾功能减退时药物的分布受水钠潴留、血浆白蛋白降低等因素影响,药物游离部分增多,表观分布容积增大,血药浓度一般较肾功能正常者略低。

3. **对代谢过程的影响**　肾功能减退时许多药物在体内的代谢过程尚不清楚，但部分药物的代谢产物因肾脏排泄减少而在体内蓄积，生物转化的结果往往导致药物的抗菌活性降低或消失而毒性增大。

4. **对排泄过程的影响**　肾功能减退时对抗感染药物在体内的清除过程影响最大，对主要由肾脏排泄的药物的影响尤为明显。肾清除速率的降低导致药物消除半衰期延长，使体内药物消除减慢、血药浓度升高；部分药物的毒性反应与血药浓度密切相关，此时应尤其重视肾功能不全患者给药方案的调整。

二、肾功能减退时抗感染药物的应用

1. **抗感染药物应用于肾功能减退患者时，需根据以下因素调整给药方案**

(1) 患者肾功能损害的程度；

(2) 抗感染药物对肾脏毒性的大小；

(3) 抗感染药物的药动学特点；

(4) 抗感染药物经血液透析或腹膜透析可清除的程度。

2. **肾功能减退时抗感染药物给药方案的调整策略**　肾功能损害时给药方案的调整可以降低剂量或延长给药间期，也可以两种调整方法相结合。而无论采用哪种方法，首次负荷剂量仍应按照正常治疗量给予。

给药方案调整的参考方法：

(1) 根据肌酐水平调整：即在肾功能轻、中、重度损害时将每日剂量分别调整为原剂量的 1/2~2/3、1/5~1/2、1/10~1/5。此种方法简单易行，但准确性较差。

(2) 根据内生肌酐清除率调整：此种方法在临床中应用最为广泛。

(3) 根据血药浓度检测结果制定个体化给药方案：对于毒性较大的抗感染药物如万古霉素、氨基糖苷类、氯霉素等可考虑采用此种方法。个体化给药方案的拟定可根据药物峰-谷浓度法调整。

3. **肾功能减退时抗感染药物的选用及剂量调整** 根据抗感染药物在体内代谢过程、排泄途径以及其毒性的大小，在肾功能减退时抗感染药物的选用有以下几种情况：

（1）药物主要由肝脏清除或肝肾双通道清除，可选用原治疗量或剂量略减。属于此类的抗感染药物包括：大环内酯类、酰脲类广谱青霉素、部分三代头孢菌素（包括头孢哌酮、头孢曲松、头孢噻肟）、部分氟喹诺酮类如莫西沙星及多数抗结核药等。

（2）药物主要经肾脏清除，但无明显肾毒性或仅有轻度肾毒性，此类药物肾功能减退患者可选用，但剂量需适当降低。属于此类的抗感染药物包括青霉素类和头孢菌素类的大部分品种、氟喹诺酮类的左氧氟沙星等。

（3）药物主要经肾脏清除，且有明显肾毒性，此类药物应避免应用，或确有应用适用证且无替代药物选择时考虑在 TDM 指导下减量应用。属于前者的抗感染药物包括四环素、呋喃类及萘啶酸等；属于后者的抗感染药物包括万古霉素、氨基糖苷类、多黏菌素等。

第七节 低白蛋白血症患者
抗感染治疗的个体化方案

抗感染药物经吸收进入血液循环后，部分药物与血清中的蛋白质（主要为白蛋白）结合，其余的药物呈游离状态存在，结合型与游离型的药物呈动态平衡。只有游离型的药物能分布至血管外腔室并发挥抗感染治疗效果，低蛋白血症存在的情况下抗感染药物的 PK/PD 将发生改变,从而影响抗感染药物的疗效。因此,对于重症患者在应用抗感染药物时应考虑低白蛋白血症的影响。低白蛋白血症发生的原因包括:合成减少;毛细血管渗漏增加;消耗、丢失增加等。

一、低白蛋白血症对药物 PK/PD 的影响因药物的理化性质而异

1. **药物的蛋白结合率**　不同药物与白蛋白的结合率相异,低白蛋白血症对蛋白结合率高的药物影响显然要高于蛋白结合率低的药物。常用抗感染药物的蛋白结合率见表 4-1。

表 4-1　常用抗感染药物的蛋白结合率

分类	高结合率（>70%）	中结合率（30%~70%）	低结合率（<30%）
β- 内酰胺类	苯唑西林(93%)、头孢唑林(75%~85%)、头孢西丁(80%~85%)、头孢曲松(85%~95%)、头孢哌酮(90%)	青霉素 G(65%)、哌拉西林(30%)、替卡西林(55%)、头孢呋辛(33%~50%)、头孢噻吩(55%~75%)、氨曲南(60%)	氨苄西林(15%~25%)、阿莫西林(17%~20%)、头孢他啶(17%)、头孢吡肟(16%~19%)、头孢匹罗(9%)
碳青霉烯类	厄他培南(85%~95%)、法罗培南(96%~99%)		亚胺培南(20%)、美罗培南(2%)
糖肽类	替考拉宁(90%~95%)	万古霉素(30%~60%)	
喹诺酮类		环丙沙星(20%~40%)、左氧氟沙星(50%)、莫西沙星(30%~50%)	

续表

分类	高结合率 （>70%）	中结合率 （30%~70%）	低结合率 （<30%）
大环内酯类	红霉素（73%~81%）	阿奇霉素（7%~51%）、克拉霉素（42%~50%）	
四环素类	米诺环素（75%）、多西环素（93%）、替加环素（71%~89%）		
其他	克林霉素（90%）、达托霉素（90%~93%）、磺胺异噁唑（92%）	利奈唑胺（31%）、磺胺甲噁唑（68%）、甲氧苄啶（45%）	阿米卡星（0~11%）、多黏菌素B（<10%）、甲硝唑（<20%）

2. **药物的水溶性/脂溶性** 药物分子结构决定其水溶性/脂溶性。水溶性高的药物 V_d 相对更小，细胞内穿透性更低，主要经由肾脏排泄；脂溶性高的药物 V_d 相对更大，细胞内穿透性更高，更多经由肝脏排泄。常见的水溶性抗感染药物包括 β-内酰胺类、氨基糖苷类、糖肽类、利奈唑胺等；常见的脂溶性抗感染药物包括氟喹诺酮类、大环内酯类、替加环素等。

二、低白蛋白血症对药物 PK/PD 影响的机制

1. **对药物分布阶段的影响** 低白蛋白血症时，游离型药物比例增加（尤其是蛋白结合率低的药物），游离型药物快速穿透血管壁进入血管外腔室，导致血管内腔室药物浓度降低，从而导致血药浓度降低，造成低剂量和亚临床治疗药物浓度。水溶性抗感染药物因表观分布容积更低，因而更容易受到细胞外容量的影响。

2. **对药物清除阶段的影响**　药物在体内主要经由肾脏或肝脏清除,而肾脏及肝脏只能清除游离型药物,因此低白蛋白血症时经由肾脏及肝脏清除的药物增加,同样导致血药浓度降低并造成低剂量或亚临床治疗药物浓度。

三、低白蛋白血症患者给药方案的优化

综上所述,对合并低白蛋白血症的患者进行抗感染药物治疗时,基于健康志愿者的临床试验数据而设定的推荐给药剂量往往难以达到理想的治疗效果,对于高蛋白结合率、水溶性抗感染药物尤甚。因此,在低白蛋白血症患者使用高蛋白结合率、水溶性抗感染药物时,推荐进行 TMD,有条件时可考虑进行游离型药物浓度监测。同时应根据抗感染药物 PK/PD 特点优化给药方案:对于时间依赖性抗感染药物考虑增加给药频次、延长静脉滴注时间或持续静脉滴注,以提高 T>MIC;对于浓度依赖性抗感染药物考虑增加每次给药剂量,以提高 C_{max}/MIC 和 AUC_{24}/MIC。根据现有的循证医学资料,合并低白蛋白血症时常用抗感染药物的经验性治疗可参照表 4-2 拟定优化治疗方案。

表 4-2　常用抗感染药物应用于低白蛋白血症患者推荐优化方案

种类	常规方案	推荐负荷剂量	推荐维持剂量
氨曲南	1g Q8h	2g Q8h×3d	增加输注频率(1g Q6h)
头孢曲松	1g 或 2g Qd	首剂 2g	增加输注频率(1g Q8h)
厄他培南	1g Qd	首剂 2g	增加输注频率(1g Q12h)

续表

种类	常规方案	推荐负荷剂量	推荐维持剂量
万古霉素	1g Q12h	首剂 20~30mg/kg	增加剂量(1.5g Q12h)或考虑连续输注(3g/24h),推荐进行 TDM
达托霉素	4~6mg/kg Qd	首剂 6~8mg/kg	6mg/kg Qd

第八节　肾脏清除率增加患者抗感染药物治疗的个体化方案

肾清除率增加(augmented renal clearance,ARC)是一个新概念,是指肾小球滤过率增加($>130\text{ml/min} \times 1.73\text{m}^2$)从而对循环溶质的清除能力增强的一种病理性状态,常见于急危重症患者。因为大部分抗感染药物主要经由肾脏排泄,而药物的肾脏清除率与肌酐清除率呈正相关,所以 ARC 发生时患者对抗感染药物清除增加,对重症患者应用抗感染药物时需要重视 ARC 发生的可能,并对治疗方案进行相应调整。

一、ARC 的发生机制、流行病学与高危因素

ARC 发生的机制(图 4-2)目前尚未完全阐明,较公认的解释为创伤、烧伤、感染、胰腺炎等应激反应可导致全身炎症反应(systemic inflammatory response syndrome,SIRS)。SIRS 可导致心输出量增加以及血管扩张,此外重症患者经常需接受液体复苏或血管活性药物的治疗,

在这些因素的作用下肾脏血流增加。在肾脏功能正常的患者中增加的肾脏血流可导致肾小球滤过率升高,最终导致 ARC 的发生。

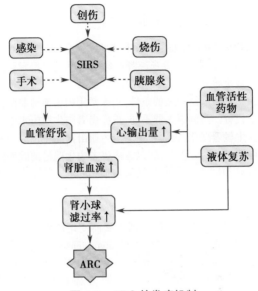

图 4-2　ARC 的发病机制

关于 ARC 的发生率不同研究之间的报道不一,可能与其受到的关注程度不同有关。有研究发现,在重症患者入住 ICU 时,ARC 的发生率为 17%,而到入住 ICU 达一周时 ARC 的发生率则高达 30% 以上;另有研究则报道,ARC 在 ICU 重症患者中整体发生率可高达 60%。随着 ARC 概念更加受到重视,后续的多中心、大样本量的流行病学调查可能将更明确地阐述 ARC 在重症患者中的实际发生率。

ARC 发生的常见高危因素包括创伤病因入院、年轻、男性以及相对更轻的病情严重程度,其他的高危因素包括初始血清肌酐水平低、未合并糖尿病、无需使用血管活性药物等。综合而言,在 ICU 患者中"更健康"的患者发生 ARC 的风险更高。

二、ARC 的识别与预测

鉴于 ARC 在重症患者中的高发生率,识别 ARC 的重点在于更早期的重视。肾小球滤过率是评价肾脏功能的最准确指标,但其检测的"金标准"——菊粉清除试验不具备广泛开展的条件,临床常用内生血清肌酐清除率代替。与健康人群不同,重症患者内生肌酐水平往往发生显著变化,因而常用的内生肌酐清除率估算公式均可能导致明显误差,所以重症患者内生肌酐清除率的计算必须同步测定血浆及尿液肌酐浓度,最好是收集 ≥8h 尿液以尽可能获得准确的测值。

相对而言,预测 ARC 的发生可能更加重要,因为重症患者的内环境稳态随病情发展而变化迅速。创伤重症患者 ARC 评分(ARC in trauma intensive care score,ARCTIC 评分)能更好地预测重症患者 ARC 的发生(表 4-3)。不同 ARCTIC 评分临界值对于 ARC 的预测表现总结见表 4-4。鉴于 ARCTIC 评分 ≥6 时的敏感性(0.843)与特异性(0.682),目前推荐将其作为调整药物治疗方案的临界值。

表 4-3 ARCTIC 评分

项目		评分
血清肌酐	<62μmol/L	3
性别	男	2
年龄	<56 岁	4
	56~75 岁	3

表 4-4 不同 ARCTIC 评分临界值
预测 ARC 的表现

ARCTIC 评分	敏感性	特异性	阳性预测值	阴性预测值
≥ 3	0.989	0.114	0.692	0.833
≥ 4	0.978	0.250	0.725	0.846
≥ 5	0.966	0.364	0.754	0.842
≥ 6	0.843	0.682	0.843	0.682
≥ 7	0.315	0.955	0.933	0.408
≥ 8	0.200	0.986	0.947	0.507

三、ARC 时抗感染药物给药方案的优化

ARC 时肾脏对血液中溶质的清除增加,因而抗感染药物经肾脏排泄增加,最终导致药物浓度降低、亚临床治疗药物浓度而造成治疗失败或细菌耐药。ARC 发生时需对抗感染药物治疗方案进行优化,常用的策略包括:①使用药物的最大允许剂量;②延长输注时间或持续静脉输注;③采用治疗药物监测;④改用非经肾脏清除药物。

根据是否存在 ARC 调整抗感染药物治疗方案的研究方兴未艾,表 4-5 为根据现有资料而推荐的部分抗感染药物的优化方案。

表 4-5 部分抗感染药物应用于
ARC 患者推荐优化方案

种类	常规方案	推荐优化方案
阿莫西林/克拉维酸钾	2g Q8h	增加输注频率(2g Q6h)

续表

种类	常规方案	推荐优化方案
头孢曲松	1g 或 2g Qd	增加剂量或输注频率(2g Q12h)
头孢噻肟	2g Q8h	增加输注频率(2g Q6h)
哌拉西林 / 他唑巴坦	4.5g Q8h	增加输注频率(4.5g Q6h)并考虑延长输注时间(≥ 4h)
头孢吡肟	1~2g Q12h	增加给药剂量并考虑连续输注(6g/24h)
头孢他啶	2g Q8h	考虑连续输注(6g/24h)
美罗培南	1g Q8h	增加给药剂量(2g Q8h)并考虑延长输注时间或连续输注
左氧氟沙星	0.5g Qd	增加给药剂量(0.75~1g Qd)
万古霉素	1g Q12h	首剂负荷 25~30mg/kg；维持剂量 45mg/kg Q8h；考虑连续输注；推荐行 TDM

（肖　兵　向旭东　曹　钰）

───── 参考文献 ─────

[1] TSAI D, LIPMAN J, ROBERTS J A. Pharmacokinetic/pharmacodynamic considerations for the optimization of antimicrobial delivery in the critically ill [J]. Curr Opin Crit Care, 2015, 21 (5): 412-420.

［2］ CHEN I H, NICOLAU D P. Augmented Renal Clearance and How to Augment Antibiotic Dosing [J]. Antibiotics, 2020, 9 (7): 393.

［3］ ABDUL-AZIZ M H, ALFFENAAR J W, BASSETTI M, et al. Antimicrobial therapeutic drug monitoring in critically ill adult patients: a Position Paper [J]. Intensive Care Med, 2020, 46 (6): 1127-1153.

第五章
急诊常见感染性疾病的经验性治疗

第一节　急诊常见呼吸系统感染性疾病

一、社区获得性肺炎

社区获得性肺炎(community-acquired pneumonia,CAP)是急诊常见的感染性疾病,大部分 CAP 患者在急诊进行初始诊断和治疗。CAP 病原体多种多样,病情严重程度不一。急诊 CAP 的诊治,需在充分评估患者病情后对患者进行危险分层,选择适当的治疗场所并及时准确开始初始经验性治疗。

（一）定义

CAP 是指在医院外罹患的感染性肺实质炎症,包括具有明确潜伏期的病原体感染在入院后于潜伏期内(48h)发病的肺炎。

（二）临床诊断及病情严重程度评估

1. 临床诊断标准

(1)社区发病。

(2)临床表现:①新近出现的咳嗽、咳痰或原有呼吸道疾病症状加重,伴或不伴脓性、胸痛、呼吸困难及咯血;②发热;③肺实变体征和/或湿性啰音;④外周血白细胞 $>10 \times 10^9$/L 或 $<4 \times 10^9$/L,伴或不伴细胞核左移。

(3)胸部影像学检查显示新出现的斑片状浸润影、叶或段实变影、磨玻璃影或间质性改变,伴或不伴胸腔积液。

符合(1)、(3)及(2)中任意一项,并除外肺结核、肺部肿瘤、非感染性肺间质性疾病、肺水肿、肺不张、肺栓塞、肺嗜酸性粒细胞浸润症及肺血管炎等疾病后,可建立临床诊断。

2. 病情严重程度评估 CAP病情严重程度评估对于选择适当的治疗场所、制定经验性抗感染治疗方案和判断预后具有重要意义。以下是我国急诊CAP专家诊治共识中重症CAP的判定标准。满足以下两条主要标准之一:①气管插管机械通气;②感染性休克,须使用血管活性药物。或者满足以下次要标准之中的3项:①呼吸频率≥30次/min;② $PaO_2/FiO_2 < 250$;③多叶、段性肺炎;④意识障碍/定向障碍;⑤氮质血症(BUN≥7mmol/L);⑥白细胞减少(WBC≤4×10⁹/L);⑦血小板减少症(PLT≤100×10⁹/L);⑧低体温(中心体温<36℃);⑨低血压、需积极的液体复苏。对于需要升压药的低血压患者或需要机械通气的呼吸衰竭患者,建议直接入住ICU。对于不需要升压药或机械通气的患者,请结合上述重症肺炎的诊断标准及临床具体情况进行判断。临床上也可采用CURB-65(C:意识障碍,U:尿素氮,R:呼吸频率,B:血压,65:年龄≥65岁)和肺炎严重指数(pneumonia severity index,PSI)评分标准进行评估(表5-1)。

评分系统各具特点,医生需结合患者具体情况,动态观察病情变化。对于流感病毒肺炎,CURB-65和PSI评分易低估其严重程度和死亡风险,临床可结合患者氧合指数和外周血淋巴细胞绝对值进行评估。

(三)病原学特点

1. 病原体组成 肺炎支原体和肺炎链球菌是我国成人CAP的重要病原体,其他常见病原体包括流感嗜血杆菌、卡他莫拉菌、肺炎衣原体、肺炎克雷伯菌及金黄

表 5-1 常用 CAP 病情严重程度评分系统及其特点

评分系统	预测指标和计算方法	风险评估	推荐
CURB-65 评分	共 5 项指标，满足 1 项得 1 分： 1) 意识障碍； 2) 血尿素氮 >7mmol/L； 3) 呼吸频率 ≥30 次 /min； 4) 收缩压 <90mmHg 或舒张压 ≤60mmHg； 5) 年龄 ≥65 岁；	低危：0~1 分，门诊治疗； 中危：2 分，住院或严格随访院外治疗； 高危：3~5 分，住院治疗	简洁，敏感性高，易于操作
PSI 评分	年龄加所有危险因素得分总和（女性减去 10 分）： 1) 居住养老院 10 分； 2) 基础疾病：肿瘤 30 分，肝病 20 分，充血性心力衰竭 10 分，脑血管病 10 分，肾病 10 分； 3) 体征：意识状态改变（20 分），呼吸频率 ≥30 次 /min（20 分），收缩压 <90mmHg（20 分），体温 <35℃ 或 ≥40℃（15 分），脉搏 ≥125 次 /min（10 分）； 4) 实验室检查：动脉血气 pH<7.35（30 分），血尿素氮 ≥11mmol/L（20 分），血钠 <130mmol/L（20 分），血糖 ≥14mmol/L（10 分），血细胞比容 <30%（10 分），PO_2<60mmHg 或指氧饱和度 <90%（10 分）； 5) 胸部影像：胸腔积液 10 分	低危：I 级（≤50 分），II 级（51~70 分），III 级（71~90 分），普通病房治疗； 中危：IV 级（91~130 分），监护室治疗； 高危：V 级（>130 分），监护室治疗	判断患者是否需要住院的敏感性和特异性高，评分系统复杂

色葡萄球菌,但铜绿假单胞菌、鲍曼不动杆菌少见。对于高龄或存在基础疾病的患者(如充血性心力衰竭、心脑血管疾病、慢性呼吸系统疾病、肾功能衰竭、糖尿病等),要考虑肠杆菌科细菌感染的可能,如肺炎克雷伯菌和大肠埃希菌。

随着病毒检测技术的发展,呼吸道病毒在 CAP 病原学的地位日益受到重视。我国成人 CAP 患者中病毒检出率为 15.0%~34.9%,流感病毒最为常见,其他病毒包括副流感病毒、鼻病毒、腺病毒及呼吸道合胞病毒等。部分患者可合并细菌或非典型病原体混合感染。

2. 主要病原体耐药特性　我国成人 CAP 患者中肺炎链球菌对于大环内酯类药物的耐药率高。近年,国内 2 项城市三级医院的多中心研究结果显示,肺炎链球菌对阿奇霉素的耐药率达 88.1%~91.3%,对克拉霉素的耐药率达 88.2%。此外,肺炎链球菌对口服青霉素的耐药率达 24.5%~36.5%,对二代头孢菌素的耐药率达 39.9%~50.7%,但对注射用青霉素和三代头孢的耐药率较低,分别为 1.9% 和 13.4%。

我国成人 CAP 患者中分离出的肺炎支原体对于大环内酯类药物的耐药率高,对红霉素和阿奇霉素的耐药率分别为 58.9%~71.7% 和 54.9%~60.4%,而耐药支原体感染可使患者发热时间和抗感染疗程延长。肺炎支原体对多西环素或米诺环素、喹诺酮类抗菌药物敏感。

(四)病原体推测与诊断

在确立 CAP 的临床诊断后,可根据患者临床表现、基础疾病状态、年龄、季节及治疗场所等情况推测可能的病原体和耐药风险。对于部分患者需积极完善病原学检测,获取病原学证据及病原体的药敏结果以指导针对性抗感染治疗。

1. 不同临床表现 CAP 患者病原学特点见表 5-2。

表 5-2 不同临床表现 CAP 患者病原学特点

临床表现	可能病原体
急性起病,高热,可伴有寒战,脓痰、褐色痰或血痰,胸痛,外周血白细胞明显升高,CRP 升高,肺部实变体征和 / 或湿性啰音,影像学可表现为肺泡浸润或实变呈叶段分布	细菌
年龄<60 岁,基础疾病少,持续咳嗽,无痰或痰涂片检查未发现细菌,肺部体征少,外周血白细胞<10×10^9/L,影像学可表现为上肺野和双肺病灶,小叶中心性结节、树芽征、磨玻璃影以及支气管壁增厚,病情进展可呈实变	支原体、衣原体
多数具有季节性,可有流行病学接触史或群聚性发病,急性上呼吸道感染,肌痛,外周血白细胞正常或减低,PCT<0.1μg/L,抗菌药物治疗无效,影像学表现为双侧、多叶间质性渗出,磨玻璃影,可伴有实变	病毒

2. 合并不同基础疾病 CAP 患者病原学特点见表 5-3。

表 5-3 合并不同基础疾病 CAP 患者病原学特点

合并基础疾病状况	常见病原体
支气管扩张合并感染	铜绿假单胞菌、金黄色葡萄球菌、流感嗜血杆菌
慢性阻塞性肺疾病	流感嗜血杆菌、肺炎链球菌、卡他莫拉菌
误吸	混合感染,革兰氏阴性肠杆菌、口腔厌氧菌
肺脓肿	金黄色葡萄球菌、口腔厌氧菌、结核分枝杆菌
流感后	肺炎链球菌、流感嗜血杆菌、金黄色葡萄球菌

3. **不同年龄 CAP 患者病原学特点**　不同年龄 CAP 患者的主要病原学特点有所不同。病毒是婴幼儿 CAP 常见病原体，也是儿童 CAP 患者区别于成人的重要特征；非典型病原体也是儿童 CAP 的重要病原体，较成人 CAP 患者比例高，其他常见的细菌病原体以肺炎链球菌、流感嗜血杆菌、大肠埃希菌等为主；成人 CAP 主要病原体以非典型病原体、肺炎链球菌和混合感染为主；老年(≥65 岁)CAP 主要病原体以肺炎链球菌、肠杆菌科细菌、非典型病原体、病毒等为主。

4. **不同季节 CAP 患者病原学特点**　部分病原体的分布与季节有着密切的关系。肺炎链球菌、流感嗜血杆菌、流感病毒所致 CAP 在冬季高发，肺炎衣原体与军团菌属散发感染无明显季节性差异，但军团菌属的暴发流行常在夏季，肺炎支原体一般秋冬季节高发。肺炎支原体流行性较明显，约 3~6 年流行 1 次，流行年份的发病率约是非流行年份发病率的数倍。

5. 不同严重程度 CAP 患者病原学特点见表 5-4。

表 5-4　不同严重程度 CAP 患者病原学特点

患者分类	常见病原体
无基础疾病的急诊患者	肺炎链球菌、肺炎支原体、流感嗜血杆菌、肺炎衣原体、呼吸道病毒等
有基础疾病急诊患者和住院患者(非重症监护病房)	肺炎链球菌、肠杆菌科细菌、流感嗜血杆菌、金黄色葡萄球菌、卡他莫拉菌、肺炎支原体、肺炎衣原体、军团菌、呼吸道病毒、混合感染等
重症监护病房患者	肺炎链球菌、金黄色葡萄球菌、军团菌、肠杆菌科细菌、流感嗜血杆菌、铜绿假单胞菌(具备相应危险因素)

6. **病原学诊断**　在门急诊接受治疗的轻症 CAP 患

者一般不必常规进行病原学筛查。但是在以下特定临床情况下需进行病原学检查：①群聚性发病；②初始经验性治疗无效；③重症 CAP，尤其在气管插管的情况下；④特殊影像学表现（坏死性肺炎或合并空洞、合并胸腔积液、双肺多叶病灶）；⑤合并基础疾病（结构性肺疾病、免疫缺陷）；⑥发病前 2 周内外出旅居史；⑦正在经验性治疗 MRSA 或铜绿假单胞菌，先前曾感染过 MRSA 或铜绿假单胞菌、在过去 90d 内（无论是否在住院期间）接受过胃肠外抗感染药物治疗。病原学检查项目和方法的选择应综合考虑患者的年龄、基础疾病、免疫状态、临床特点、病情严重程度以及先期的抗感染治疗情况等因素。

（五）经验性抗感染治疗

1. **经验性抗感染药物选择**　在确立 CAP 临床诊断并合理完善病原学检查后，需要根据患者年龄、基础疾病、临床特点、实验室及影像学检查、疾病严重程度、肝肾功能、既往用药和药物敏感性情况分析最有可能的病原并评估耐药风险，选择恰当的抗感染药物和给药方案，及时实施初始经验性抗感染治疗（表 5-5）。值得注意的是，不同国家、不同地区、不同医院的病原流行病学分布和抗菌耐药率可能并不一致，表 5-5 中所列的所有抗感染药物选择方案仅为原则性建议，需结合患者所在地区具体情况进行选择。

2. **抗感染初始治疗有效的定义和处理**　初始治疗有效的定义：经治疗后达到临床稳定，可以认定为初始治疗有效。临床稳定标准需符合下列所有 5 项指标：①体温 ≤37.8℃；②心率 ≤100 次/min；③呼吸频率 ≤24 次/min；④收缩压 ≥90mmHg；⑤氧饱和度 ≥90%（或者动脉氧分压 ≥60mmHg，吸空气条件下）。初始治疗有效的处理：①经初始治疗后症状明显改善者可继续原有抗感染药物治疗；②对达到临床稳定且能接受口服药物治疗的患者，改用同类或抗菌谱相近、对致病菌敏感的口

表 5-5　CAP 初始经验性抗感染药物选择参考

不同人群	常见病原体	抗感染药物选择	备注
急诊流水治疗（推荐口服给药）			
无基础疾病青壮年	肺炎链球菌、肺炎支原体、流感嗜血杆菌、肺炎衣原体、流感病毒、腺病毒、卡他莫拉菌	①氨基青霉素、青霉素类/酶抑制剂复合物；②一代/二代头孢菌素；③多西环素或米诺环素；④呼吸喹诺酮类；⑤大环内酯类	①根据临床特征鉴别细菌性肺炎、支原体或衣原体肺炎和病毒性肺炎；②门急诊轻症支原体、衣原体和病毒性肺炎多有自限性
有基础疾病或老年人（年龄≥65岁）	肺炎链球菌、流感嗜血杆菌、肺炎克雷伯菌等肠杆菌科细菌、肺炎衣原体、流感病毒、呼吸道合胞病毒、卡他莫拉菌	①青霉素类/酶抑制剂复合物；②二代、三代头孢菌素；③呼吸喹诺酮类；④青霉素类/酶抑制剂复合物、二代、三代头孢菌素联合多西环素、米诺环素或大环内酯类	年龄≥65岁、存在基础疾病（慢性心脏、肺、肝、肾疾病及糖尿病、免疫抑制）、酗酒、3个月内接受β-内酰胺类药物治疗是耐药肺炎链球菌感染的危险因素。不宜单用多西环素、米诺环素或大环内酯类药物

续表

不同人群	常见病原体	抗感染药物选择	备注
需急诊留观治疗,但不必收住 EICU（可选择静脉或口服给药）			
无基础疾病青壮年	肺炎链球菌、流感嗜血杆菌、卡他莫拉菌、金黄色葡萄球菌、肺炎支原体、肺炎衣原体、流感病毒、腺病毒、其他呼吸道病毒	①氨基青霉素、青霉素类/酶抑制剂复合物;②二代、三代头孢菌素、头孢烯类;③上述药物联合多西环素、米诺环素或大环内酯类;④呼吸喹诺酮类;⑤大环内酯类	疑似非典型病原体感染首选多西环素、米诺环素或呼吸喹诺酮,在病原体耐药率较低地区可选择大环内酯类
有基础疾病或老年人(年龄≥65岁)	肺炎链球菌、流感嗜血杆菌、肺炎克雷伯菌等肠杆菌科细菌、流感病毒、呼吸道合胞病毒、卡他莫拉菌、厌氧菌、军团菌	①青霉素类/酶抑制剂复合物;②三代头孢菌素或其酶抑制剂复合物、头霉素类、氧头孢烯类、厄他培南等碳青霉烯类;③上述药物单用或联合大环内酯类;④呼吸喹诺酮类	①有基础疾病和老年患者要考虑肠杆菌科细菌感染的可能,并需要进一步评估产 ESBLs 肠杆菌科细菌感染的风险;②老年患者需关注吸入风险因素

续表

不同人群	常见病原体	抗感染药物选择	备注
需入住 EICU（推荐静脉给药）			
无基础疾病青壮年	肺炎链球菌、金黄色葡萄球菌、流感病毒、腺病毒、军团菌	①青霉素类/酶抑制剂复合物、三代头孢菌素、头霉素类、氧头孢烯类、厄他培南联合大环内酯类；②呼吸喹诺酮类	①肺炎链球菌感染最常见，其他要考虑的病原体包括金黄色葡萄球菌、军团菌属、流感病毒等；②流感流行季节注意流感病毒感染，并注意继发金黄色葡萄球菌感染，必要时联合治疗 MRSA 肺炎的药物
有基础疾病或老年人（年龄≥65岁）	肺炎链球菌、军团菌、肺炎克雷伯菌等肠杆菌科细菌、金黄色葡萄球菌、厌氧菌、流感病毒、呼吸道合胞病毒	①青霉素类/酶抑制剂复合物或其他三代头孢菌素或其酶抑制剂复合物、碳青霉烯类联合大环内酯类；②青霉素类/酶抑制剂复合物、三代头孢菌素或其酶抑制剂复合物、碳青霉烯类联合呼吸喹诺酮类	①评估产 ESBLs 肠杆菌科细菌感染的风险；②关注吸入风险因素及相关病原菌的药物覆盖

续表

不同人群	常见病原体	抗感染药物选择	备注
有铜绿假单胞菌感染危险因素的CAP,需住院或入住ICU成人	铜绿假单胞菌,肺炎链球菌,军团菌,肺炎克雷伯菌等肠杆菌科细菌,金黄色葡萄球菌,厌氧菌,流感病毒,呼吸道合胞病毒	①具有抗假单胞菌活性的β-内酰胺类;②具有抗假单胞菌活性的喹诺酮类;③具有抗假单胞菌活性的β-内酰胺类联合具有抗假单胞菌活性的喹诺酮类或氨基糖苷类;④具有抗假单胞菌活性的β-内酰胺类、氨基糖苷类、喹诺酮类三药联合	①危险因素包括:气道铜绿假单胞菌定植;因慢性气道疾病反复使用抗菌药物或糖皮质激素。②重症患者或明确耐药患者推荐联合用药

服制剂进行序贯治疗。

3. 抗感染药物疗程　CAP 经验性抗感染治疗建议在诊断确立后尽早启动,以提高治疗效果,改善临床预后。抗感染治疗一般可于热退 2~3d 且主要呼吸道症状明显改善后停药,但疗程应视病情严重程度、缓解速度、并发症以及不同病原体而异,不必以肺部阴影吸收程度作为停用抗菌药物指征。通常轻、中度 CAP 患者疗程 5~7d,重症以及伴有肺外并发症的患者可适当延长抗感染疗程。非典型病原体治疗反应较慢者疗程延长至 10~14d。金黄色葡萄球菌、铜绿假单胞菌、克雷伯菌属或厌氧菌等病原菌容易导致肺组织坏死,其抗菌药物疗程可延长至 14~21d。对于症状在 5~7d 内缓解的成人 CAP 患者,建议不必常规复查胸部影像学。

(六) 特殊病原体 CAP 的抗感染治疗

1. 病毒性肺炎　呼吸道病毒可以是 CAP 的直接病原体,也可以使患者易于继发肺炎链球菌、流感嗜血杆菌、金黄色葡萄球菌等细菌性肺炎。常见的呼吸道病毒有流感病毒、副流感病毒、鼻病毒、腺病毒、人偏肺病毒及呼吸道合胞病毒等。2009 年以来,新型 H1N1 流感病毒已经成为季节性流感的主要病毒株,与季节性病毒株 H3N2 共同流行。近年来,我国亦有人感染禽流感(H5N1、H7N9 和 H10N8)病例。2003 年以来冠状病毒先后引起 3 次暴发流行:严重急性呼吸综合征(severe acute respiratory syndrome,SARS)、中东呼吸系统综合征(Middle East respiratory syndrome,MERS)以及 2019 年 12 月出现的新型冠状病毒(Corona virus disease 2019,COVID-19)肺炎。结合流行病学(如流行季节、群聚性发病和疫区旅居史)和临床特征早期诊断、早期抗病毒(48h 内)及合理的对症支持治疗是降低病死率的关键手段。主要呼吸道病毒性肺炎的流行病学、临床特征及治疗推荐见表 5-6。

表 5-6 主要呼吸道病毒性肺炎的流行病学及临床特征

呼吸道病毒	流行病学要点	临床特征	影像学特征	抗病毒治疗
H1N1流感病毒、H3N2流感病毒	流行季节北方为11月底至次年2月底,南方另一个高峰为5~8月;流感大流行可发生在任何季节;高危人群包括老年(年龄≥65岁)、基础疾病、肥胖、免疫功能抑制、妊娠中期以上孕妇等。经空气、飞沫和直接接触传播,潜伏期一般为1~7d,多为2~4d	发热、咳嗽,淋巴细胞正常或减低,白细胞正常或减低,CRP<20mg/L,肌酸激酶或乳酸脱氢酶可有升高,部分患者进展迅速,可出现持续高热,严重呼吸困难和顽固性低氧血症	重症患者双肺磨玻璃影或斑片结节状浸润影,可伴有实变	奥司他韦、扎那米韦、帕拉米韦
人感染禽流感病毒	人对禽流感病毒缺乏免疫力,与不明原因病死家禽、活禽市场或禽流感确诊患者密切接触者为高暴露人群。主要经接触病死禽及其污染的物品和环境传播,H5N1存在少数非持续的人间传播。潜伏期一般在7d以内	与流感病毒肺炎相似,但白细胞、淋巴细胞减低或血小板减低更为多见,合并转氨酶、乳酸脱氢酶及肌酸激酶升高更明显。H7N9感染患者咯血及凝血功能异常更常见	与流感病毒肺炎相似	与流感病毒肺炎相同

续表

呼吸道病毒	流行病学要点	临床特征	影像学特征	抗病毒治疗
腺病毒	流行季节为每年2~5月，无基础疾病的青壮年多见。潜伏期3~8d。HAdV-55、HAdV-11、HAdV-7为较常见的血清型	与流感病毒肺炎相似，在免疫正常人群中更常见于青壮年	重症者以肺实变为主，可伴有磨玻璃和斑片影，可为单侧或双侧多叶	西多福韦
呼吸道合胞病毒	是婴幼儿下呼吸道感染最重要的病原体，在成人中多见于高龄、有心肺基础疾病、免疫抑制者。潜伏期4~5d	与流感病毒肺炎相似	特征性表现为结节影、树芽征伴支气管壁增厚	利巴韦林静脉或口服(不常规推荐)
SARS冠状病毒	人群普遍易感，但儿童感染率较低。最主要传染源是SARS患者。一般情况下传染性随病程而逐渐增强，在发病的第2周最具传播力。主要传播途径为经呼吸道飞沫传播、气溶胶传播和接触传播	以发热、乏力、头痛、肌肉关节酸痛等全身症状和干咳、胸闷、呼吸困难等呼吸道症状为主要表现，部分病例可有腹泻等消化道症状。实验室检查外周血白细胞计数正常或降低；抗菌药物治疗无效是其重要特征。重症病例表现为明显的呼吸困难并可发展成为ARDS	基本影像学表现为磨玻璃密度影，在发病初期、进展期、恢复期，呈现不同的影像学特点	目前尚未发现特异性药物

续表

呼吸道病毒	流行病学要点	临床特征	影像学特征	抗病毒治疗
MERS 冠状病毒	人群普遍易感，需特别注意有沙特阿拉伯、阿联酋等疫区工作或旅游史，或与确诊患者有密切接触史者。潜伏期 2~14d	发热伴畏寒、寒战、咳嗽、气短、肌肉酸痛；腹泻、恶心呕吐、腹痛等胃肠道症状较为常见；部分患者伴有血小板、淋巴细胞减少；乳酸脱氢酶及肌酐升高	以双侧胸膜下和基底部肺组织受累为主的广泛磨玻璃影，可伴有实变影，亦可有胸腔积液、小叶间隔增厚等表现	利巴韦林联合干扰素
COVID-19	人群普遍易感。传染源主要是新型冠状病毒感染的患者。无症状感染者也可成为传染源。主要传播途径为经呼吸道飞沫和密切接触传播。在相对封闭的环境中长时间暴露于高浓度气溶胶情况下存在经气溶胶传播的可能。由于粪便和尿中可分离到新型冠状病毒，应注意粪便及尿对环境污染造成气溶胶或接触传播。潜伏期为 1~14d，多为 3~7d	以发热、干咳、乏力为主要表现，少数患者伴有鼻塞、流涕、咽痛、肌痛和腹泻等症状。轻型患者仅表现为低热、轻微乏力等，无肺炎表现。重症患者多在发病 1 周后出现呼吸困难和 / 或低氧血症，严重者进展为 ARDS、脓毒症休克、难以纠正的代谢性酸中毒和出凝血功能障碍及 MODF	早期呈现多发小斑片影及间质改变，以肺外带明显。进而发展为双肺多发磨玻璃影、浸润影，严重者可出现肺实变，胸腔积液少见	目前尚未发现特异性药物

2. **肺炎支原体肺炎** 肺炎支原体已经超过肺炎链球菌,成为成人 CAP 的首要病原体。肺炎支原体肺炎在我国秋冬季发病率较高,可能与秋冬季室内活动增多、空气流通差及人员接触密切有关。肺炎支原体肺炎可发生于任何年龄,但在青壮年、无基础疾病的 CAP 患者中所占比例较高。

肺炎支原体肺炎发病形式多样,多数患者仅以低热、疲乏为主,部分患者可出现突发高热并伴有明显的头痛、肌痛及恶心等全身中毒症状。呼吸道症状以干咳最为突出,常持续 4 周以上,多伴有明显的咽痛,偶有胸痛、痰中带血。呼吸道以外的症状中,以耳痛、麻疹样或猩红热样皮疹较多见。阳性体征以显著的咽部充血和耳鼓膜充血较多见,少数患者可有颈部淋巴结肿大。肺部常无阳性体征,少数患者可闻及干湿性啰音。外周血白细胞总数和中性粒细胞比例一般正常,部分患者可升高。肺部阳性体征少而影像学表现明显是支原体肺炎的一个重要特点。病变多为边缘模糊、密度较低的云雾样片状浸润影,从肺门向外周肺野放射,肺实质受累时也可呈大片实变影。部分病例表现为段性分布或双肺弥漫分布的网状及结节状间质浸润影。与普通细菌性肺炎通常表现为下肺单一的实变影或片状浸润影相比,肺炎支原体肺炎累及上肺者或同时累及双肺者更多,且吸收较慢,即使经过有效治疗,也需要 2~3 周才能吸收,部分患者甚至延迟更长时间才能完全吸收。

肺炎支原体肺炎抗感染治疗可选用大环内酯类、呼吸喹诺酮类(左氧氟沙星、莫西沙星、吉米沙星、西他沙星)及四环素类(多西环素、米诺环素)等药物。近年来,肺炎支原体对大环内酯类药物的耐药形势严峻,但呼吸喹诺酮类和四环素类药物对肺炎支原体保持了良好的体外抗菌活性。临床工作中对于大环内酯类药物治疗72h 仍无明显改善的成人患者,应考虑大环内酯类药物耐药菌株感染的可能,可换用呼吸喹诺酮类或四环素类药物。抗感染药物治疗的疗程通常为 10~14d,部分难治性病例的疗程可延长至 3 周左右,但不宜将肺部阴影完全吸收作为停药指征。

3. **军团菌肺炎**　军团菌是重症 CAP 的第二位病原菌,在我国成人 CAP 中所占比例为 5%。军团菌肺炎常迅速进展为重症。近一半住院患者需入住 ICU,病死率达 5%~30%。易感因素包括:老年、男性及吸烟者、伴有慢性心肺基础疾病、糖尿病、恶性肿瘤、免疫抑制等。流行病学史包括接触被污染的空调或空调冷却塔以及被污染的饮用水、温泉洗浴、园艺工作、管道修理、军团菌疫源地旅居史等。

军团菌肺炎起病初期常表现为倦怠感、头痛、肌肉疼痛、干咳,经过 2~10d 的潜伏期后,多会出现寒战、高热,并逐渐有痰产生,伴呼吸困难症状进行性加重。成人 CAP 患者出现相对缓脉的发热、急性发作性头痛、非药物引发的意识障碍或嗜睡、腹泻、休克、急性肝肾功能损伤、低钠血症、低磷血症、乳酸脱氢酶升高、对 β- 内酰胺类药物治疗无效时,应考虑军团菌肺炎的可能。军团菌肺炎的胸部影像相对特异性的表现是磨玻璃影中混杂着边缘相对清晰的实变影。患者肺部浸润影通常吸收缓慢,完全吸收需要数周甚至数月。有时虽然临床症状改善,影像学表现在短时间(1 周)内仍有进展。

对于免疫功能正常的轻、中度军团菌肺炎患者,经验性抗感染治疗可选用大环内酯类、呼吸喹诺酮类或多西环素单药治疗。对于免疫功能低下、单药治疗失败、重症病例,可采用喹诺酮类药物联合大环内酯类药物或者多西环素治疗。当喹诺酮类药物联合大环内酯类药物治疗时,易引起 QT 间期延长,应密切监测,警惕恶性室性心律失常的风险。

4. 社区获得性耐甲氧西林金黄色葡萄球菌(CA-MRSA)肺炎 CA-MRSA 肺炎的易感人群包括与 MRSA 感染者或携带者密切接触者、流感病毒感染者、监狱服刑人员、竞技类体育运动员、近期服兵役人员、男性同性恋者、静脉吸毒人员、蒸汽浴使用者及有前期使用过抗菌药物者。

CA-MRSA 肺炎通常病情严重且进展迅速,临床症状包括类流感症状、发热、咳嗽、胸痛、胃肠道症状、皮疹,可进一步加重出现咯血、意识模糊、ARDS、休克、多器官功能衰竭等重症肺炎表现。也可并发酸中毒、弥散性血管内凝血、深静脉血栓、气胸或脓胸、肺脓肿及急性坏死性肺炎。CA-MRSA 肺炎影像学特征为双侧广泛的肺实变或多发空洞。

CA-MRSA 肺炎的经验性抗感染治疗可选用糖肽类(万古霉素、替考拉宁)或噁唑烷酮类(利奈唑胺),抗菌药物疗程应适当延长至 14~21d。

(七) 预防

戒烟、避免酗酒、保证充足营养、保持口腔健康有助于预防肺炎的发生。保持良好手卫生习惯,有咳嗽、打喷嚏等呼吸道症状时戴口罩或用纸巾、肘部衣物遮挡口鼻有助于减少呼吸道感染病原体播散。预防接种肺炎链球菌疫苗可减少特定人群罹患肺炎的风险。流感疫苗可预防流感发生或减轻流感相关症状,对流感病毒肺炎和流感继发细菌性肺炎有一定的预防作用,适用人群较肺炎链球菌疫苗更加广泛,建议每年流感季接种 1剂,可降低老年患者的病死率。

二、医院获得性肺炎

医院获得性肺炎(hospital-acquired pneumonia,HAP)是最常见的医院获得性感染。我国住院患者中医院获得性感染的发生率为 3.22%~5.22%,其中医院获得性下呼吸道感染为 1.76%~1.94%。

（一）定义

HAP 是指患者住院期间没有接受有创机械通气、未处于病原感染的潜伏期，而于入院 48h 后新发生的肺炎；而接受气管插管和机械通气治疗的肺炎患者属于呼吸机相关性肺炎（ventilator-associated pneumonia，VAP）。

（二）危险因素和发病机制

发生 HAP 的危险因素可分为宿主自身和医疗环境两大类因素，主要危险因素见表 5-7。患者往往因多种因素同时存在或混杂，导致 HAP 的发生、发展。HAP 的发病机制是病原体到达支气管远端和肺泡，突破宿主的防御机制，从而在肺部繁殖并引起侵袭性损害。致病微生物主要通过以下途径进入下呼吸道：①误吸，住院患者在抗菌药物暴露、使用制酸剂或留置胃管等危险因素作用下，口腔正常菌群改变，含定植菌的口咽分泌物通过会厌进入下呼吸道是导致感染的主要途径；②致病微生物以气溶胶或凝胶微粒等形式进入下呼吸道，也是导致院内感染暴发的重要原因，其致病微生物多为外源性，如结核分枝杆菌、曲霉和病毒等；③感染病原体可经血行播散至肺部、邻近组织直接播散或污染器械操作直接感染等。

表 5-7 HAP 发生的危险因素

分类	危险因素
宿主自身因素	高龄； 误吸； 基础疾病（慢性肺部疾病、糖尿病、恶性肿瘤、心功能不全等）； 免疫功能受损； 意识障碍、精神状态失常； 颅脑等严重创伤； 电解质紊乱、贫血、营养不良或低蛋白血症； 长期卧床、肥胖、吸烟、酗酒等

续表

分类	危险因素
医疗环境因素	ICU 滞留、有创机械通气； 侵袭性操作，特别是呼吸道侵袭性操作； 应用提高胃液 pH 的药物（H_2 受体阻断剂、质子泵抑制剂）； 应用镇静剂、麻醉药物； 头颈部、胸部或上腹部手术； 留置胃管； 平卧位； 交叉感染（呼吸器械及手污染）

（三）临床诊断标准和病情严重程度评估

1. **临床诊断标准** 患者胸部 X 线或 CT 显示新出现或进展性的浸润影、实变影或磨玻璃影，加上下列 3 种临床感染症状中的 2 种或以上，可建立临床诊断：①发热，体温>38℃；②脓性气道分泌物；③外周血白细胞计数>$10×10^9$/L 或<$4×10^9$/L。肺炎相关的临床表现满足的条件越多，临床诊断的准确性越高。

2. **病情严重程度评估** 常用的肺炎评分系统中，PSI 和临床肺部感染评分（clinical pulmonary infection score，CPIS）系统更适用于指导急诊留观/病房医生和 ICU 医生对重症肺炎患者进行更为精细的诊治（表 5-8）。常用的脏器功能评分系统中，序贯器官衰竭（sequential organ failure assessment，SOFA）评分和急性生理与慢性健康（acute physiology and chronic health evaluation，APACHE Ⅱ）评分可以对重症肺炎患者的脏器功能评估提供客观、量化的指标以供指导临床诊治和判断预后。各评分系统预测死亡的效力相当，病死率随着分值的升高而升高。SOFA 评分侧重于器官功能不全或衰竭的评估。对于非 ICU 患者，快速 SOFA（qSOFA）评分简单方便，预测住院病死率的效能优于 SOFA 评分，当 qSOFA

评分≥2时,应警惕危重症的发生。

HAP患者若符合下列任一项标准,可考虑存在高死亡风险,视为危重症患者:①需要气管插管机械通气治疗;②感染性休克经积极极液体复苏后仍需要血管活性药物治疗。

表5-8 CPIS评分系统

预测指标和计算方法	风险分层
共七项,最高评分12分。其中胸部X线和肺部浸润影的进展情况一并评分。 ①体温:36~38℃(0分),38~39℃(1分),>39℃或<36℃(2分);②血WBC(×10^9/L):4~11(0分),11~17(1分),>17或<4(2分);③分泌物:无痰或少许(0分),中大量非脓性(1分),中大量脓性(2分);④氧合指数(kPa):>33(0分),<33(2分);⑤胸部X线浸润影:无(0分),斑片状(1分),融合片状(2分);⑥气管吸取物培养或痰培养:无致病菌生长(0分),有致病菌生长(1分),2次培养到同一种细菌或革兰氏染色与培养一致(2分)	分值越高,病情越严重,≤6分可以停用抗菌药物

(四)病原学特点

非免疫缺陷患者的HAP通常由细菌感染引起,由病毒或真菌引起者较少;我国HAP常见的病原菌包括鲍曼不动杆菌、铜绿假单胞菌、肺炎克雷伯菌、金黄色葡萄球菌及大肠埃希菌等。

1. **病原谱** 3项对大型综合医院HAP病原学的调查结果显示,我国HAP病原谱鲍曼不动杆菌最多,占16.2%~35.8%;铜绿假单胞菌占16.9%~22.0%;金黄色葡萄球菌占8.9%~16.0%;肺炎克雷伯菌占8.3%~15.4%。二级医院铜绿假单胞菌和鲍曼不动杆菌的比例略低于三级医院,而肺炎克雷伯菌比例高于三级医院。≥65岁的患者是HAP的主要群体,约占70%,其病原体铜绿假单胞菌比例高,鲍曼不动杆菌比例稍低(表 5-9)。

表 5-9　我国 HAP 患者常见细菌的分离率(%)

菌种	三级医院		二级医院
	≥18 岁	≥65 岁	
鲍曼不动杆菌	20.6~25.7	7.9~14.6	18.0
铜绿假单胞菌	18.7~20.0	23.8~28.3	11.0
肺炎克雷伯菌	8.9~14.9	5.3~17.1	21.0
金黄色葡萄球菌	9.8~12.0	8.6~15.0	11.0
大肠埃希菌	3.8~7.4	9.2~11.8	8.0
阴沟肠杆菌	2.1~4.3	2.5	无数据
嗜麦芽窄食单胞菌	4.3~6.0	1.2~2.6	无数据

　　2. **常见病原菌的耐药性**　HAP 常见的耐药细菌
包括碳青霉烯类耐药的鲍曼不动杆菌、碳青霉烯类耐
药的铜绿假单胞菌、产 ESBLs 的肠杆菌科细菌、MRSA
及 CRE 细菌等。CHINET 和 CARES 的数据显示,对
鲍曼不动杆菌而言,敏感率较高的抗菌药物为多黏菌素
(97%~100%)和替加环素(85%~100%)。铜绿假单胞菌
对多黏菌素、阿米卡星、哌拉西林/他唑巴坦、头孢吡肟、
环丙沙星、头孢他啶、美罗培南及亚胺培南的敏感率仍
在 70% 以上。大肠埃希菌和肺炎克雷伯菌对碳青霉烯
类(82%~98%)、酶抑制剂复合制剂(80%~96%)及阿米卡
星(90%~97%)的敏感率较高。嗜麦芽窄食单胞菌对米
诺环素(81%~94%)、左氧氟沙星(76%~90%)及磺胺甲噁
唑/甲氧苄啶(67%~92%)的敏感率较高。万古霉素、替
考拉宁及利奈唑胺等对 MRSA 仍保持 100% 敏感。

（五）经验性抗感染治疗

1. 经验性抗感染治疗原则

（1）抗感染治疗时机的选择：在确立 HAP 临床诊断并采集标本病原学检查后，尽早进行经验性抗感染治疗；如果延迟治疗，即使药物选择恰当，仍可导致病死率增加及住院时间延长。

（2）正确评估 MDR 菌感染的危险因素，见表 5-10。此外，表 5-11 中列举了几种常见 MDR 菌感染相对特定的危险因素。

表 5-10　HAP 中 MDR 菌感染的危险因素

分类	MDR 菌感染危险因素
证据充分的耐药危险因素	前 90d 内曾静脉使用过抗菌药物
	住院 5d 以上发生的 HAP
	病情危重、合并感染性休克
	发生 HAP 前有 ARDS
	接受持续肾脏替代治疗等
可能的耐药危险因素	有 MDR 菌感染或定植史
	反复或长期住院病史
	入住 ICU
	存在结构性肺病
	重度肺功能减退
	接受糖皮质激素，或免疫抑制剂治疗，或存在免疫功能障碍
	在耐药菌高发的医疗机构住院
	皮肤黏膜屏障破坏（如气管插管、留置胃管或深静脉导管等）

表 5-11 常见 MDR 菌感染相对特定的危险因素

耐药菌类别	耐药菌感染相对特定危险因素
产 ESBLs 肠杆菌科细菌	有产 ESBLs 菌感染或定植史,近 90d 内曾经使用三代头孢菌素
MRSA	呼吸道存在 MRSA 定植,所在医疗单元内 MRSA 分离率高
铜绿假单胞菌	皮肤黏膜屏障破坏,免疫功能低下,慢性结构性肺病,重度肺功能减退等
鲍曼不动杆菌	严重基础疾病,鲍曼不动杆菌定植
CRE	CRE 定植,近 90d 内使用过碳青霉烯类药物、高龄、病情危重、外科手术等

2. **初始经验性治疗抗菌药物的选择** HAP 初始经验性抗菌治疗的策略见图 5-1。应根据患者的病情严重程度、所在医疗机构常见的病原菌、耐药情况及患者耐药危险因素等选择恰当的药物,同时也应兼顾患者的临床特征、基础疾病、器官功能状态、药物的 PK/PD 特性、既往用药情况和药物过敏史等相关因素选择抗菌药物(表 5-12):①有条件的医院应定期制定并发布 HAP 致病菌组成及其药敏谱,经验性治疗方案应依据所在医院的 HAP 病原谱及药敏试验结果制定;②呼吸道存在 MRSA 定植或住在 MRSA 分离率高的医疗单元内的患者,建议经验性覆盖 MRSA;③对于具有 MDR 铜绿假单胞菌和其他 MDR 革兰氏阴性杆菌感染的危险因素或死亡风险较高的 HAP 患者,建议联合使用两种不同类别的抗菌药物。对于非危重、无 MDR 感染危险因素的 HAP 患者,经验性治疗时可只使用一种抗菌药物;④建议多黏菌素和替加环素仅用于具有 XDR 革兰氏阴性菌感染风险的患者;⑤在伴有脓毒症的 HAP 患者,需要根据抗菌药物的理化特性、PK/PD 特点和器官(特别是肾脏和肝脏)功能障碍程度调整药物的负荷剂量与维持剂

量。HAP 常见耐药菌抗感染治疗方案见表 5-13。

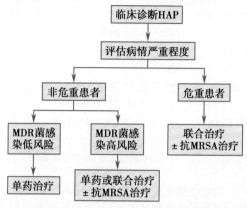

图 5-1　HAP 经验性抗菌治疗推荐

3. 抗感染治疗的疗效判断和疗程　HAP 的抗感染疗程一般为 7d 或以上。

（1）初步疗效判断：经验性治疗 48~72h 应进行疗效评估。疗效判断需结合患者的临床症状和体征、影像学改变、感染标志物等实验室检查综合判断。如获得明确的病原学结果后，应尽早转为目标治疗或降阶梯治疗（由联合治疗转为单药治疗，或由广谱抗菌药物转为窄谱抗菌药物）。如治疗无效且病原学不明，需进一步进行病原学检查，并重新评估病原学，调整治疗药物。

（2）抗感染治疗的疗程：需结合患者感染的严重程度、致病菌种类和耐药性及临床疗效等因素决定。如果初始经验性抗感染治疗恰当、单一致病菌感染，对治疗的临床反应好，无肺气肿、囊性纤维化、空洞、坏死性肺炎和肺脓肿且免疫功能正常者，疗程为 7~8d。对于初始抗感染治疗无效、病情危重、XDR 或 PDR 菌感染、肺脓肿或坏死性肺炎者，应酌情延长疗程。

表 5-12　HAP 的初始经验性抗感染治疗建议

非危重患者		危重患者
MDR 菌感染低风险	MDR 菌感染高风险	
单药治疗	单药或联合治疗	联合治疗
抗铜绿假单胞菌青霉素类(哌拉西林等) 或 β- 内酰胺酶抑制剂合剂(阿莫西林/克拉维酸、哌拉西林/他唑巴坦、头孢哌酮/舒巴坦等) 或第三代头孢菌素(头孢噻肟、头孢曲松、头孢他啶等) 或第四代头孢菌素(头孢吡肟、氨氧头孢、氟氧头孢等) 或喹诺酮类(环丙沙星、左氧氟沙星、莫西沙星、西他沙星等)	抗铜绿假单胞菌 β- 内酰胺酶抑制剂合剂(哌拉西林/他唑巴坦、头孢哌酮/舒巴坦等) 或抗铜绿假单胞菌头孢菌素类(头孢他啶、头孢吡肟等) 或抗铜绿假单胞菌碳青霉烯类(亚胺培南、美罗培南、比阿培南等) 以上药物单药或联合下列中的一种：抗铜绿假单胞菌喹诺酮类(环丙沙星、左氧氟沙星、西他沙星等) 或氨基糖苷类(阿米卡星、异帕米星等) 有 MRSA 感染风险时可联合糖肽类(万古霉素、去甲万古霉素、替考拉宁等)或利奈唑胺	抗铜绿假单胞菌 β- 内酰胺酶抑制剂合剂(哌拉西林/他唑巴坦、头孢哌酮/舒巴坦等) 或抗铜绿假单胞菌碳青霉烯类(亚胺培南、美罗培南、比阿培南等) 以上药物联合下列中的一种： 抗铜绿假单胞菌喹诺酮类(环丙沙星、左氧氟沙星、西他沙星等) 或氨基糖苷类(阿米卡星、异帕米星等) 或有 XDR 阴性菌感染风险时可联合多黏菌素 或替加环素 有 MRSA 感染风险时可联合糖肽类(万古霉素、去甲万古霉素、替考拉宁等)或利奈唑胺

表 5-13 HAP 常见耐药菌抗感染治疗方案

病原菌		推荐药物	备注
革兰氏阳性球菌	MRSA	糖肽类（万古霉素、去甲万古霉素、替考拉宁）或利奈唑胺	万古霉素等糖肽类和利奈唑胺大致等效；万古霉素谷浓度应维持在 10~15mg/L
	VRE	利奈唑胺或替考拉宁	VRE 较少引起肺部感染，需排除定植和污染；VRE 对头孢菌素类天然耐药，应结合药敏试验结果选择；替考拉宁仅用于 VanB 型 VRE 感染
肠杆菌科细菌	产 ESBLs 肠杆菌科细菌	轻中度感染：头霉素类（头孢西丁、头孢美唑、头孢米诺）、氧头孢烯类（拉氧头孢、氟氧头孢）、β-内酰胺酶抑制剂合剂（哌拉西林/他唑巴坦、头孢哌酮/舒巴坦）；中重度感染（亚胺培南、美罗培南、比阿培南）、碳青霉烯类，或联合治疗方案，碳青霉烯类+喹诺酮类或氨基糖苷类、β-内酰胺酶抑制剂合剂+喹诺酮类或氨基糖苷类	方案应结合药敏试验结果及个体因素选择，大部分仅需要单药治疗，仅少数严重感染需要联合用药

续表

病原菌	推荐药物	备注
肠杆菌科 CRE 细菌	主要治疗药物：多黏菌素类、替加环素、头孢他啶/阿维巴坦，碳青霉烯类（亚胺培南，比阿培南）；联合治疗药物：氨基糖苷类（阿米卡星，异帕米星）、碳青霉烯类（亚胺培南、美罗培南，比阿培南）；当碳青霉烯类 MIC 为 4~16μg/ml 时，需要与其他药物联合使用；增加给药次数或剂量，延长滴注时间；当碳青霉烯类 MIC>16μg/ml 时，应避免使用；当多黏菌素的 MIC ≤2μg/ml 时使用，XDR 或 PDR 感染时可同时辅助吸入多黏菌素 E；当多黏菌素的 MIC>2μg/ml，联合使用敏感药物（如替加环素）联合治疗方案：含碳青霉烯类方案：碳青霉烯类+多黏菌素或替加环素；碳青霉烯类+多黏菌素+替加环素；不含碳青霉烯类方案：替加环素+氨基糖苷类或磷霉素；多黏菌素+替加环素或磷霉素	应以早期、足量、联合为原则针对我国流行的碳青霉烯酶（主要 KPC）：头孢他啶/阿维巴坦；多黏菌素 B 剂量可增加至 300mg/d；美罗培南可用至 2g，Q6~8h，比阿培南可用至 0.3~0.6g，Q8h；均持续静脉滴注 3h 以上；2 种碳青霉烯类联合：厄他培南+亚胺培南或美罗培南

续表

病原菌		推荐药物	备注
非发酵菌	铜绿假单胞菌	具有抗铜绿假单胞菌活性药物:头孢菌素类(头孢他啶、头孢吡肟、头孢噻利)、碳青霉烯类(美罗培南、比阿培南)、β-内酰胺酶抑制剂合剂(哌拉西林/他唑巴坦、头孢哌酮/舒巴坦)、喹诺酮类(环丙沙星、左氧氟沙星)、氨基糖苷类(阿米卡星、异帕米星)、氨曲南、多黏菌素) 单药治疗:非MDR轻症患者且无明显基础疾病时,可单独应用除氨基糖苷类外的具有抗铜绿假单胞菌活性的抗菌药物。 联合治疗方案: MDR菌 抗铜绿假单胞菌β-内酰胺类+氨基糖苷类 多黏菌素+β-内酰胺类 环丙沙星 氨基糖苷类+环丙沙星、左氧氟沙星 XDR菌	给予充足的剂量:如哌拉西林/他唑巴坦可用至4.5g,Q6h,持续滴注3h;严重感染时,可增加剂量,延长滴注时间或持续滴注;双β-内酰胺类联用可能有效,但信高慎用

续表

病原菌	推荐药物	备注
非发酵菌		
	多黏菌素 +β- 内酰胺类 + 环丙沙星	
	XDR 或 PDR 菌引起的肺炎：可在静脉用药的基础上，雾化吸入氨基糖苷类 (如妥布霉素 [阿米卡星])、多黏菌素 E	
铜绿假单胞菌	双 β- 内酰胺类联用：头孢他啶或氨曲南 + 哌拉西林 / 他唑巴坦，头孢他啶 + 头孢哌酮舒巴坦，头孢他啶或头孢吡肟 + 氨曲南	
	对碳青霉烯类耐药的铜绿假单胞菌	
	多黏菌素；β- 内酰胺类，或环丙沙星或头霉烯类；多黏菌素 + 氨基糖苷类 + 氨基糖苷类 + 环丙沙星或左氧氟沙星	

续表

病原菌	推荐药物	备注
非发酵菌 鲍曼不动杆菌	可供选择的药物：舒巴坦及其合剂（头孢哌酮/舒巴坦、氨苄西林/舒巴坦）、碳青霉烯类（亚胺培南、美罗培南、比阿培南）、多黏菌素、替加环素、多西环素、氨基糖苷类（环丙沙星、左氧氟沙星、莫西沙星） 对非MDR感染，可根据药敏结果选用β-内酰胺类抗菌药物 对XDR或PDR采用联合方案 舒巴坦及其合剂＋多黏菌素，或替加环素，或多西环素，或碳青霉烯类；多黏菌素＋碳青霉烯类；替加环素＋碳青霉烯类，或多黏菌素；舒巴坦及其合剂＋多西环素＋碳青霉烯类；舒巴坦及其合剂＋替加环素＋碳青霉烯类	对于MDR感染，舒巴坦剂量可增至6~8g/d，碳青霉烯类可增加剂量、延长滴注时间

续表

病原菌	推荐药物	备注
非发酵菌		
鲍曼不动杆菌	对碳青霉烯类耐药的鲍曼不动杆菌及其合剂、替加环素 常用联合方案:多黏菌素+舒巴坦及其合剂,碳青霉烯类、氨基糖苷类,或替加环素	
嗜麦芽窄食单胞菌	可供选择的药物:磺胺甲噁唑/甲氧苄啶、β-内酰胺酶抑制剂合剂(头孢哌酮舒巴坦,替卡西林/克拉维酸)、氟喹诺酮类(左氧氟沙星、环丙沙星、莫西沙星)、替加环素、米诺环素、多西环素,头孢菌素(头孢他啶、头孢吡肟) 联合治疗方案: 磺胺甲噁唑/甲氧苄啶+替卡西林/克拉维酸,或头孢哌酮舒巴坦,或氟喹诺酮类,或头孢他啶,或多黏菌素,或头孢哌酮舒巴坦,或氟喹诺酮类,或多黏菌素+替卡西林/克拉维酸,或头孢他啶	联合用药适用于严重感染、XDR 或 PDR 菌感染等

注:KPC 指产 KPC 酶的肺炎克雷伯菌。

（3）抗菌药物治疗的停药指征：根据患者的临床症状和体征、影像学和实验室检查（特别是 PCT）等结果决定停药时机。

4. 吸入性抗菌药物的治疗 在同时符合以下情况时，可尝试在全身抗菌治疗的基础上联合吸入性抗菌药物治疗：① HAP 是由 MDR 肺炎克雷伯菌、铜绿假单胞菌、鲍曼不动杆菌等所致；②单纯全身用药肺炎部位药物分布不足，疗效不佳；③选择的拟吸入的抗菌药物对致病菌敏感。可用于吸入的抗菌药物主要为氨基糖苷类（包括妥布霉素和阿米卡星）和多黏菌素。但吸入性抗菌药物的最佳方案尚无定论。

（六）免疫功能抑制宿主罹患 HAP

严重的粒细胞减少或功能障碍、严重的细胞免疫缺陷或联合免疫缺陷患者继发 HAP 时，病原体除 HAP 常见致病菌外，真菌（曲霉、肺孢子菌、隐球菌、结核菌等）、病毒（巨细胞病毒、单纯疱疹病毒、呼吸道合胞病毒等）、军团菌、诺卡菌等机会性感染较为常见。临床上往往具有以下特点：起病隐匿但进展迅速，预后差，病死率高；呼吸困难和呼吸衰竭出现早、发生率高；肺内多发病变、弥漫性病变多见；肺外突破性感染发生率高。单纯体液免疫缺陷患者中金黄色葡萄球菌、肺炎克雷伯菌、流感嗜血杆菌和铜绿假单胞菌等引起的化脓性感染较为常见，临床上具有反复发作的特点。在细胞免疫缺陷患者中，由结核分枝杆菌、非结核分枝杆菌、诺卡菌、曲霉或隐球菌导致的肺部感染往往呈亚急性或慢性病程，可表现为肺内单个或多个局限性病灶。

免疫功能抑制宿主罹患 HAP 时的初始经验性抗感染治疗应建立在对肺炎严重程度和免疫功能缺陷严重程度准确评价的基础之上。既要避免对重症感染和 / 或严重免疫功能缺陷的不良预后估计不足导致治疗不充分或延误治疗，又要避免不加区分地进行"全覆盖式"

的过度治疗。在分析推测可能的病原体、选择抗感染药物进行经验性治疗时,除了常规考虑肺炎发生时所在医疗单元 HAP 致病菌流行病学特点、耐药菌感染风险等因素外,还应兼顾免疫功能缺陷的类型、严重程度、持续时间以及肺部病变的影像学特点。

三、呼吸机相关性肺炎

(一) 定义

呼吸机相关性肺炎(ventilator-associated pneumonia, VAP)是指气管插管或气管切开患者接受机械通气 48h 后发生的肺炎,机械通气撤机、拔管后 48h 内出现的肺炎也属于 VAP 范畴。

由于 HAP 和 VAP 在临床特征、经验性治疗和预防策略上存在较大的差异,2016 年版美国 HAP/VAP 指南更新时特别强调 HAP 仅指住院后发生的没有气管插管的、与机械通气无关的肺炎,而 VAP 则为气管插管及机械通气后发生的肺炎,两者为完全不同的群体。

(二) 临床诊断及病情严重程度评估

1. 临床诊断标准　VAP 的临床表现及病情严重程度不同,从单一的典型肺炎到快速进展的重症肺炎伴脓毒症、感染性休克均可发生,目前尚无临床诊断的"金标准"。肺炎相关的临床表现满足的条件越多,临床诊断的准确性越高。

胸部影像检查显示新出现或进展性的浸润影、实变影或磨玻璃影,加上下列 3 种临床症状中的 2 种或以上,可建立临床诊断:

(1)发热,体温>38℃;

(2)脓性气道分泌物;

(3)外周血白细胞计数>10×10^9/L 或<4×10^9/L。

影像学是诊断 VAP 的重要基本手段,应常规行胸部 X 线,尽可能行胸部 CT 检查。

2. **病情严重程度评估** VAP 病情严重程度的评估对于经验性选择抗菌药物和判断预后有重要意义,但目前尚无统一的标准。常用的病情严重程度评分系统有 SOFA 及 APACHE II 等。各评分系统预测死亡的效力相当,病死率随着分值的升高而升高。SOFA 评分侧重于器官功能不全或衰竭的评估,与 VAP 的复发相关。APACHE II>16 分是 VAP 患者死亡的独立预测因素。对于非 ICU 患者,快速 SOFA(qSOFA)评分简单方便,预测住院病死率的效能优于 SOFA 评分。qSOFA 评分由意识改变、收缩压 ≤100mmHg 和呼吸频率 ≥22 次/min构成,当 qSOFA 评分 ≥2 时,应警惕危重症的发生。

一般 VAP 应视为危重症患者,但有些患者因原发疾病不能有效控制,需要长期有创机械通气,若发生 VAP(有时是反复发生)并非均为危重症,可依据 qSOFA 评分或 APACHE II 评分辅助判断。

(三)病原学特点

1. **病原体组成** 非免疫缺陷患者的 VAP 通常由细菌感染引起,由病毒或真菌引起者较少,常见病原菌的分布及其耐药性特点随地区、医院等级、患者人群及暴露于抗菌药物的情况不同而异,并且随时间而改变。我国 VAP 常见的病原菌包括鲍曼不动杆菌、铜绿假单胞菌、肺炎克雷伯菌、金黄色葡萄球菌及大肠埃希菌等。

2. **常见病原体耐药特性** VAP 常见的耐药细菌包括碳青霉烯耐药的鲍曼不动杆菌、碳青霉烯耐药的铜绿假单胞菌、产 ESBLs 的肠杆菌科细菌、MRSA 及 CRE。2007—2013 年中国院内感染的抗菌药物耐药监测有关HAP/VAP 的耐药性数据显示,MDR 鲍曼不动杆菌的分离率呈逐年上升的趋势,而 MDR 铜绿假单胞菌的分离率呈逐年下降的趋势,CRE 呈上升趋势,尤其是肺炎克雷伯菌。

对鲍曼不动杆菌而言,舒巴坦制剂为基础治疗,敏感率较高的抗菌药物还有多黏菌素(97%~100%)和替加环素(85%~100%)。铜绿假单胞菌对多黏菌素、阿米卡星、哌拉西林/他唑巴坦、头孢吡肟、环丙沙星、头孢他啶、美罗培南及亚胺培南的敏感率仍在70%以上。大肠埃希菌和肺炎克雷伯菌对碳青霉烯类(82%~98%)、酶抑制剂复合制剂(80%~96%)及阿米卡星(90%~97%)的敏感率较高。嗜麦芽窄食单胞菌对米诺环素(81%~94%)、左氧氟沙星(76%~90%)及磺胺甲噁唑/甲氧苄啶(67%~92%)的敏感率较高。万古霉素、替考拉宁及利奈唑胺等对MRSA仍保持极高的抗菌活性(100%敏感)。

(四)病原体推测

我国VAP病原谱与HAP略有不同(表5-14),其中鲍曼不动杆菌分离率高达35.7%~50.0%,其次为铜绿假单胞菌和金黄色葡萄球菌,两者比例相当。≥65岁的患者中铜绿假单胞菌的分离率高于其他人群。

表 5-14　我国 VAP 患者常见细菌的分离率

单位:%

菌种	18~64 岁	≥65 岁
鲍曼不动杆菌	12.1~50.5	10.3~18.5
铜绿假单胞菌	12.5~27.5	27.7~34.6
肺炎克雷伯菌	9.0~16.1	5.1~13.9
金黄色葡萄球菌	6.9~21.4	5.8~15.4
大肠埃希菌	4.0~11.5	1.3~6.2
阴沟肠杆菌	2.0~3.4	3.1
嗜麦芽窄食单胞菌	1.8~8.6	4.6~9.6

（五）VAP 的经验性抗感染治疗

1. VAP 治疗抗菌药物的选择 应根据患者的病情严重程度、所在医疗机构常见的病原菌、耐药情况及患者耐药危险因素等选择恰当的药物，同时也应兼顾患者的临床特征、基础疾病、器官功能状态、药物的 PK/PD 特性、既往用药情况和药物过敏史等相关因素选择抗菌药物（表 5-15）。

（1）有条件的医院应定期制定并发布 VAP 致病菌组成及其药敏谱；经验性治疗方案应依据所在医院的病原谱及药敏试验结果制定。

（2）呼吸道存在 MRSA 定植或住在 MRSA 分离率高的医疗单元内的患者，建议经验性覆盖 MRSA。

（3）对于具有 MDR 铜绿假单胞菌和其他 MDR 革兰氏阴性杆菌感染的危险因素（表 5-16 和表 5-17）或死亡风险较高的 VAP 患者，建议联合使用两种不同类别的抗菌药物；对于非危重、无 MDR 感染危险因素的患者，经验性治疗时可只使用一种抗菌药物。

表 5-15　VAP 患者的初始经验性抗感染治疗建议

MDR 菌感染低风险	MDR 菌感染高风险
单药或联合治疗 [a]	联合治疗 [a]
抗铜绿假单胞菌青霉素类（哌拉西林等）	抗铜绿假单胞菌 β- 内酰胺酶抑制合剂（哌拉西林他唑巴坦、头孢哌酮 / 舒巴坦等）
抗铜绿假单胞菌的第三四代头孢菌素（头孢他啶、头孢吡肟等）	抗铜绿假单胞菌的第三四代头孢菌素（头孢他啶、头孢吡肟等）
β- 内酰胺酶抑制剂合剂（哌拉西林 / 他唑巴坦、头孢哌酮 / 舒巴坦等）	氨曲南

续表

MDR 菌感染低风险	MDR 菌感染高风险
抗铜绿假单胞菌碳青霉烯类(亚胺培南、美罗培南、比阿培南等)	抗铜绿假单胞菌碳青霉烯类(亚胺培南、美罗培南、比阿培南等)
喹诺酮类(环丙沙星、左氧氟沙星、西他沙星等)	抗铜绿假单胞菌喹诺酮类(环丙沙星、左氧氟沙星、西他沙星等)
氨基糖苷类(阿米卡星、异帕米星等)[b]	氨基糖苷类(阿米卡星、异帕米星等)[b]
	有 XDR 阴性菌感染风险时可联合下列药物:多黏菌素类、替加环素
	有 MRSA 感染风险时可联合糖肽类(万古霉素、去甲万古霉素、替考拉宁)、利奈唑胺

注:[a] 特殊情况下才使用 2 种 β- 内酰胺类药物联合治疗;[b] 氨基糖苷类药物仅用于联合治疗。

表 5-16 VAP 中 MDR 菌感染的危险因素

分类	MDR 菌感染危险因素
证据充分的耐药危险因素	前 90d 内曾静脉使用过抗菌药物
	住院 5d 以上发生的 VAP
	病情危重、合并感染性休克
	发生 VAP 前有 ARDS
	接受持续肾脏替代治疗等
可能的耐药危险因素	有 MDR 菌感染或定植史
	反复或长期住院病史
	入住 ICU
	存在结构性肺病

续表

分类	MDR 菌感染危险因素
可能的耐药危险因素	重度肺功能减退
	接受糖皮质激素，或免疫抑制剂治疗，或存在免疫功能障碍
	在耐药菌高发的医疗机构住院
	皮肤黏膜屏障破坏(如气管插管、留置胃管或深静脉导管等)

表 5-17　常见 MDR 菌感染相对特定的危险因素

耐药菌类别	耐药菌感染相对特定危险因素
产 ESBLs 肠杆菌科细菌	有产 ESBLs 菌感染或定植史，近 90d 内曾经使用三代头孢菌素
MRSA	呼吸道存在 MRSA 定植，所在医疗单元内 MRSA 分离率高
铜绿假单胞菌	皮肤黏膜屏障破坏，免疫功能低下，慢性结构性肺病，重度肺功能减退等
鲍曼不动杆菌	严重基础疾病，鲍曼不动杆菌定植
CRE	CRE 定植，近 90d 内使用过碳青霉烯类药物、高龄、病情危重、外科手术

（4）建议多黏菌素和替加环素仅用于具有 XDR 革兰氏阴性菌感染风险的患者。

（5）在伴有脓毒症的 VAP 患者，需要根据抗菌药物的理化特性、PK/PD 特点和器官功能障碍程度调整药物的负荷剂量与维持剂量。

2. 抗感染治疗的疗效判断和疗程

（1）初步疗效判断：经验性治疗 48~72h 应进行疗效评估。疗效判断需结合患者的临床症状和体征、影像学改变、感染标志物等实验室检查综合判断。如获得明确的病原学结果后，应尽早转为目标治疗或降阶梯治疗（由联合治疗转为单药治疗，或由广谱抗菌药物转为窄谱抗菌药物）。如治疗无效且病原学不明，需进一步进行病原学检查，并重新评估病原学，调整治疗药物。

（2）抗感染疗程：需结合患者感染的严重程度、致病菌种类和耐药性及临床疗效等因素决定。如果初始经验性抗感染治疗恰当，单一致病菌感染，对治疗的临床反应好，无肺气肿、空洞、坏死性肺炎和肺脓肿且免疫功能正常者，疗程为7~8d。对于初始抗感染治疗无效、病情危重、XDR或PDR菌感染或坏死性肺炎者，应酌情延长疗程。

（3）抗菌药物治疗的停药指征：根据患者的临床症状和体征、影像学和实验室检查特别是PCT等结果决定停药时机。

3. 吸入性抗菌药物治疗同VAP。

四、卒中相关性肺炎

卒中相关性肺炎（stroke-associated pneumonia，SAP）是卒中患者常见的并发症。SAP不仅显著延长患者住院时间和住院费用，更使得卒中的治疗难度增加，增加卒中的死亡率。

（一）定义及流行病学

SAP定义为既往没有肺部感染的非机械通气的脑卒中患者在发病7d内出现的肺实质感染性炎症。患者可出现发热、咳嗽、咳痰、呼吸困难等症状。接受机械通气的患者新出现的肺炎，建议采用现有的VAP诊断标准。因SAP最常发生于卒中发病后1周内，为充分考虑到时效性因素，将SAP的发病时间段限定在卒中发病后的7d内。而卒中发作后超过7d，依现有指南及专家共识，应按HAP给予诊治。

我国的不同研究显示,SAP 的发病率为 11.4%~35.97%。无论国内或国外研究,SAP 发病率均远高于通常意义上的院内获得性下呼吸道感染。关于 SAP 的预后的流行病学研究资料显示,近期病死率(30d 内或出院时)为 10.1%~37.3%,远期病死率为 49%~60.1%,SAP 增加卒中患者的 30d 病死率达 3 倍。

（二）SAP 的危险因素及风险评估工具

卒中的严重程度、吞咽困难和卒中诱导的免疫抑制是 SAP 重要的独立危险因素,其他常见的危险因素还包括年龄、性别、吸烟、卒中类型、卒中部位,意识水平、喂养方式、抑酸剂应用、入住重症医学科、入院时合并其他部位感染、合并高血压、糖尿病、慢性呼吸道疾病史及房颤史等。

基于上述危险因素,国内外学者通过研究分析提出多项 SAP 风险评估工具,以筛查 SAP 高危患者并尽早进行干预。2019 年 SAP 中国专家共识建议采用基于中国人群数据建立的评估工具评估中国卒中患者 SAP 风险(表 5-18)。该评估量表特点是可分别预测急性缺血性与急性出血性卒中患者 SAP 风险。

（三）临床诊断及病情严重程度评估

1. 临床表现 非机械通气的卒中患者在发病 7 天内新出现的肺部感染症状:①发热 ≥38℃;②新出现或加重的咳嗽或呼吸困难或呼吸急促;③新出现的脓痰,或 24h 内出现痰液性状改变或呼吸道分泌物增加或需吸痰次数增加;④肺部听诊发现啰音或爆裂音或支气管呼吸音;⑤年龄 ≥70 岁老人,无其他明确原因出现意识状态改变。

2. 辅助检查 外周血白细胞 ≥10×10^9/L 或 ≤4×10^9/L,伴或不伴核左移;胸部影像学检查发现新出现或进展性肺部浸润性病变,必要时行胸部 CT 检查。SAP 患者的白细胞计数和 CRP 水平较非 SAP 患者显著增

表5-18　SAP 的预测模型

急性缺血性卒中相关肺炎评分（AIS-APS）			自发性脑出血相关性肺炎（ICH-APS）			
预测因素	评分/分	风险评估	预测因素	量表评分/分		风险评估
				ICH-APS-A	ICH-APS-B	
年龄/岁		总分为35分	年龄/岁			
≤59	0	极低风险： 0~6分	≤59	0	0	极低风险： 0~3分
60~69	2	低风险： 7~13分	60~69	2	2	低风险： 4~7分
70~79	5		70~79	3	3	中等风险： 8~11分
≥80	7	中等风险： 14~20分	≥80	5	5	高风险： 12~15分
既往史		高风险： 21~27分	吸烟	1	1	极高风险： ≥16分
心房颤动	1		大量饮酒	1		
充血性心力衰竭	3	极高风险： 28~35分	慢性阻塞性肺疾病	5	6	
慢性阻塞性肺疾病	3		卒中前生活不能自理	2	2	
吸烟	1		入院 NIHSS 评分/分			
卒中前生活不能自理	2		0~5	0	0	
入院 NIHSS 评分/分			6~10	1	2	
0~4	0		11~15	2	3	
5~9	2		≥16	3	5	
10~14	5		入院 GCS 评分/分			
≥15	8					

续表

急性缺血性卒中相关肺炎评分 (AIS-APS)

预测因素	评分/分	风险评估
入院 GCS 评分/分		总分为 35 分
3~8	3	极低风险：0~6 分
9~12	0	低风险：7~13 分
13~15	0	中等风险：14~20 分
吞咽障碍	3	高风险：21~27 分
OCSP 分型		极高风险：28~35 分
腔隙性梗死	0	
部分前循环梗死	0	
完全前循环梗死	2	
后循环梗死	2	
入院血糖/(mmol/L)		
≤11.0	0	
≥11.1	2	

自发性脑出血相关性肺炎 (ICH-APS)

预测因素	量表评分/分 ICH-APS-A	量表评分/分 ICH-APS-B	风险评估
15	0	–	极低风险：0~3 分
13~14	2	–	低风险：4~7 分
9~12	2	–	中等风险：8~11 分
3~8	2	3	高风险：12~15 分
吞咽困难	2	3	极高风险：≥16 分
幕下出血	1	1	
出血破入脑室	1	–	
出血体积/ml			
幕下出血<10/幕上出血<40	–	0	
幕下出血10~20/幕上出血40~70	–	1	
幕下出血<20/幕上出血>70	–	2	

注：ICH-APS-A 和 ICH-APS-B 分别为不包含血肿体积和包含血肿体积的 ICH-APS。NIHSS：美国国立卫生研究院卒中量表；GCS：格拉斯哥昏迷量表；OCSP：牛津郡社区卒中计划。

高。PCT 对细菌感染的预测价值优于白细胞计数和 CRP。

3. **诊断标准**　参照改良美国疾病控制预防中心标准作为 SAP 的诊断标准,见表 5-19。

表 5-19　卒中相关性肺炎的诊断标准

至少符合下列标准中任意 1 项
1　无其他明确原因出现发热(体温>38℃)
2　白细胞减少($<4\times10^9$/L)或白细胞增多($>10\times10^9$/L)
3　年龄 ≥70 岁老人,无其他明确原因出现意识状态改变

并且至少符合下列标准中任意 2 项

1　新出现的脓痰,或 24h 内出现痰液性状改变或呼吸道分泌物增加或需吸痰次数增加
2　新出现或加重的咳嗽或呼吸困难或呼吸急促(呼吸频率>25 次/min)
3　肺部听诊发现啰音或爆裂音或支气管呼吸音
4　气体交换障碍[如低氧血症(PaO_2/FiO_2 ≤ 300),需氧量增加]

胸部影像学检查至少具有下列表现中任意 1 项:新出现或进展性的浸润影、实变影或磨玻璃影

注:既往无心肺基础疾病患者,单次胸部影像检查具有上述表现中任意 1 项即可。

4. **卒中相关性肺炎病情严重程度评估**　目前尚未制定出 SAP 严重程度的评分标准。可将 CURB-65 和 PSI 评分标准相结合对 SAP 患者进行病情严重程度评估,以指导对患者的进一步治疗(具体内容见社区获得性肺炎章节)。

(四) 病原学特点

SAP 患者常可分离到口腔和鼻咽部常见病原体,由

此亦可佐证误吸在 SAP 发病机制中的重要地位。在阳性培养结果中，最常分离到的细菌为需氧革兰氏阴性杆菌，如肺炎克雷伯菌、大肠杆菌等。其次为革兰氏阳性球菌，如金黄色葡萄球菌。厌氧菌也较为常见。SAP 患者中以多种细菌以及厌氧菌混合感染多见，且疾病过程中病原体往往多变，易出现多耐药菌。对比发现，部分 SAP 病原学的构成与 HAP 或与误吸相关的 CAP 的细菌学构成较为相似。因此有关住院 CAP 或 HAP 的病原学研究证据也有一定参考价值，在 SAP 的抗感染药物选择时有一定指导意义。

（五）SAP 经验性抗感染治疗

SAP 的诊断一旦确立，应尽早开始经验性抗感染治疗。建议在确诊的 6h 之内给予经验性抗感染治疗，若合并脓毒症休克，则应将起始抗感染时间缩短到 1h 内。初始方案的选择应该综合考虑宿主因素、SAP 的病原菌特点、药物的抗菌谱、抗菌活性、药动学 / 药效学特征以及当地病原流行病学特点、兼顾厌氧菌的混合感染治疗等因素，选择起效迅速、神经毒性较低的抗感染药物，必要时联合用药。

根据 CURB-65 或 PSI 量表评估，轻、中度 SAP 患者首选 β- 内酰胺类＋酶抑制剂的复合制剂或头霉素类或氧头孢烯类抗感染药物，疗程一般 5~7d；评估为重症 SAP 患者首选碳青霉烯类药物，平均疗程 7~10d。兼顾厌氧菌的混合感染治疗可考虑联合用药，抗厌氧菌的治疗可以首选硝基咪唑类药物。在初始经验性抗感染治疗的基础上，应尽快通过临床标本培养和药敏鉴定，确定病原体为目标治疗提供依据。微生物培养证实为 MRSA、铜绿假单胞菌、不动杆菌和 CRE 感染，应适当延长疗程至 10~21d。具体用药选择推荐详见表 5-20。

表 5-20 卒中相关性肺炎经验性抗感染治疗推荐

可能的病原体	推荐的抗菌药物	
	单药治疗	联合用药
甲氧西林敏感的金黄色葡萄球菌	β-内酰胺类 /β-内酰胺酶抑制剂	头孢曲松 + 硝基咪唑类
肺炎链球菌	或	或
流感嗜血杆菌	头霉素类和氧头孢烯类	左氧氟沙星 + 左旋奥硝唑
抗菌药物敏感的革兰氏阴性肠杆菌	或	或
大肠埃希菌	莫西沙星、西他沙星	左氧氟沙星 + 克林霉素
肺炎克雷伯菌	或	或
多耐药病原体	β-内酰胺类 /β-内酰胺酶抑制剂	抗假单胞菌头孢类 + 氨基糖
铜绿假单胞菌	或	苷类
产 ESBLs 的肠杆菌	抗假单胞菌头孢类	
	或	
不动杆菌	抗假单胞菌碳青霉烯类	
	舒巴坦制剂	
	或碳青霉烯或替加环素或多黏菌素	
MRSA	万古霉素或去甲万古霉素或利奈唑胺或替考拉宁	

续表

可能的病原体	推荐的抗菌药物	
	单药治疗	联合用药
CRE	多黏菌素或替加环素 或 头孢他啶/阿维巴坦 左旋奥硝唑	
厌氧菌 普雷沃菌、梭状杆菌	甲硝唑、替硝唑	
非典型病原体 病情严重或者脓毒症患者	左氧氟沙星或莫西沙星或阿奇霉素 或西他沙星 首选非抗假单胞菌碳青霉烯类 或 抗假单胞菌碳青霉烯类	

可通过白细胞计数、体温、血氧饱和度等指标判断抗感染治疗效果。胸部影像学检查往往滞后于临床指标的改善。经过有效的治疗，SAP 通常在 48~72h 内得到明显的临床改善；此时可不调整抗感染治疗方案。如果已经进行病原学检查，72h 后应根据病原学检查结果降阶梯选用窄谱抗感染治疗药物，特别是针对初始应用碳青霉烯类广谱抗菌药物的患者。

（六）卒中相关性肺炎诊疗流程

卒中相关性肺炎诊疗流程图见图 5-2。

五、慢性阻塞性肺疾病急性发作

（一）定义

慢性阻塞性肺疾病（chronic obstructive pulmonary disease，COPD），是一种以不可逆的气流受限为特征的常见病，主要临床表现为长期咳嗽、咳痰和 / 或喘息，伴或不伴呼吸困难。COPD 与吸烟、大气污染有直接密切的关系，呼吸道感染是主要的诱发因素，其主要病理生理学机制是慢性气道炎症，持续的气流受阻，肺通气功能障碍，同时肺泡和毛细血管丧失，弥散面积减小，从而导致缺氧和二氧化碳潴留。肺功能检查是诊断 COPD 的金标准，其中 FEV_1、$FEV_1\%pred$、FEV_1/FVC 是诊断及评价 COPD 患者预后最重要的肺功能指标。慢性阻塞性肺疾病急性加重期（acute exacerbation of chronic obstructive pulmonary diseas，AECOPD）是指患者在原有 COPD 临床表现的基础上出现呼吸困难加重、痰量增多和咯脓性痰等，肺功能恶化，可导致出现低氧血症或二氧化碳潴留，诱发肺心病和心力衰竭。AECOPD 最常见诱因是呼吸道感染。

（二）病情严重程度评估

对确诊 AECOPD 的患者，首先应该根据症状、体征以及实验室检查等评估病情的严重程度，依据慢性阻塞

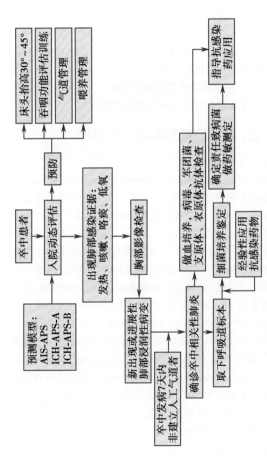

图 5-2 卒中相关性肺炎诊疗流程图

性肺疾病评估测试量表、临床慢性阻塞性肺疾患调查问卷、肺功能 GOLD 分级、急性加重风险评估(上一年超过2 次急性加重或者住院 1 次,提示风险较大)等对患者进行综合评估。

（三）病原学特点

AECOPD 患者的感染病原体可能是病毒或细菌,近 50% 为病毒,主要为鼻病毒、呼吸道合胞病毒和流感病毒;最多见的病原菌为流感嗜血杆菌、卡他莫拉菌、肺炎链球菌、铜绿假单胞菌、肠杆菌科细菌和金黄色葡萄球菌。

（四）经验性抗感染治疗

目前认为 AECOPD 患者接受抗菌药物治疗的指征是以下 3 种症状同时出现:①呼吸困难加重,痰量增加和痰液呈脓性;②患者出现以上 3 种症状中的 2 种但包括痰液呈脓性;③严重的急性加重,需要有创或无创机械通气。

AECOPD 抗感染药物的应用途径(口服或静脉给药)取决于患者的进食能力和抗菌药物的药代动力学。呼吸困难改善和脓痰减少提示治疗有效。推荐治疗疗程为 5~10d,特殊情况可以适当延长抗菌药的应用时间。如患者无铜绿假单胞菌感染危险因素,抗菌药物的选择主要依据急性加重的严重程度、当地耐药状况、费用和潜在的依从性。推荐使用阿莫西林 / 克拉维酸,也可选用左氧氟沙星或莫西沙星。如存在以下 4 项中的 1 项,应考虑铜绿假单胞菌感染可能:①近期住院史;②经常(>4 次 / 年)或近期(近 3 个月内)抗菌药物应用史;③病情严重(FEV$_1$%pred<30%);④应用口服糖皮质激素(近 2 周服用泼尼松>10mg/d)。对于有铜绿假单胞菌感染危险因素的患者,可选用环丙沙星、左旋氧氟沙星或西他沙星;还可选择环丙沙星或 / 和抗铜绿假单胞菌的 β- 内酰胺类,同时可加用氨基糖苷类抗菌药物。应根据患者病情严重程度和临床状况是否稳定选择使用口服或静脉用药。

部分 AECOPD 患者可能会对初始经验治疗反应不佳，应分析导致治疗失败的原因。治疗失败的原因可能与以下因素有关：①最常见的原因是初始经验治疗未能覆盖引起感染病原微生物，如铜绿假单胞菌、MRSA、不动杆菌和其他非发酵菌；②长期使用糖皮质激素的患者可能发生真菌感染；③进行有创机械通气治疗的患者并发院内感染。通常应该在寻找治疗无效的非感染因素的同时，重新评价可能的病原体，更换抗菌药物，使之能覆盖铜绿假单胞菌、耐药肺炎链球菌和非发酵菌，或根据微生物学检测结果对新的抗菌药物治疗方案进行调整。

尽管病毒感染在 AECOPD 的发病过程中起了重要作用，尤其是鼻病毒属，目前不常规推荐应用抗病毒药物治疗 AECOPD。抗病毒治疗仅适用于出现流感症状（发热、肌肉酸痛、全身乏力和呼吸道感染）时间小于 2d、并且正处于流感暴发时期的高危患者。另外，需要在出入液量和血电解质监测下适当补充液体和电解质；注意维持液体和电解质平衡；注意营养治疗，对不能进食者需经胃肠补充要素饮食或给予静脉高营养；注意痰液引流，积极排痰治疗（如刺激咳嗽、叩击胸部、体位引流等方法）；识别并治疗伴随疾病（冠状动脉粥样硬化性心脏病、糖尿病、高血压等）及并发症（休克、弥散性血管内凝血和上消化道出血等）。

六、支气管扩张合并细菌感染

（一）定义

支气管扩张（简称支扩）是指肺内远端中等大小的支气管由于管壁的肌肉和弹性成分被破坏导致的支气管持久性扩张，伴有支气管壁的破坏，是常见呼吸道慢性疾病。伴发感染时临床表现主要为慢性咳嗽、咳脓痰、反复咯血和反复肺部感染。患者多有麻疹、百日咳或支气管肺炎等病史。

（二）病情严重程度评估

支气管扩张患者咳嗽是炎症刺激所致，主要为了排痰，常常清晨排痰或体位引流时有阵咳，患侧卧位时咳嗽减轻。咳痰与病变轻重、范围以及支气管引流是否通畅有关，如病变加重，发热、支气管闭塞，痰量反而减少。病变轻的患者，每天有少量黄痰，重症患者痰量可达数百毫升。痰液多呈黄绿色脓样，合并厌氧菌感染时可臭味，收集全日痰静置于玻璃瓶中，数小时后痰液出现分层现象，上层为泡沫，下悬脓液成分，中层为混浊黏液，底层为坏死组织沉淀物。部分患者以咯血为唯一症状。咯血量可从痰中带血至 1 次数百毫升，甚至因大咯血窒息死亡。咯血量与病情的严重程度、病变范围不一定平行。一般认为，24h 出血量不足 100ml 为小量咯血，100~500ml 为中等量咯血，多于 500ml 或者一次咯血量多于 300ml 或者任何导致窒息的咯血均为大量咯血。早期及轻症支扩无特异性体征，一般患者在支扩局部有固定性持久存在的湿啰音，咳嗽排痰后仅短暂消失，杵状指 / 趾多见。咯血者在患侧可听到干、湿性啰音。大咯血可引起窒息、失血性休克、吸入性肺炎、阻塞性肺不张等。大咯血伴窒息常表现为咯血突然停止或减少，伴烦躁不安、神志改变、面色发绀、大汗淋漓、呼吸音消失，严重者呼吸停止；大咯血致失血性休克可有血压下降、面色苍白、周身湿冷、脉搏细速、尿量减少等。

（三）病原学特点

支气管扩张主要病原体是革兰氏阴性杆菌，包括铜绿假单胞菌、肺炎链球菌和流感嗜血杆菌等。患者感染铜绿假单胞菌的高危因素包括：近期住院，频繁（≥4 次 / 年）或近期（3 个月内）使用抗菌药物，FEV_1<30%，既往急性加重时曾分离出铜绿假单胞菌或在病情稳定时有铜绿

假单胞菌定植。

(四)经验性抗感染治疗

细菌感染是支气管扩张症加重的直接原因,所以主要治疗措施是抗感染治疗,治疗目的是控制细菌感染,减少细菌负荷,阻断支气管扩张症的炎症恶性循环。抗感染药物选择,主要基于病情的严重程度和当地病原学特点选用抗感染药物。应尽量做痰液细菌培养和药敏实验,以指导治疗。目前可以选择的抗铜绿假单胞菌的抗感染药物有:①广谱青霉素类或广谱 3~4 代头孢菌素及前述药物与 β- 内酰胺类酶抑制剂(克拉维酸、舒巴坦或他唑巴坦)的复方制剂;②碳青霉烯类;③单酰胺环类:如氨曲南;④氨基糖苷类;⑤氟喹诺酮类。

支气管扩张合并感染时,支气管腔内分泌物增多,纤毛上皮细胞受损伤,受损上皮细胞因结构不完整而降低分泌物的排出效率,从而使感染症状加重。在临床上,常常采用全身药物治疗,也有尝试通过支气管镜肺泡灌洗术局部注入抗菌和祛痰药物,有针对性地对呼吸道分泌物和痰液进行有效去除。

其他治疗方法包括物理治疗:体位引流、叩背、呼吸锻炼等。使用增加黏液流动性的湿化祛痰药物。体位引流的排痰作用有时较抗感染药物治疗更为明显,常作为首选方法。扩张的支气管因缺乏弹性和纤毛上皮脱落,因而自动排痰困难,一般多采用体位引流。使病侧肺处于高位,引流支气管开口向下可使痰液顺体位引流至气管而咳出,每天做 2~4 次,每次 15~30min,生理盐水超声雾化吸入或蒸气吸入可使痰液变稀,同时嘱患者做深呼吸后用力咳痰,并用手轻拍患侧以利排痰。

七、肺脓肿

(一)定义

肺脓肿是由化脓性病原体所致的肺实质局部破坏

的化脓性肺部感染。临床特征主要有高热、咳嗽、咳大量脓臭痰。胸部 X 线或胸部 CT 显示肺实质内有空腔形成,影像学常见一个或多个含气液平的空洞形成,有坏死性、空洞性病变是肺脓肿诊断的必要条件。肺脓肿的一般治疗原则为积极的抗感染治疗与痰液引流。

(二)病原学特点

肺脓肿的病原体通常为厌氧菌、革兰氏阳性球菌、革兰氏阴性杆菌、放线菌属等上呼吸道、口腔定植的病原体,偶见真菌感染。根据感染途径不同可分为吸入性肺脓肿、继发性肺脓肿和血源性肺脓肿三类,其中以吸入性肺脓肿最为常见。三种类型的肺脓肿病原学差异较大,在接诊过程中仔细询问病史、确定感染途径对于肺脓肿的经验性治疗尤为重要。

吸入性肺脓肿常见于酗酒、药物过量、脑血管意外、癫痫发作或受寒、极度疲劳等情况下气道局部防御能力下降,上呼吸道的定植病原体被误吸入下呼吸道致病,吸入性肺脓肿常见的病原菌是厌氧菌,如脆弱拟杆菌、微需氧链球菌、放线菌属等。

继发性肺脓肿顾名思义是在肺实质外有感染病灶(如支气管扩张、囊性纤维化、肺结核空洞等继发的细菌感染)波及肺实质引起化脓性感染,此类型临床上较少见。继发性肺脓肿的主要致病菌有金黄色葡萄球菌、铜绿假单胞菌和肺炎克雷伯菌等。

血源性肺脓肿是各种原因引起脓毒症时,病原菌随血流播散到肺部,菌栓引起了小血管栓塞,形成了肺脓肿。血源性肺脓肿的致病菌以金黄色葡萄球菌、表皮葡萄球菌及链球菌属为主。

肺脓肿患者的实验室检查常表现为急性期白细胞总数达 $(20\sim30)\times10^9$/L,中性粒细胞占比在 90% 以上,中性粒细胞还呈现明显的核左移现象和毒性颗粒。慢性期的白细胞可稍有偏高或正常,红细胞和血红蛋白偏低。肺脓肿患者的病原学检查通常需要进行痰涂片、痰培养、血培养以及肺泡灌洗液培养等,病原学检查通常应当越早越好,使用抗菌药物治疗后再获取标本,病原学检查的阳性率会明显降低。通过病原学检查明确具体感染的病原体可以及时调整经验性治疗方案。

(三)经验性抗感染治疗

肺脓肿的经验性治疗抗菌药物的选择需同时覆盖需氧菌和厌氧菌,如克林霉素、氨苄西林/舒巴坦、阿莫西林/克拉维酸、哌拉西林/他唑巴坦、头孢哌酮/舒巴坦、莫西沙星、西他沙星或头孢曲松联合甲硝唑。疗程至少6~8周,定期复查胸部 CT 检查,脓肿或炎症消失后尽早停用抗感染药物,避免长期使用导致菌群紊乱或二重感染。

肺脓肿的治疗应先采用静脉给药治疗,直至临床症状改善后序贯口服抗菌药物维持治疗,一般疗程都较长。吸入性肺脓肿的病原学中,厌氧菌占有较大比例,故针对厌氧菌应当重点覆盖。脆弱拟杆菌等厌氧菌对克林霉素、硝基咪唑类药物基本保持较好的敏感性,重症吸入性肺脓肿选用碳青霉烯类药物治疗,亚胺培南或美罗培南的治疗剂量为静脉注射 0.5~1g,Q8h,但由于碳青霉烯类抗菌药物没有口服剂型,序贯治疗可使用克林霉素 300mg,Q6h。β-内酰胺类/酶抑制剂复合制剂对于吸入性肺脓肿的治疗也是较好的选择,氨苄西林/舒巴坦(静脉注射 1.5~3g,Q6h)或哌拉西林/他唑巴坦(静脉注射 3.375g,Q6h),序贯口服阿莫西林/克拉维酸 875mg,Q12h。血源性肺脓肿的经验性治疗选择耐酶的青霉素类药物或头孢菌素类药物为主,若存在 MRSA 感染高危因素的患者,需要使用万古霉素(静脉注射,15mg/kg,Q12h,具体剂量根据血药浓度监测结果调整)或利奈唑胺(静脉注射 600mg,Q12h,可序贯口服利奈唑胺片剂)进行治疗。

肺脓肿除了抗感染药物治疗之外,还应当加强痰液引流,如进行支气管扩张剂雾化、口服祛痰药以促进痰液的引流。身体情况允许的患者应当鼓励咳痰,并采用体位引流的方式促进痰液排出。必要时也可以使用气管镜辅助冲洗,加强痰液吸引。外科手术治疗针对肺脓肿患者有一定的适应证:①病程>3 个月,且经抗感染药物治疗无效,或脓腔过大(>5cm)不易闭合的患者;②肺脓肿侵犯血管导致大咯血内科治疗无效或危及生命的患者;③伴有支气管胸膜瘘或脓胸经治疗效果不佳的患者;④支气管阻塞(如肿瘤)阻碍了痰液引流的患者。

(陈旭岩　宋琳琳　丁 磊　赵 斌

龚晓杰　刘晓伟　臧发荣　马岳峰)

第二节　急诊常见消化系统感染性疾病

一、急性腹腔感染 / 急性腹膜炎

(一)原发性腹膜炎

原发性腹膜炎又称自发性细菌性腹膜炎(spontaneous bacterial peritonitis,SBP),是一种易发生于晚期肝硬化患者的感染性疾病。

1. **定义及诊断**　原发性腹膜炎为腹腔内感染源引起的腹膜感染,以腹水为主要表现。腹水细菌培养阳性及腹水多形核白细胞(polymorphonuclear leukocyte,PMN)绝对计数值升高(≥250 个细胞 /mm³)可证实存在感染,在排除继发性细菌性腹膜炎后,可以确诊。

2. 临床表现及发病风险评估

（1）临床表现：患者出现发热、腹痛、腹部压痛或神志改变等症状时，应考虑是否存在 SBP。其他症状和征象包括腹泻、麻痹性肠梗阻、低血压、低体温伴外周血白细胞增多、代谢性酸中毒和氮质血症。腹水的存在使得脏层腹膜和壁层腹膜分离，从而不会出现板状腹。大约13% 的 SBP 患者在确诊时没有任何感染的症状和体征。

（2）发病风险评估：SBP 患者往往存在晚期肝硬化。终末期肝病模型（model for end-stage liver disease，MELD）评分越高，SBP 的风险相应升高。MELD 评分的计算公式为：$MELD=3.78 \times \ln [T\text{-}BiL(mg/dl)]+11.2 \times \ln [INR]+9.57 \times \ln [Cr(mg/dl)]+6.43$。公式中的 T-BiL 为总胆红素，INR 为国际标准化比值，Cr 为血清肌酐，ln 即 log，为自然对数。

3. 病原学特点

SBP 多由肠道细菌引起，如大肠埃希菌（*Escherichia coli*）和克雷伯菌属（*Klebsiella*），但也可由链球菌和葡萄球菌感染导致。

4. 经验性抗感染治疗

（1）经验性抗感染药物选择：抗感染药物治疗前应先抽取腹水送细菌培养，在获得药敏试验结果之前，需予以广谱抗感染治疗，治疗方案见表 5-21。

表 5-21　美国肝病研究协会（AASLD）对成人
肝硬化腹水患者的治疗建议

自发性细菌性腹膜炎
腹水 PMN 计数 ≥250 个 /mm³$(0.25 \times 10^9/L)$的患者应接受经验性抗感染药物治疗，如静脉注射第三代头孢菌素（2g 头孢噻肟静脉注射，Q8h）
对于没有以下情况的住院患者：接触过喹诺酮类药物、呕吐、休克、Ⅱ级（或更高）肝性脑病或血清肌酐>3mg/dl，口服氧氟沙星（每次 400mg，Q12h）可作为静脉注射头孢噻肟的替代品

续表

腹水 PMN 计数<250 细胞 /mm³(0.25 × 10⁹/L) 伴随感染症状（温度>37.7℃ /腹痛 /压痛）的患者也应接受经验性抗感染药物治疗（如 2g 头孢噻肟静脉注射，Q8h），同时等待培养结果

肝硬化患者腹水 PMN 计数 ≥250 细胞 /mm³(0.25 × 10⁹/L)且怀疑有继发性腹膜炎时，还应检测总蛋白、乳酸脱氢酶、葡萄糖、革兰氏染色、癌胚抗原、碱性磷酸酶，并进行 CT 检查

腹水 PMN 计数 ≥250 个细胞 /mm³(0.25 × 10⁹/L) 的患者，在医院环境和 / 或最近接触 β- 内酰胺类抗感染药物和 / 或培养非典型病原体或对治疗有非典型临床反应时，应在治疗 48h 后随访重复腹腔穿刺术，评估 PMN 计数和培养情况

腹水 PMN 计数 ≥250 细胞 /mm³(0.25 × 10⁹/L) 且临床怀疑为 SBP 的患者，同时血清肌酐>1mg/dl，血尿素氮>30mg/dl，或总胆红素>4mg/dl 时，应在检测后 6h 内输注白蛋白 1.5g/kg，第三天输注白蛋白 1.0g/kg

自发性细菌性腹膜炎的预防

静脉注射头孢曲松或诺氟沙星 7d，可预防肝硬化和消化道出血患者的细菌感染

在 SBP 发作后存活的患者应接受诺氟沙星或甲氧苄啶 / 磺胺甲噁唑的长期预防治疗

对于肝硬化和腹水但没有消化道出血的患者，如果腹水蛋白<1.5g/dl 且至少存在以下情况之一：血清肌酐 ≥1.2mg/dl，血尿素氮 ≥25mg/dl，血清钠 ≤130mEq/L，或 Child-Pugh ≥9 分，胆红 ≥3mg/dl，建议长期服用诺氟沙星或甲氧苄啶 / 磺胺甲噁唑

预防细菌感染的抗感染药物间断给药可能不如每日给药（由于细菌耐药性），因此应优先使用每日给药

　　第三代头孢菌素类：首选头孢噻肟，头孢曲松可在肝硬化患者发生消化道出血时预防 SBP。对于氮质血症患者，无需调整头孢噻肟的剂量。对于肌酐水平>

4mg/dl(350μmol/L)的患者,采用头孢噻肟一次 2g,Q8h。氮质血症患者使用头孢噻肟后,在整个给药间期血液和腹水中可达到较高的药物浓度,理论上可以增强细菌杀灭效果。

其他抗感染药物:环丙沙星可用于不能应用头孢菌素类药物的患者,但其渗透入腹水的程度不如头孢噻肟。对于曾使用氟喹诺酮类药物预防 SBP 的患者,不应再使用该类药物,因为其感染的病原体可能对氟喹诺酮类耐药。使用过氟喹诺酮类药物预防的患者所感染的病原体通常对头孢噻肟敏感。治疗单纯性 SBP 时,某些口服药物可能与静脉用药同样有效,如左氧氟沙星、环丙沙星。

(2)抗感染药物疗程:多项试验发现,短疗程治疗对 SBP 有效,因此我们对大部分患者采用 5d 疗程,包括菌血症患者。只对感染了少见病原菌(如假单胞菌属)、对标准抗感染药物治疗耐药的病原菌或 MRSA 的患者,初始时才考虑采用更长的疗程。治疗 5d 后,我们会再次评估患者。如果已正常明显缓解,则停止治疗。但如果发热或疼痛持续存在,则复行穿刺术,并根据 PMN 的变化决定是否继续治疗:①如果 PMN 计数<250/mm³,停止治疗;②如果 PMN 计数大于治疗前的数值,则应寻找感染的外科病因;③如果 PMN 计数较高,但小于治疗前的数值,则继续再给予 48h 的抗感染药物治疗,然后复行穿刺术。

(3)治疗评估及预后:对于大多数接受治疗的 SBP 患者,后续没有必要进行腹水分析证实感染消退(即当前培养结果转阴)及 PMN 计数明显下降。多数患者具有典型的病史,包括晚期肝硬化、特征性的症状和腹水分析结果[总蛋白浓度<1g/dl(10g/L)、葡萄糖浓度>50mg/dl(2.8mmol/L)、乳酸脱氢酶低于血清正常上限]、单一微生物感染以及显著的临床缓解。此类患者无需复行穿刺术。然而,如果情况、症状、腹水分析结果、微生物或疗效不典型,则应复行穿刺。感染不消退表明可能存在继发性腹膜炎,应进一步评估,需要时还应给予外科干预。

(二)继发性腹膜炎

1. 定义　继发性腹膜炎是指由各种原因导致的腹腔内脏器发生炎症、出血、坏死、穿孔,导致大量的细菌、炎性渗出液、坏死组织或肠内容物进入腹腔而引起的腹腔急性化脓性炎症,是一种与高病死率相关的感染性疾病,致死率可达 30% 以上。

2. 临床表现及发病原因　急性胃肠道穿孔、阑尾炎穿孔、憩室炎穿孔是导致继发性腹膜炎的三个重要病因。

(1)急性胃肠道穿孔

1)临床表现:可能主诉胸痛或腹痛;可能表现为提示脓肿形成的腹部肿块,或是瘘引流;部分患者可能表现为腹腔脓毒症。

2)体格检查:存在纵隔积气时,每次心搏中可能在心尖部和胸骨左缘闻及收缩期"嘎吱音"(Hamman 征)。30% 的胸段食管穿孔患者和 65% 的颈段食管穿孔患者触诊可发现捻发音。气压伤导致食管破裂的患者可存在面部肿胀。腹部检查结果最初可能相对正常,或仅表现为轻度局部压痛,这与包裹性或腹膜后穿孔时的情况一样。小肠梗阻相关穿孔患者常存在腹胀。有腹膜内游离穿孔时,患者会出现局限性或弥漫性腹膜炎的典型征象。直肠检查可能正常,这与包裹性上腹部胃肠道穿孔一样,或在直肠子宫陷凹可触及肿块,提示蜂窝织炎或脓肿。患者还可能存在直肠触痛及继发于炎症的海绵样肿胀。

3)辅助检查:白细胞计数升高,电解质紊乱,肝、肾功能异常;肠穿孔患者由于从肠腔吸收淀粉酶,血清淀粉酶可能升高,但该发现不具有特异性。

影像学检查:CT 和 X 线检查发现腹内游离气体提示穿孔,但在术后,该表现不具有诊断意义,尤其是腹腔镜手术后,因为约 40% 的患者在腹腔镜手术后 24h 存在 2cm 以上的游离气体。

4)临床诊断:根据病史和体格检查发现可能怀疑有胃肠道穿孔,但诊断依据是影像学检查证实腹腔内存在胃肠道外气体(气腹)或有纵隔气体(纵隔积气),或者存在穿孔相关并发症,如腹腔内或纵隔脓肿,或胃肠道瘘形成。为确认临床怀疑,可能需进行其他检查。应结合患者的临床表现并确定穿孔的具体器官推断出可能病因,再根据可能的病因针对特定诊断实施进一步评估。如果强烈怀疑穿孔,但影像学检查仍不能确定,需进行腹部探查。

5)经验性抗感染治疗:启动广谱抗感染药物治疗。应根据疑似穿孔部位选择抗感染药物方案。如果穿孔位置不明,启用广谱抗感染药物方案(表 5-22 和表 5-23)。

表 5-22　成人低风险社区获得性腹腔内感染的
　　　　经验性抗感染药物治疗方案

抗感染药物方案	剂量
单药治疗方案	
厄他培南	1g 静脉注射,Qd
哌拉西林他唑巴坦	4.5g 静脉注射,Q6h
联合治疗方案	
下列抗感染药物之一:	
头孢唑林	1~2g 静脉注射,Q8h
或头孢呋辛	1.5g 静脉注射,Q8h
或头孢曲松	2g 静脉注射,Qd

续表

抗感染药物方案	剂量
或头孢噻肟	2g 静脉注射,Q8h
或环丙沙星	400mg 静脉注射,Q12h 或 500mg 口服,Q12h
或左氧氟沙星	750mg 静脉注射或口服,Qd
+ 甲硝唑	500mg 静脉注射或口服,Q8h

表 5-23　成人高风险社区获得性腹腔内感染的
经验性抗感染药物治疗方案

抗感染药物方案	剂量
单药治疗方案	
亚胺培南	500mg 静脉注射,Q6h
美罗培南	1g 静脉注射,Q8h
哌拉西林 / 他唑巴坦	4.5g 静脉注射,Q8h
联合治疗方案	
下列抗感染药物之一:	
头孢吡肟	2g 静脉注射,Q8h
或头孢他啶	2g 静脉注射,Q8h
+ 甲硝唑	500mg 静脉注射或口服,Q8h

(2)阑尾穿孔:阑尾炎是全球范围内引起急腹症最常见的原因之一。阑尾壁在初始的炎症之后,继而会发生局部缺血,穿孔,以及形成包裹性脓肿或弥漫性腹膜炎。

1)临床表现:一般为下列典型的综合征:右下腹(右髂窝前方)疼痛、厌食、恶心和呕吐。在许多患者中,最初的表现并不典型或为非特异性,包括:消化不良、胃肠胀气、排便不规律、腹泻等。

2) 体格检查:由于内脏不受躯体痛觉神经支配,所以在极早阶段体格检查可能并无发现。通常体征包括:麦氏点压痛;Rovsing 征;腰大肌试验阳性;闭孔肌试验阳性。

3) 辅助检查:轻度白细胞升高(白细胞计数 >10 000 个 /μl)。大约 80% 的患者白细胞分类计数可发现白细胞升高和核左移。影像学检查:腹部 CT 或增强 CT 扫描出现增大的阑尾直径>6mm,伴管腔梗阻;阑尾壁增厚(>2mm);阑尾周围脂肪条纹征;阑尾壁增强;阑尾结石(见于约 25% 的患者)。超声检查发现阑尾直径 >6mm。

4) 阑尾穿孔的抗感染药物治疗:①大多数阑尾穿孔或阑尾脓肿都属于轻至中度社区获得性腹腔感染。抗感染药物覆盖链球菌、非耐药肠杆菌科和厌氧菌通常就足够(表 5-22)。②对于严重的穿孔性阑尾炎患者以及不良结局或耐药风险较高的患者,经验性抗感染药物治疗的覆盖范围需要更广。除肠链球菌和厌氧菌外,通常也要覆盖广泛革兰氏阴性菌,其中包括铜绿假单胞菌和耐药的肠杆菌科细菌(表 5-23)。

(3)憩室穿孔:约 4% 的憩室病患者会发生急性憩室炎,憩室炎症会导致穿孔、脓肿形成或腹膜炎。

1) 临床表现:临床表现取决于基础炎症过程的严重程度及是否存在相关并发症。腹痛是最常见的主诉,由于累及乙状结肠,疼痛通常位于左下腹。血流动力学不稳定伴低血压和休克的情况较罕见,并与穿孔和腹膜炎有关。穿孔伴广泛腹膜炎可能由憩室脓肿破溃入腹膜腔或发炎憩室的游离破溃伴粪便污染腹膜导致。尽管仅 1%~2% 的急性憩室炎患者会发生穿孔伴化脓性或粪性腹膜炎,死亡率却接近 20%。

2)体格检查:游离穿孔患者会出现腹部膨隆,浅部触诊有弥漫性压痛。憩室穿孔合并弥漫性腹膜炎有弥漫性腹肌紧张、腹壁僵硬、反跳痛及肠鸣音消失等体征。

3)辅助检查:患者可能有 CRP 升高和轻度白细胞增多。但多达 45% 的患者白细胞计数可能正常。血清淀粉酶和脂肪酶可能正常或轻度升高,特别是发生游离穿孔和腹膜炎的患者。影像学检查:CT 扫描表现包括局部肠壁增厚(>4mm),结肠周围脂肪内软组织密度增加或有脂肪条纹,以及存在结肠憩室。腹部 CT 诊断急性憩室炎的敏感性和特异性分别为 94% 和 99%。腹腔游离气体提示憩室穿孔。腹部超声特征包括低回声的憩室周围炎症反应;肠壁和憩室周围脓肿形成,伴或不伴气泡;最大压痛点处肠壁增厚(节段性肠壁增厚超过 4mm);周围节段存在憩室。MRI 包括结肠壁增厚、存在憩室,以及结肠周围有渗出和水肿。MRI 可见的非特异性表现包括结肠节段性狭窄、腹水和脓肿。

4)临床诊断:给予口服和静脉造影剂进行腹部 CT 扫描来诊断急性憩室炎,因为这项检查对急性憩室炎的敏感性和特异性高,还可排除其他病因引起的腹痛。憩室炎患者突发腹痛,影像学提示腹腔游离气体,考虑憩室穿孔,合并腹膜炎体征,则诊断憩室穿孔继发性腹膜炎。

5)治疗:憩室穿孔合并继发性腹膜炎治疗同前,在住院期间,如果患者病情恶化(如,腹痛加剧或白细胞增多加重,或发生弥漫性腹膜炎),则需进行手术。

(三)腹膜透析相关性腹膜炎

腹膜炎是腹膜透析(peritoneal dialysis,PD)的一种常见并发症,在新开始腹膜透析的患者中,第 1 年的腹膜炎发病率可高达 42%。腹膜炎会造成严重并发症、导管失用、暂时性超滤功能丧失、可能的永久性腹膜损伤等。

1. **临床表现**　PD 患者发生腹膜炎时最常见症状是腹痛和腹膜透出液浑浊。其他症状包括发热、恶心、呕吐、腹泻和低血压。疼痛发作与透出液出现浑浊可能不会同时发生。在某些情况下，疼痛是主诉症状，而透出液起初是澄清的，在下次换液后或次日才变得浑浊。腹痛的严重程度因致病微生物而异。链球菌性腹膜炎和真菌性腹膜炎可引起极其严重的疼痛。体格检查可显示腹部压痛和反跳痛，不过很少存在肌紧张。

2. **体格检查**　最常见的体征是腹部压痛和反跳痛，部分患者有局部腹肌紧张，肠鸣音减弱。

3. **辅助检查**　为评估疑诊的腹膜炎，腹膜透出液应送检细胞计数和革兰氏染色及培养；发热或表现出脓毒症的患者，我们还检测全血细胞计数和血培养。细胞计数和细胞分类计数：细菌性腹膜炎的主要实验室检查结果为腹膜透出液白细胞计数升高，通常超过 100 个 /mm^3。相比之下，正常者通常白细胞计数低于 8 个 /mm^3。

4. **临床诊断和病原学特点**　若 PD 患者出现腹痛或透出液浑浊，则应怀疑腹膜炎诊断。透出液浑浊的患者，应推定存在腹膜炎，即使在没有其他病史和体格检查发现的情况下，这类患者应接受经验性治疗直至确诊或排除诊断。通常，80%~95% 的病例透出液培养结果将呈阳性。若透出液培养结果呈阴性，但临床症状和体征与腹膜炎相符，或许仍可诊断为腹膜炎。腹膜透析相关性腹膜炎最常见的病原体是革兰氏阳性微生物（通常为凝固酶阴性葡萄球菌），而继发性腹膜炎中常见的则是肠源性微生物（如拟杆菌）。

5. **经验性抗感染治疗**

（1）抗感染药物选择：根据 2016 版国际腹膜透析学会（international society for peritoneal dialysis，ISPD）指南的推荐，采用以下方式实施初始经验性抗感染药物覆盖（表 5-24 和表 5-25）。

表 5-24 PD 相关腹膜炎经腹腔给药抗感染药物推荐剂量

抗菌药物	间歇给药(1 次 /d)	持续给药(每次给药)
氨基糖苷类		
阿米卡星	2mg/(kg·d)	LD 25mg/L,MD 12mg/L
庆大霉素	0.6mg/(kg·d)	LD 8mg/L,MD 4mg/L
奈替米星	0.6mg/(kg·d)	MD 10mg/L
妥布霉素	0.6mg/(kg·d)	LD 3mg/kg,MD 0.3mg/kg
头孢类		
头孢唑林	15~20mg/(kg·d)	LD 500mg/L,MD 125mg/L
头孢吡肟	1 000mg/d	LD 250~500mg/L,MD 100~125mg/L
头孢哌酮	ND	LD 500mg/L,MD 62.5~125mg/L
头孢噻肟	500~1 000mg/d	ND
头孢他啶	1 000~1 500mg/d	LD 500mg/L,MD 125mg/L
头孢曲松	1 000mg/d	ND

续表

抗菌药物	间歇给药（1 次 /d）	持续给药（每次给药）
青霉素类		
阿莫西林	ND	MD 150mg/L
氨苄西林	ND	MD 125mg/L
氨苄西林 / 舒巴坦	2g 或 1g，Q12h	LD 750~100mg/L，MD 100mg/L
哌拉西林 / 他唑巴坦	ND	LD 4g/0.5g，MD 1g/0.125g
其他抗感染药物		
氨曲南	2g/d	LD 1g/L，MD 0.25g/L
环丙沙星	ND	MD 50mg/L
克林霉素	ND	MD 60mg/L
达托霉素	ND	LD 100mg/L，MD 20mg/L
亚胺培南 / 西司他汀	500mg	LD 250mg/L，MD 50mg/L

续表

抗菌药物	间歇给药(1 次 /d)	持续给药(每次给药)
氧氟沙星	ND	LD 200mg/L,MD 25mg/L
多黏菌素 B	ND	MD 300 000U (30mg) /L
奎奴普丁—达福普汀	25mg/L*	ND
美罗培南	1g/d	ND
替考拉林	15mg/kg,1 次 /5d	LD 400mg/ 袋,MD 20mg/L
万古霉素	15~30mg/kg,1 次 /5~7d	LD 30mg/kg,MD 1.5mg/kg
抗真菌药物		
氟康唑	IP 200mg,1 次 /1~2d	ND
伏立康唑	IP 2.5mg/ (kg·d)	ND

PD:腹膜透析;LD:负荷剂量,以 mg 为 U;ND:无资料;MD:维持剂量,以 mg 为 U;IP:腹腔给药;*:同时联合静脉给药 500mg,2 次 /d。

表 5-25 全身抗感染治疗抗感染药物推荐给药剂量

药物	给药剂量
抗细菌药物	
环丙沙星 *	口服 250mg，Q12h
硫酸黏菌素	Ⅳ300mg 负荷量，以后 150~200mg/d
厄他培南	Ⅳ500mg/d
左氧氟沙星	口服 250mg/d
利奈唑胺	Ⅳ或口服 600mg，Q12h
莫西沙星	口服 400mg/d
甲氧苄啶/磺胺甲噁唑	口服 160mg/800mg，Q12h
抗真菌药物	
两性霉素 B	Ⅳ试验剂量 1mg；起始剂量 0.1mg/(kg·d)，持续 6h 增加至目标剂量 0.75~1.0mg/(kg·d)，持续 4d
卡泊芬净	Ⅳ70mg 负荷量，后续 50mg/d
氟康唑	口服 200mg 负荷量，后续 50~100mg/d
氟胞嘧啶	口服 1g/d
泊沙康唑	Ⅳ400mg/12h
伏立康唑	口服 200mg/12h

BW：体重；Ⅳ：静脉使用；*：如果肾小球滤过率（eGFR）> 5ml/min，环丙沙星使用剂量可达 500mg，Q12h。

1）万古霉素或一代头孢菌素类（如头孢唑林）可覆盖革兰氏阳性菌。如果该中心的耐甲氧西林菌株发生率较高，则应使用万古霉素。

2)三代或四代头孢菌素类(如头孢吡肟或头孢他啶)、氨基糖苷类或氨曲南可覆盖革兰氏阴性菌。

若革兰氏染色证实了病原体,则应据此调整抗感染药物。革兰氏染色仅显示革兰氏阳性菌时,则可忽略或停止革兰氏阴性菌覆盖,反之亦然。若革兰氏染色显示酵母菌或其他真菌,则应启用抗真菌剂,并为患者做好可能拔管的准备,具体取决于最终培养结果。

(2)抗感染药物用法和用量:患者的感染位于腹膜,以及衬于腹膜腔和腹内脏器上的几个细胞层。因此,腹膜内给药时,局部抗感染药物浓度最优,优于静脉给药。腹膜透析相关性腹膜炎中菌血症并不常见。常用的抗感染药物(包括万古霉素、头孢菌素类和氨基糖苷类)可混溶于同一透析液袋,而不会损失其生物活性(表5-25)。

腹膜内抗感染药物可持续给予(每次交换时都给药),也可间歇性给予(一日1次)。间歇性给药操作简单,因此我们会在启用治疗时采用此法,不过偶尔会在患者对此无反应时改为持续给药。持续性和间歇性腹膜内给药方案的治疗失败率和复发率相近。间歇性腹膜内给药时,抗感染药物必须留置至少6h。

(3)监测临床反应:每日监测患者的临床反应,以确保症状稳定或开始缓解。应在开始治疗的48h内观察到临床改善,透出液的浑浊度应降低。应复查细胞计数以评估疗效,细胞计数应低于就诊时的基线值,细胞计数无改善提示治疗无效。若进行了5d的适当抗感染药物治疗后,透出液仍然浑浊,应选择拔管。

(4)拔管:腹膜透析相关性腹膜炎大多可经门急诊抗感染药物治疗而治愈,大约20%的患者需要拔管以根除感染。腹膜炎致病菌为凝固酶阴性葡萄球菌和链球菌或者培养阴性时,拔管治疗失败风险很低(<20%);棒状杆菌、肠球菌、金黄色葡萄球菌以及非假单胞菌革兰

氏阴性菌性腹膜炎有中等需拔管风险(20%~40%);假单胞菌的需拔管风险最高(>40%)。

6. **预后** 据报道,腹膜炎相关死亡率为 2%~6%。真菌、革兰氏阴性菌以及金黄色葡萄球菌性腹膜炎的死亡风险最高。一项西班牙回顾性研究纳入了 565 例患者共 693 次腹膜炎发作,其结果发现,真菌、肠道菌以及金黄色葡萄球菌性腹膜炎的死亡率分别为 28%、19% 和 15%。腹膜炎也会增加非感染性病因引发死亡的风险。一项纳入 1 321 例腹膜透析患者的研究发现,在透析龄超过 2 年的患者中,腹膜炎与全因、心血管和感染相关性死亡的风险增加独立相关。

二、急性胆道感染

急性胆道感染是肝内外胆道系统继发感染而导致的急性炎症反应,主要包括急性胆囊炎和急性胆管炎。胆道感染与胆道结石密切相关。全球 5%~15% 的人群存在胆道系统结石,每年有 1%~3% 的胆道系统结石患者发生急性胆道系统感染。约 95% 的急性胆囊炎患者合并有胆囊结石,76.0%~88.5% 的急性胆管炎患者合并有胆管结石。

(一) 急性胆囊炎

1. **急性胆囊炎的病因** 急性胆囊炎是指胆囊的急性炎症性疾病,其中 90%~95% 由胆囊结石引起。其他危险因素包括:蛔虫、妊娠、肥胖、艾滋病、大手术、严重创伤、烧伤、肠外营养、肿瘤、感染、糖尿病等,以及短期服用噻嗪类、第三代头孢菌素类、红霉素、氨苄西林等药物,长期应用奥曲肽、激素替代治疗等。

2. **诊断标准与严重程度评估** 急性胆囊炎分为轻、中、重度三级(表 5-27)。严重程度不同,治疗方法和预后也不同(表 5-26 和表 5-27)。

表 5-26 急性胆囊炎诊断标准

A. 局部症状、体征：① Murphy's 征；② 右上腹痛 / 肌紧张 / 反跳痛或包块

B. 系统性炎症反应：① 发热；② CRP 升高；③ 白细胞升高

C. 影像学发现急性胆囊炎证据

疑似诊断：1A+1B

确定诊断：1A+1B+C

表 5-27 急性胆囊炎分级标准

Ⅲ级急性胆囊炎（重度胆囊炎）：一项或一项以上下列任何器官 / 系统出现功能障碍

(1) 循环系统功能障碍：低血压，需要多巴胺 ≥5μg/(kg·min)，或需任何剂量的去甲肾上腺素维持血压

(2) 神经系统功能障碍：意识改变

(3) 呼吸系统功能障碍：氧合指数 $PaO_2/FiO_2 < 300mmHg$

(4) 肾功能不全：少尿（尿量 <17ml/h），血肌酐 >176.8μmol/L

(5) 肝功能不全：凝血酶原时间国际标准化比值（PT-INR）>1.5

(6) 血液系统异常：血小板 <100×10^9/L

Ⅱ级胆囊炎（中度胆囊炎）：具有以下一项

(1) 白细胞 >18×10^9/L

(2) 右上腹触及包块且压痛

(3) 症状持续 >72h

(4) 明显局部炎症（坏疽性胆囊炎、胆囊周围脓肿、肝脓肿、胆汁性腹膜炎、产气性胆囊炎）

Ⅰ级胆囊炎（轻度胆囊炎）：不符合Ⅱ级及Ⅲ级的胆囊炎患者

3. **病原学特点** 90% 急性胆道感染的致病菌是细菌,胆道中的细菌主要来源于肠道,革兰氏阴性细菌约占 2/3,以肠杆菌科为主,依次为大肠埃希菌、肺炎克雷伯菌、铜绿假单胞菌。革兰氏阳性细菌占 1/3,依次为粪肠球菌、屎肠球菌、表皮葡萄球菌。14.0%~75.5% 的患者合并厌氧菌感染,以脆弱拟杆菌为主。

4. **经验性抗感染治疗**

(1)抗感染治疗时间:对于 I 级患者,应用抗感染药物主要是预防作用,防止感染加重;对于 II、III 级患者应用抗感染药物是控制全身炎症反应进展。对于 I、II 级患者,术后可以停用抗感染药物;III 级患者抗感染药物应使用至术后 4~7d。

(2)轻度急性胆囊炎治疗:轻度胆囊炎常为单一的肠道致病菌感染。如果患者腹痛程度较轻,实验室和影像学检查提示炎症反应不重,可以口服抗感染治疗,甚至无需抗感染治疗。如需抗菌药物治疗,首选青霉素类(氨苄西林/舒巴坦)、第一或二代头孢菌素(头孢唑林、头孢呋辛)。

(3)中度和重度急性胆囊炎治疗:应静脉用药。对中度胆囊炎,首选 β-内酰胺酶抑制剂的复合制剂、第三代头孢菌素。重度胆囊炎常为多重耐药菌感染,首选 β-内酰胺酶抑制剂的复合制剂、第三代及四代头孢菌素、单环类药物。如果对头孢菌素、青霉素衍生物不敏感,推荐应用碳青霉烯类、替加环素和其他新型药物,如头孢他啶/阿维巴坦。

(二)急性胆管炎

1. **急性胆管炎的病因** 急性胆管炎是指肝、内外胆管的急性炎症,由胆道梗阻和胆汁细菌感染引起。梗阻的病因有:胆道结石、胆管良性狭窄、壶腹部肿瘤、先天性胆道畸形以及胆管吻合术后结构性狭窄等。总病死率为 10%~30%,死因大多是感染性休克及多器官功能衰竭。

2. **诊断标准与严重程度评估** 该病发展迅速,可迅速发展至感染性休克及多器官功能衰竭,故应及时作出诊断与严重程度评估(表 5-28)。

表 5-28 急性胆管炎诊断标准

A. 炎症反应:①发热(体温大于 38℃);② WBC>10×10⁹/L 或 <4×10⁹/L 或 CRP>10mg/L

B. 胆汁淤积:① T-Bil ≥ 34.2μg/ml;② ALP>1.5STD,GGT>1.5STD,AST>1.5STD,ALT>1.5STD

C. 影像学:胆管扩张或影像发现病因(如胆管结石、胆管支架、胆道狭窄)

疑似诊断:1A+1B 或 1A+1C
确定诊断:1A+1B+1C

ALP:碱性磷酸酶;GGT:谷氨酰转肽酶;AST:门冬氨酸氨基转移酶;ALT:谷氨酸转移酶;STD:正常值上限。

根据症状、体征、治疗的不同将急性胆管炎分为轻、中、重度三级(表 5-29)。

表 5-29 急性胆管炎分级标准

Ⅲ级(重度)诊断标准:至少有一项或一项以上下列任何器官/系统出现功能障碍

(1) 循环系统功能障碍:低血压,需要多巴胺 ≥5μg/(kg·min),或者应用任何剂量的去甲肾上腺素维持血压

(2)神经系统功能障碍:意识改变

(3)呼吸系统功能障碍:氧合指数 PaO_2/FiO_2<300mmHg

续表

(4)肾功能不全:少尿(尿量<17ml/h),血肌酐>176.8μmol/L

(5)肝功能不全:凝血酶原时间国际标准化比值(PT-INR)>1.5

(6)血液系统异常:血小板<100×10^9/L

Ⅱ级(中度)标准:具备以下两个条件

(1)白细胞>12×10^9/L 或者<4×10^9/L

(2)高热(体温>39℃)

(3)年龄≥75岁

(4)高胆红素血症(总胆红素≥85.5μmol/L)

(5)低白蛋白血症(正常值下限 ×0.7)

Ⅰ级(轻度)诊断标准:不符合Ⅱ级及Ⅲ级的胆管炎患者

3. **病原学特点** 所有怀疑急性胆管炎的患者应进行胆汁培养和血培养。胆汁培养阳性率28%~93%,血培养阳性率21%~71%,均高于急性胆囊炎;急性胆管炎分级越高,胆汁培养及血培养的阳性率越高。社区获得性与院内获得性急性胆管炎的致病菌不同。前者的致病菌多为肠道敏感菌,如大肠埃希菌、肺炎克雷伯菌、肠球菌;后者的致病菌多为耐药菌,如 MRSA、VRE 以及铜绿假单胞菌。

4. **经验性抗感染治疗** 急性胆管炎抗感染治疗的首要目标是控制全身炎症反应综合征和局部炎症反应发展,为引流及去除病变做准备。

(1)抗感染治疗时间:一旦怀疑胆管炎,应立即给予静脉抗感染治疗,对于伴有感染性休克的胆管炎患者应在 1h 内给药,对于轻症患者可在 6h 内给药。抗感染治疗应在感染控制后继续应用 4~7d。对于革兰氏阳性菌(肠球菌或链球菌)引起的胆道感染,抗感染治疗须延长至 2 周。急性胆管炎患者经口进食后可由静脉药物改为口服抗感染药物(表 5-30)。

表 5-30 抗感染治疗时间

	社区获得性胆道感染		医院获得性胆道感染
严重分级	Ⅰ、Ⅱ级胆囊炎	Ⅲ级胆囊炎及Ⅰ、Ⅱ、Ⅲ级胆管炎	Ⅰ、Ⅱ、Ⅲ级胆囊炎及Ⅰ、Ⅱ、Ⅲ级胆管炎
治疗疗程	胆囊切除术后24h可停用	感染控制后继续应用4~7d;革兰氏阳性球菌,如肠球菌、链球菌,抗生素须应用2周	
特殊条件下延长治疗	胆囊切除术中发现胆囊穿孔、气肿和坏死,抗生素应用至术后4~7天	胆道存在残余结石或梗阻,抗生素应继续治疗到这些问题得到解决;如果出现肝脓肿,应继续治疗,直到临床、生化和影像学检查显示脓肿完全消失	

(2)抗感染药物选择原则:抗感染药物选择应考虑药动学、药效学、当地致病菌及其耐药情况、所选抗菌药物抗菌谱、个人抗感染药物应用史、急性胆管炎的严重程度、肝功能和肾功能、近期(6 个月内)使用抗菌药物史、抗菌药物在胆汁中的浓度、药物过敏史和药物的其他副作用。

(3)抗感染药物种类的选择及用量见表 5-31、表5-32 和表 5-33。

表 5-31　急性胆道感染抗感染药物推荐

严重度分级	社区获得性胆道感染			医院获得性胆道感染
	I 级	II 级	III 级	
抗感染药物种类				
青霉素类	氨苄西林/舒巴坦,如果耐药率>20%不推荐应用	哌拉西林/他唑巴坦	哌拉西林/他唑巴坦	哌拉西林/他唑巴坦
头孢菌素类	头孢唑林*	头孢曲松	头孢吡肟	头孢吡肟
	头孢替安*	头孢噻肟		
	头孢呋辛*	头孢吡肟	头孢他啶	头孢他啶
	头孢曲松		头孢他啶 ± 甲硝唑	头孢他啶 ± 甲硝唑
	头孢噻肟	头孢他啶		
	以上一种联合甲硝唑	以上一种联合甲硝唑		
	头孢哌酮/舒巴坦			
头霉素类	头孢美唑*			
	头孢西丁*	头孢哌酮/舒巴坦		
	氟氧头孢*			
单环类			氨曲南 ± 甲硝唑	氨曲南 ± 甲硝唑

* 根据当地流行病学的抗感染药物敏感性采用。

表 5-32　急性胆道感染推荐的口服抗感染药物治疗

抗感染药物分类	抗感染药物种类
青霉素类	阿莫西林 / 克拉维甲酸
头孢菌素类	头孢氨苄 ± 甲硝唑
喹诺酮类	环丙沙星、左氧氟沙星 ± 甲硝唑、莫西沙星、西他沙星

表 5-33　急性胆道感染推荐的静脉抗感染药物用量

抗感染药物种类	抗感染药物名称和每天用量
含 β- 内酰胺酶抑制剂的复合制剂	头孢哌酮 / 舒巴坦 2.0~8.0g/d（1∶1）或 3.0~12.0g/d（2∶1）
	哌拉西林 / 他唑巴坦 13.5~18.0g/d
	氨苄西林 / 舒巴坦 6.0~12.0g/d
第一代头孢菌素	头孢唑林 1.0~6.0g/d
第二代头孢菌素或者氧头孢烯类药物	头孢美唑 2.0~8.0g/d
	头孢替安 4.0~6.0g/d
	头孢呋辛 2.25~6.0g/d
	拉氧头孢 1.0~4.0g/d
第三代、四代头孢菌素	头孢哌酮 2.0~12.0g/d
	头孢曲松 1.0~4.0g/d
	头孢他啶 4.0~6.0g/d
	头孢吡肟 2.0~6.0g/d
	头孢噻肟 2.0~6.0g/d
喹诺酮类	环丙沙星 0.2~1.2g/d
	左氧氟沙星 0.2~0.6g/d
	莫西沙星 0.4g/d
单环类	氨曲南 2.0~8.0g/d

续表

抗感染药物种类	抗感染药物名称和每天用量
碳青霉烯类	亚胺培南/西司他丁钠 2.0~6.0g/d
	美罗培南 2.0~6.0g/d
糖肽类	万古霉素 1.0~2.0g/d
	替考拉宁 0.4~0.8g/d
	去甲万古霉素 0.8~1.6g/d
噁唑烷酮类	利奈唑胺 1.2g/d
厌氧菌药物	硝唑 1.0~2.0g/d

1）轻度急性胆管炎：同急性胆囊炎。

2）中、重度急性胆管炎：常为多重耐药菌感染，首选β-内酰胺酶抑制剂的复合制剂、三代和四代头孢菌素、单环类药物。如果首选药物无效，可改用碳青霉烯类药物。中度、重度急性胆管炎抗菌治疗应至少持续 5~7d，之后根据症状、体征及体温、白细胞水平来确定停药时间。

3）经验性抗感染治疗的特殊情况：①个人抗感染药物应用史。②根据危险因素评估考虑铜绿假单胞菌及其他多重耐药革兰氏阴性杆菌感染可以应用头孢他啶、头孢吡肟、碳青霉烯类、哌拉西林/他唑巴坦。对于产ESBLs 的大肠埃希菌和肺炎克雷伯菌可以应用碳青霉烯类、哌拉西林/他唑巴坦、替加环素和其他新型药物，如头孢他啶/阿维巴坦。③革兰氏阳性菌可以考虑应用万古霉素。肠球菌是 Ⅲ 级急性胆道感染及医院获得性急性胆道感染的致病菌之一，万古霉素是治疗肠球菌感染的首选，对于耐万古霉素的肠球菌或 MRSA，可以应用利奈唑胺或达托霉素。④建议对急性胆管炎患者给予抗厌氧菌治疗，特别是胆肠吻合术后的患者。鉴于克林霉素在拟杆菌中耐药率明显增加，不作为抗拟杆菌的首选药物。碳青霉烯类、哌拉西林/他唑巴坦、氨苄西林/舒巴坦、头孢美唑、头孢西丁、头孢哌酮/舒巴坦具有抗厌氧菌作用。⑤社区获得性Ⅰ、Ⅱ级胆管炎因喹诺酮类抗感染药物耐药性增加,故建议只针对敏感菌使用。⑥对于Ⅲ级胆管炎,经验性治疗还要考虑到铜绿假单胞菌感染,其是导致死亡率增加的主要致病菌,推荐使用头孢哌酮/舒巴坦、哌拉西林/他唑巴坦。

三、急性胰腺炎继发细菌感染

急性胰腺炎(acute pancreatitis,AP)是急诊科常见的急腹症之一。胰腺和胰周坏死感染发生在 20%~40% 的重症急性胰腺炎(severe acute pancreatitis,SAP)患者中,并与器官功能恶化相关,死亡率达 35.2%。

(一)临床诊断及病情严重程度评估

1. **临床诊断标准**　AP 的诊断至少需要满足以下三个标准中的两个:①腹痛与疾病相符;②胰腺炎的生化证据(血清淀粉酶和/或脂肪酶大于正常上限的三倍);③腹部影像学特征性表现。

(1)病史及体格检查:突发中上腹疼痛,放射至腰背部为 AP 的特征性表现。危险因素(如中年女性、酗酒、高甘油三酯血症、经内镜逆行胰胆管造影术、药物、创伤等)及伴随症状(恶心、呕吐、纳差、发热等)可作为辅助诊断。

(2)辅助检查:血淀粉酶超过正常值上限 3 倍有诊断意义。对于血淀粉酶轻度升高或腹痛无法评估的患者,如腹部 B 超无法明确胰腺病变,建议行 CT 检查。增强 CT 是诊断 AP 敏感性和特异性较高的检查方法。若限于医院条件或患者基础疾病,可行 CT 平扫。CT 不仅有诊断价值还可以评估病情程度,部分无法进行 CT 检查的医院可以考虑超声进行诊断。血脂肪酶敏感性和特异性高于淀粉酶,可用于淀粉酶正常或轻度增高患者的诊断。

病因诊断的重点在于区分胆源性与非胆源性胰腺炎,两种胰腺炎的治疗方式有显著不同。胆源性胰腺炎在我国发病率较高。更倾向于用外科及介入干预治疗,而非胆源性胰腺炎更倾向于保守治疗。胆源性胰腺炎根据胆道病史、肝功能及胆道 B 超基本都能诊断,而非胆源性胰腺炎的病因复杂,临床容易忽视,包括酒精性胰腺炎、脂源性胰腺炎、胰头肿瘤等,最需警惕胰头肿瘤,特别是反复发作的胰腺炎。15% 左右胰腺炎无法明确病因,称为特发性胰腺炎。

2. **病情严重程度评估** 2013 年《中国急性胰腺炎诊治指南》建议,当存在以下 5 项中任 1 项者即为 SAP:①器官衰竭(器官功能评估)和 / 或局部并发症:坏死、脓肿、假性囊肿;②Ranson 评分 ≥3 分;③APACHE Ⅱ评分 ≥8 分;④CT 严重指数即 Balthazar CT 分级系统(CTSI)≥Ⅱ级;⑤急性胰腺炎严重程度床边指数(BISAP)评分 ≥3 分(表 5-34)。

表 5-34 常用 AP 病情严重程度评分系统

评分系统	预测指标和计算方法	风险评估
Ranson 评分	共 11 项指标,满足 1 项得 1 分: (1)年龄>70 岁(酒精性>55 岁); (2)白细胞>18×10⁹/L(酒精性>16×10⁹/L); (3)血糖>11.1mmol/L; (4)AST>250U/L; (5)LDH>400U/L(酒精性>350U/L)。 入院 48h (1)血细胞比容下降>10%; (2)BUN 升高>0.72mmol/L(酒精性>1.8mmol/L); (3)血清钙<2mmol/L; (4)动脉氧分压<60mmHg; (5)碱丢失>5mmol/L(酒精性>4mmol/L); (6)估计失液量>6L	轻症:0~2 分 重症:>2 分

续表

评分系统	预测指标和计算方法	风险评估
Balthazar CT 分级系统	CT 严重指数(CTSI)=急性胰腺炎分级+胰腺坏死程度 (1)急性胰腺炎分级:A 正常胰腺 0 分,B 胰腺肿大 1 分,C 胰腺及胰周脂肪炎症 2 分,D 胰周积液蜂窝织炎 3 分,E 两处以上胰周积液或脓肿 4 分; (2)胰腺坏死程度:无坏死 0 分,1/3 胰腺坏死 2 分,1/2 胰腺坏死 4 分,>1/2 胰腺坏死 6 分	轻症:Ⅰ级 0~3 分 重症:Ⅱ级 4~6 分 Ⅲ级 7~10 分
改良 CT 严重指数	改良 CT 严重指数(MCTSI)=急性胰腺炎分级+胰腺坏死分级+胰腺外并发症 (1)胰腺炎分级:正常胰腺 0 分,胰腺及胰周炎症反应 2 分,单发或多个积液区或胰周脂肪坏死 4 分; (2)胰腺坏死程度:无坏死 0 分,<30% 胰腺坏死 2 分,>30% 胰腺坏死 4 分; (3)胰腺外并发症:胸腔积液、腹水、血管或胃肠道等变化 2 分	轻症:Ⅰ级 0~3 分 重症:Ⅱ级 4~6 分 Ⅲ级 7~10 分
BISAP 评分	24h 内出现 1 项记 1 分: (1)血尿素氮>25mg/dL; (2)意识障碍(GCS 评分<15 分); (3)有全身炎症反应综合征; (4)年龄>60 岁; (5)有胸腔积液	轻症:0~2 分 重症:>2 分

2012 年,同时发布了两个新的 AP 分类系统:2012 年修订的亚特兰大分类(revised Atlanta classification

2012,RAC)和急性胰腺炎严重程度决定因素分类（determinant-based classification of acute pancreatitis severity,DBC）。根据器官衰竭和局部或全身并发症情况,RAC 将 AP 分为三类：轻症、中度重症和重症。根据死亡的两个主要决定因素（胰腺周围坏死和器官衰竭),DBC 增加了第四类：危重急性胰腺炎（表 5-35）。

表 5-35　急性胰腺炎严重程度的定义

修订的亚特兰大分类 （RAC）	急性胰腺炎严重度 决定因素分类（DBC）
轻症急性胰腺炎	轻度急性胰腺炎
无器官衰竭	无器官衰竭和无胰腺（周围）坏死
无局部和全身并发症	中度急性胰腺炎
中度重症急性胰腺炎	短暂器官衰竭和 / 或无菌性胰
短暂器官衰竭（＜48h）	腺（周围）坏死
无持续性器官衰竭的	重度急性胰腺炎
局部或全身并发症	持续性器官衰竭或感染性胰腺
重症急性胰腺炎	（周围）坏死
持续的单个或多个器	危重急性胰腺炎
官衰竭（＞48h）	持续性器官衰竭和感染性胰
	腺坏死

（二）病原学特点

胰腺坏死感染时间通常在 AP 发病后的第二到第四周达到高峰。发病机制可能是病原体通过血行途径、胆道系统、从十二指肠上升到主胰管,或结肠细菌移位。

引起胰腺感染的病原体多数为胃肠道革兰氏阴性菌（大肠埃希菌、变形杆菌、肺炎克雷伯菌),它们通过破坏肠道菌群和损伤肠黏膜而发挥作用。受损的机体防御系统易导致胃肠道菌群和毒素的移位,随后继发胰腺感染。也有革兰氏阳性菌（金黄色葡萄球菌、粪链球菌、肠球菌)、厌氧菌感染,偶尔有真菌感染。真菌感染是 AP 的一种严重并发症,发病率和死亡率也随之增加。白色念珠菌是最常见的病原体,其次是热带念珠菌和克鲁斯念珠菌。虽然 AP 合并真菌感染通常与胰腺坏死程度成正比,但没有足够的证据支持预防性抗真菌治疗。

治疗过程中细菌谱组成常发生改变,可能与耐药性产生有关。临床上多数细菌具有广泛的耐药性,对三代头孢菌素交叉耐药。大肠埃希菌和肺炎克雷伯菌中产 ESBLs 菌株检出率超过 65%,对三代头孢、氟喹诺酮类药物耐药率均在 50% 以上,对亚胺培南也具有一定耐药性,未检出对替加环素耐药的菌株。阴沟肠杆菌对哌拉西林类和头孢哌酮类抗感染药物耐药率为 75% 和 60%,对亚胺培南耐药率为 15% 左右。鲍曼不动杆菌除对氨苄西林、阿米卡星耐药率低于 35% 外,对其他大部分抗菌药物的耐药率均大于 60%。铜绿假单胞菌对氟喹诺酮类、氨基糖苷类、亚胺培南的耐药率均在 30% 左右。革兰氏阳性菌中未检出对利奈唑胺、万古霉素、替加环素和替考拉宁耐药的菌株。粪肠球菌和屎肠球菌对氟喹诺酮类、红霉素和克林霉素耐药率均大于 60%,粪肠球菌对四环素耐药率大于 50%。葡萄球菌属对大部分临床药物耐药率大于 50%。

(三)胰腺感染的识别

PCT 的测定有助于预测感染性胰腺坏死的风险。SAP 时,CT 显示腹膜后区气体的存在被认为是感染性胰腺炎的征兆,但它只存在于有限的患者中。研究发现,胰腺感染性坏死发生的独立预测因子是入院 24h 低血压和 APACHE Ⅱ 评分。因此,可以通过 PCT、入院 24h 低血压、APACHE Ⅱ 评分来预测胰腺感染。

(四)经验性抗感染治疗

预防性使用抗感染药物不能改善患者预后、减少胰外感染、降低手术患者比例,因此不建议预防性使用抗感染药物。对于感染性坏死的患者,应使用能穿透胰腺坏死部分的抗感染药物。经验性抗感染方案应覆盖需氧和厌氧菌、革兰氏阴性菌和革兰氏阳性菌。青霉素类和三代头孢菌素类药物在胰腺组织中具有中渗透性,对革兰氏阴性菌有效,可覆盖胰腺感染中大多数革兰氏阴性菌。其中,哌拉西林/他唑巴坦对革兰氏阳性菌和厌氧菌有效,可首选。甲硝唑的抗菌谱几乎完全针对厌氧菌,也显示出良好的胰腺渗透性。氨基糖苷类抗感染药物(如庆大霉素和妥布霉素)不能以足够的组织浓度渗透到胰腺,因此不推荐应用,重症患者首选碳青霉烯类。尽管念珠菌在感染性胰腺坏死患者中很常见,并提示患者有较高的死亡率,但感染性急性胰腺炎患者不推荐常规预防性应用抗真菌药物。临床症状改善如器官功能、全身炎症指标改善,可认为是停用抗感染药物的指征。

四、急性阑尾炎

1886 年 Fitz 首先描述了急性阑尾炎的临床表现和病理所见,并提出阑尾切除术是本病的合理治疗方法。1889 年 McBurney 描述了急性阑尾炎的早期表现,包括最明显的腹部压痛点和手术切开的选择。

(一)急性阑尾炎的病因

阑尾梗阻是引起阑尾炎的主要病因,阑尾梗阻可能由粪石、结石、淋巴增生以及良性或恶性肿瘤引起。一旦发生梗阻,阑尾腔内会充满黏液并发生膨胀,从而导致小血管内血栓形成和血管闭塞,以及淋巴回流瘀滞。随着淋巴和血管损害的发展,阑尾壁会发生缺血进而坏死,细菌则会在病变的阑尾内过度生长,从而引发炎症。

(二)临床表现

1. 症状

(1)腹痛:腹痛往往是首发症状。阑尾炎的腹痛通常从脐周开始,并随炎症的进展而转移至右下腹部。尽管转移性腹痛是典型的症状,但其仅发生于 50%~60% 的阑尾炎患者中。阑尾炎症状可随阑尾尖部位置不同而变化。例如,前位的炎症阑尾可产生明显的、局限性右下腹疼痛,而盲肠后位阑尾炎则可能导致腹部钝痛;阑尾尖端在盆位的患者腹痛部位同样可能不典型,其可引起麦氏点下方出现压痛,此类型患者可能诉有尿频、排尿困难或直肠症状,如里急后重或腹泻。

(2)胃肠道症状:早期可有厌食、恶心呕吐等症状,其他不典型或非特异性症状包括:消化不良、胃肠胀气、排便不规律、腹泻等。发热、乏力、全身不适症状通常出现于病程后期。

2. **体格检查**　早期体征常较细微和难以捉摸。由于内脏不受躯体痛觉神经支配,所以在阑尾炎的极早阶段体格检查可能并无发现。随着炎症的进展,覆盖阑尾的壁腹膜受累时可导致右下腹的局限性压痛。女性患者在盆腔检查时可能出现右侧附件区压痛。典型的腹部体征如下:

(1)麦氏点压痛:最常见的重要体征,压痛点通常位于髂前上棘与肚脐连线中外 1/3 的交点。除麦氏点外其他压痛部位还有两侧髂前上棘连线的右 1/3 点上(Lanz点),或者右髂前上棘与脐连线和腹直肌外缘交会点(Morris 点)。

(2)结肠充气征:是指左下腹触诊时出现右下腹痛。这一体征也称为间接压痛,其提示右侧局部性腹膜激惹。

(3)腰大肌试验阳性:是指右髋关节被动伸展时出现右下腹痛,与盲肠后位阑尾相关。发生炎症的阑尾可能紧靠着右侧腰大肌,髋关节过伸时髂腰肌被动伸展可导致右下腹疼痛。

(4)闭孔内肌试验阳性:是指当医生屈曲患者右髋和右膝,紧接着向内旋转右髋关节时,可引出右下腹疼痛,与盆位阑尾有关。

（三）辅助检查

1. 实验室检查 大约80%的患者白细胞分类计数可发现白细胞升高和核左移。白细胞计数升高在急性阑尾炎中的敏感性和特异性分别为80%和55%。

2. 影像学检查 CT是首选方法,超声和MRI仅用于对辐射敏感的人群,例如妊娠女性和儿童。

（1）CT检查:腹盆腔CT显示特征包括:阑尾扩张增粗(直径>6mm);阑尾壁增厚(>2mm);阑尾周围脂肪条纹征;阑尾壁增强;阑尾结石(见于少数患者)。

（2）超声:超声的优势在于没有电离辐射,且可在床旁进行。但超声的重要缺点是诊断准确度低于CT或MRI。其敏感性为85%,特异性为90%。急性阑尾炎的超声影像学特征包括:阑尾不可压缩,且直径>6mm;压迫阑尾时出现局灶性疼痛;阑尾结石;发炎阑尾周围的脂肪回声增强;右下腹积液。

（3）MRI:MRI较CT的优势是无电离辐射,诊断准确度与CT相当,优于超声,其敏感性为95%,特异性为92%。

（四）病原学特点

急性阑尾炎初期以需氧细菌占主要部分,而在阑尾炎病程后期混合型感染则更为常见。坏疽性和穿孔性阑尾炎中常见的病原菌有大肠杆菌、消化链球菌、脆弱拟杆菌和假单胞菌属。

（五）经验性抗感染治疗

急性阑尾炎的治疗经历了从开放性阑尾切除术到腹腔镜阑尾切除术的模式转变。近年,建议非复杂病例中使用非手术治疗的抗感染药物替代手术,抗感染治疗在有并发症或脓肿的复杂阑尾炎的治疗中也起到了重要作用。

1. 非穿孔性阑尾炎 对于不适合或者拒绝手术的

患者可以选择使用抗感染药物治疗。目前根据试验方案得出的治疗策略是初始静脉给予抗感染药物 1~3d,然后口服抗感染药物,总疗程最长 10d,静脉给予单剂头孢西丁或头孢替安,或者静脉给予头孢唑林 + 静脉给予甲硝唑,对青霉素类和头孢菌素类过敏的患者,可用克林霉素联合以下药物中的任意一种:环丙沙星、左氧氟沙星、庆大霉素或氨曲南。

2. **穿孔性阑尾炎**　对于大多数病情稳定且症状局限于右下腹的穿孔性阑尾炎患者,建议最初采取非手术治疗,而不是立即行阑尾切除术。在此期间如出现肠梗阻、脓毒症或者持续疼痛、发热或白细胞增多,需要立即行补救性阑尾切除术。抗感染治疗覆盖链球菌、非耐药肠杆菌科和(大多数情况下)厌氧菌通常就足够。对于严重的穿孔性阑尾炎患者以及耐药风险较高的患者,经验性抗感染药物治疗的覆盖范围需要更广。除肠链球菌和厌氧菌外,通常也要覆盖广泛革兰氏阴性菌,其中包括铜绿假单胞菌和对非抗假单胞菌头孢菌素耐药的肠杆菌科细菌。

五、肝脓肿

肝脓肿(liver abscess,LA)是由于致病菌通过胆道、肝动脉、门静脉、直接蔓延等途径侵入肝脏引起的肝内炎症及化脓渗出,是临床上常见的消化系统感染性疾病。LA 在中国内地地区的发病率约 1.1~3.6/10 万,男性发病率高于女性(3.3/10 万和 1.3/10 万)。阿米巴肝脓肿在成年男性中的发病率是其他人群的 7~10 倍,最常见于 30~50 岁。其高发地区包括印度、非洲、墨西哥,以及中美和南美部分地区。

(一)危险因素及感染途径

目前认为糖尿病、潜在的肝胆或胰腺疾病及肝移植为 LA 的危险因素。年龄、高血压、高胆红素血症、凝血时间延长、恶性疾病病史(如男性结直肠癌病史)、脓腔内气体形成等亦被视作 LA 的独立危险因素。影响细胞免疫的疾病能增加溶组织内阿米巴感染导致侵袭性疾病伴肝脏病变的概率,例如 HIV。

LA 的感染途径:①胆源性感染:包括胆系结石、急性胆囊炎、肝胆恶性肿瘤、肝胆侵入性操作,细菌逆行至肝脏引起继发性肝内感染;②门静脉感染:由腹腔内感染(包括急性阑尾炎、腹腔内手术等),细菌经门静脉及其分支进入肝脏引起感染;③肝动脉感染:当体内存在肺部感染等炎症时,细菌可经肝动脉血液循环进入肝脏;④直接肝脏感染:当肝脏因外伤出现破损时,细菌直接经过破损处侵入肝脏;⑤隐源性感染:有些患者无明确的基础疾病或肝外病灶。LA 最常累及肝右叶,这可能因为与肝左叶和尾状叶相比,右叶更大且血供更丰富。

(二) 临床表现

LA 的典型临床表现是发热和腹痛。其他常见症状包括恶心、呕吐、厌食、体重减轻等。腹部症状和体征通常局限于右上腹,包括疼痛、肌卫、肝区叩击痛甚至有反跳痛等。约 50% 的肝脓肿患者出现肝脏肿大、右上腹压痛或黄疸。缺乏右上腹表现并不能排除肝脓肿。LA 的非特异性临床表现可能延迟疾病的诊断。临床表现不典型的原因可能有:①脓肿早期较小或脓肿位置较深未累及肝包膜;②早期应用抗感染药物延缓病情进展;③高龄患者应激反应及腹痛等不适感觉减弱;④细菌毒力较弱;⑤合并有腹部其他疾病掩盖;⑥少见原因引起的细菌性肝脓肿。若患者出现顽固性呃逆、胸痛等症状,需考虑脓肿靠近膈肌,形成反应性胸腔积液,并应怀疑有混合性感染可能。

阿米巴肝脓肿的临床表现通常出现在从流行地区返回后 8~20 周内。通常表现为 1~2 周的右上腹疼痛和发热(38.5~39.5℃)。疼痛常为钝痛,可向上腹正中、右胸或右肩放射,其他症状包括咳嗽、出汗、体重减轻、厌食和呃逆等。黄疸发生率不到 10%,50% 的患者体格检查显示有肝肿大和肝区压痛。

(三) 辅助检查

1. 实验室检查 实验室异常包括胆红素和 / 或肝酶升高。67%~90% 的患者出现血清碱性磷酸酶升高,约半数患者出现血清胆红素和 AST 升高。其他实验室异常可能包括白细胞增多、低白蛋白血症及正细胞正色素性贫血。应特别注意可能致命的感染性并发症,如眼内炎,甚至可能在开始适当的抗感染药物治疗后发生。另外血常规、PCT、CRP 不仅能迅速、敏感地反映感染严重程度,还能评价治疗效果及指导后续治疗。

阿米巴肝脓肿患者常有外周血白细胞增多,但不伴嗜酸性粒细胞增多,肝功能检测显示 80% 的病例碱性磷酸酶升高,转氨酶也可能升高。约 99% 的阿米巴肝脓肿患者可检测到抗体,但血清学检测在最初 7 天可能为阴性。在流行地区,由于溶组织内阿米巴的既往感染,高达 35% 的未感染人群中可检测到抗阿米巴抗体,因此,血清学检测呈阴性有助于排除疾病,但血清学检测呈阳性则无法区分急性感染和既往感染。

2. 影像学检查

(1)超声:超声在临床中易得、经济、可重复性强,常作为一线检测手段,应对所有可疑患者进行超声检查。超声可清晰地显示脓肿大小、位置及深度等,不仅可用于诊断,而且还可用于治疗。典型 LA 超声显示囊壁厚、内缘不光滑、虫蛀样内壁、边界不清,脓腔内可见浮动点状回声及短期内呈动态改变为特点,而阿米巴肝脓肿超声显示为界限清楚的圆形低回声肿块。

(2)CT:LA 病例 CT 通常表现为积液伴周围水肿,也可为环靶征或有积液分隔。阿米巴肝脓肿 CT 扫描中脓肿显示为低密度肿块伴周围边缘增强。

(3)X线:20%~35%LA患者的胸部X线可见右侧膈肌抬高,右侧基底部浸润或右侧胸腔积液。大约50%的阿米巴肝脓肿患者可见胸部X线异常,最常为右侧横膈抬高,该发现不一定提示感染累及肺部。

（四）病原学特点

LA与多种病原体有关,这与不同的病因、医疗干预措施(如胆道支架置入术)及地域差异有关,混合肠道兼性厌氧菌和厌氧菌是最常见的病原体。其中最常见的病原菌为肺炎克雷伯菌、大肠杆菌、葡萄球菌和其他肠杆菌(阴沟肠杆菌、产气肠杆菌、奇异变形杆菌等),尤其在糖尿病患者中,肺炎克雷伯菌的比例明显高于其他病原菌。米勒链球菌群也是肝脓肿的重要致病菌,其中包括咽峡炎链球菌、星座链球菌和中间链球菌。假丝酵母菌也可导致细菌性肝脓肿,肝脾假丝酵母菌病可发生于已接受化疗的患者。人畜共患的布鲁氏菌亦可存在于LA;对于过去6个月曾到疫区旅行或来自疫区的患者,应考虑阿米巴病为原发性肝脓肿的病因。

特别强调,肺炎克雷伯菌是中国内地LA的主要致病菌,且常见于代谢性疾病患者,具有较高的脓毒性转移感染风险,临床表现为肝外侵袭综合征,如颅内感染、眼内炎、骨髓炎及其他部位脓肿形成。侵袭综合征以眼内炎最多见,往往预后不佳,患者多会出现视力严重下降甚至失明。糖尿病被证实是肺炎克雷伯肝脓肿患者发生侵袭综合征的危险因素,引起侵袭综合征的这种肺炎克雷伯菌称为高毒力型肺炎克雷伯菌。

（五）经验性抗感染治疗

抗感染治疗、介入治疗、手术治疗是治疗LA的基本手段。需根据临床实际情况采用个体化治疗策略,以期达到满意治疗效果。对于直径小于3~5cm的细菌性肝脓肿,可单独使用抗感染药物治疗,但行穿刺抽吸可直接找到病原菌,增强治疗效果。对于较大的LA,抗感染药物应与其他治疗方式相结合。

在获得病原学之前，早期积极应用广谱抗感染药物治疗对尚未液化的 LA 可延缓病情进展，对病情转归有积极作用。早期经验性应用抗感染药物应尽可能全面覆盖 LA 常见致病菌群，厌氧菌也需覆盖。单纯抗感染药物治疗适用于 3cm 以下的 LA，静脉应用或口服抗感染药物 4~6 周可达到抗菌治疗目的。初始引流反应良好的患者应接受 2~4 周静脉抗感染药物治疗，而引流不完全的患者应接受 4~6 周静脉抗感染药物治疗。剩余疗程可根据培养结果和药敏试验结果采用特定口服药物完成。合并糖尿病的 LA 患者细菌培养为肺炎克雷伯菌时，三代、四代头孢菌素或喹诺酮类可达到有效治疗，若病情改善延迟，应早期应用碳青霉烯类抗感染药物。若有肝外侵袭综合征表现时，应同时进行肝外感染治疗。

阿米巴肝脓肿患者应接受甲硝唑或替硝唑治疗。甲硝唑在胃肠道吸收良好，只要患者能够口服药物并且没有明显的小肠吸收缺陷，则静脉给药治疗并无显著优势。

六、急性胃肠道感染

急性胃肠道感染（acute gastroenteritis）是一类以呕吐、腹泻为主要特征的急性疾病。急性胃肠道感染具有明显的季节性。成人大多数急性胃肠炎，尤其是急性腹泻都是由感染性病因（侵袭性病原体或产物）引起，大多数通过对症治疗就能治愈。

（一）临床诊断及病情评估

1. **临床表现**　典型临床表现主要为恶心、呕吐、腹痛、腹泻，可伴畏寒、发热等症状。轻症患者可自愈，重症患者可因重度脱水、电解质紊乱、休克等导致死亡。

不同的病原体导致临床表现类型不同。病毒感染初期可表现为黏液便,继而出现水便,一般无脓血便,大便次数多。细菌性痢疾多表现为黏液脓血便,肠出血性大肠埃希菌可导致血性腹泻,副溶血弧菌感染表现为洗肉水样便,霍乱弧菌感染可能会出现米泔水样便。伴发热的腹泻提示侵袭性感染可能,可见于急性细菌(如沙门菌、志贺菌、弯曲杆菌等)和肠道病毒感染。呕吐、腹泻可导致脱水,初期表现为口渴、不安或出现凹眼征等;在严重脱水时,患者可能出现意识减弱、尿量减少、四肢湿冷、皮肤发绀、脉搏快速微弱、血压低等低血容量性休克的临床表现。

2. **诊断** 结合病史、流行病学资料、临床表现和实验室检查可确立诊断。

(1)病史:详细采集病史以确定症状持续时间以及伴随症状。如询问进食史、居住情况、职业暴露、近期和远期旅行史、宠物和兴趣爱好等。进食可疑食物有助于判断感染的病原,可作为经验性治疗的依据,如进食 6h 内出现感染性腹泻症状,提示金黄色葡萄球菌或蜡状芽孢杆菌感染可能;8~16h 出现症状,可能为产气荚膜梭菌感染;16h 以上,可能为病毒感染或细菌(肠出血性大肠埃希菌等)感染。用药史有助于鉴别诊断,如抗感染药物使用可作为艰难梭菌感染的线索、质子泵抑制剂可增加感染性腹泻的风险,免疫功能缺陷患者易出现腹泻等。

不同季节和地区感染性腹泻的致病菌不同,夏季多见细菌感染,而诺如病毒导致的急性肠道感染多在冬季和春季。

(2)详细查体:详细查体有助于评估患者容量状态和识别并发症。黏膜干燥、皮肤弹性下降、低血压以及意识状态改变提示容量不足。

(3)辅助检查

1)粪便检查:包括粪便常规检查、粪便培养和粪便显微镜检查找虫卵。

2）血常规检查：区分细菌感染与其他病因，并有助于评估疾病严重程度。血小板计数低提示可能要考虑患者是否发生了溶血尿毒综合征。

3）分子生物学诊断：粪便提取物 PCR 检测轮状病毒、诺如病毒和艰难梭菌毒素，有助于临床诊断。

4）其他：急性腹泻时不推荐行常规内镜检查。内镜检查在鉴别缺血性肠病、炎症性肠病与感染性腹泻时有一定价值。

（4）病情评估：水、电解质和酸碱平衡的评估是急性感染性腹泻病情评估的重要部分，其中以脱水评估尤其重要，并据此分型。①无脱水：意识正常，无眼球凹陷，皮肤弹性好，无口干；②轻度脱水：脉搏加快，烦躁，眼球凹陷，皮肤弹性差，口干；③严重脱水：血压下降或休克，嗜睡或倦怠，眼球凹陷，皮肤皱褶试验 2s 不恢复，少尿或无尿。

另外，对于有持续发热、呕吐腹泻频繁、血性腹泻、严重腹痛、炎症性肠病病史或容量不足症状的患者，应考虑详细动态评估其病情。

（二）病原学特点

引起急性胃肠道感染的病原体主要包括病毒、细菌和寄生虫，为人类固有的或从常见的食物或环境获得，或与动物接触获得。急性胃肠道感染常见病原体如下：

1. **病毒**　病毒感染是急性胃肠道感染最重要的病因（约 70% 以上的急性胃肠道感染由病毒引起），超过一半以上病毒感染导致的急性胃肠炎具有自限性。目前发现已有 20 种不同类型的病毒可导致急性胃肠道感染。其中，轮状病毒、诺如病毒是最常见病原体。

（1）轮状病毒：属于呼肠病毒科，无包膜双链核糖核酸 RNA 病毒。轮状病毒感染在温带地区呈季节性发病,冬季后期达到高峰,热带地区全年都可发生。潜伏期 1~3d,主要通过粪-口途径、人-人接触传播。人群普遍易感,是导致儿童急性胃肠道感染的最常见病原菌。

(2)诺如病毒:属于杯状病毒科,无包膜单股正链 RNA 病毒。可通过食物、水及患者呕吐物形成的气溶胶传播,易引起暴发,是成人病毒腹泻最常见病原体(68%~80%)。

(3)其他:腺病毒、杯状病毒和星状病毒等,某些呼吸道病毒也可引起腹泻。

2. **细菌**　细菌感染占所有急性胃肠炎的 10%~20%,常见的细菌有沙门菌、志贺菌、弯曲杆菌、霍乱弧菌等,结合大便培养(血培养、大便 PCR)结果可以确诊。

(1)肠道沙门菌:肠道沙门菌是我国细菌感染性腹泻最常见的病原菌,也是食物中毒暴发最常见的病原菌,其中肠道沙门菌伤寒血清型(旧称伤寒沙门菌)和甲型、乙型或丙型副伤寒血清型可引起伤寒与副伤寒。非伤寒沙门菌引起的胃肠炎通常在暴露后 8~72h 内出现症状,主要特征包括腹泻、恶心、呕吐、发热和腹部绞痛,通常有自限性。伤寒与副伤寒通常表现为在摄入致病微生物后 5~21d 出现腹痛、发热和畏寒。典型表现包括相对心动过缓、脉搏-体温分离和"玫瑰疹"。可能出现肝脾肿大、肠道出血和穿孔,进而导致继发性菌血症和腹膜炎。

(2)志贺菌:志贺菌具有高度传染性,主要通过食用受污染食物或与感染者接触传播,可导致细菌性痢疾。潜伏期数小时至 7d,起病急骤,畏寒、寒战伴高热,继以腹痛、腹泻和里急后重。腹泻次数可达 10~20 次/d,但大便量不多,呈脓血便,部分患者可伴全身中毒症状。

(3)弯曲杆菌:空肠弯曲杆菌和结肠弯曲杆菌是弯

曲杆菌引起人类疾病的最重要菌种,是弯曲杆菌肠炎的主要原因。传播方式为摄入受污染饮食或亲密接触动物。潜伏期常为 2~5d。感染特征为急性水样泻或血性腹泻、腹绞痛,以及恶心和呕吐。腹泻前常有发热。

(4)大肠埃希菌:该病通常由产肠毒素的大肠埃希菌引起,经粪口传播,常见摄入受污染的饮食引起。常不伴发热,特征为水样泻、不适、厌食和腹部绞痛,常为自限性。重度、长期或血性腹泻患者需行大便显微镜检查寄生虫和虫卵、大便培养和血培养。其中,肠出血性大肠埃希菌可引起血性腹泻,部分患者可并发溶血性尿毒综合征、血栓性血小板减少性紫癜等并发症。

(5)霍乱弧菌:霍乱弧菌通过污染的水源和食物进行传播。夏秋季节为霍乱的高发季节。典型症状为伴呕吐的剧烈腹泻,主要为分泌性腹泻(出现水样便),可迅速出现严重脱水症状。

(6)其他:产气荚膜梭状芽孢杆菌、耶尔森菌、蜡状芽孢杆菌、嗜水气单胞菌等也是常见急性胃肠道感染的病原菌。

3. 寄生虫　蓝氏贾第鞭毛虫是最常见的引起胃肠炎的原虫感染,可导致持久的腹泻。其他寄生虫感染包括隐孢子虫和溶组织内阿米巴感染。欠发达地区寄生虫感染率较高,改善卫生条件有助于预防寄生虫感染。

(三) 治疗

1. 治疗原则

(1)根据临床情况及时补充液体及电解质;

(2)及时留取粪便进行粪便常规、细菌培养及药敏实验;

(3)止泻治疗主要包括肠黏膜保护剂和吸附剂(如蒙脱石、果胶和活性炭等)、益生菌、抑制肠道分泌药和肠动

力抑制剂(洛哌丁胺等);

(4)伴有高热和脓血便的急性肠道感染者,禁用肠动力抑制剂止泻;

(5)病毒及细菌毒素引起的呕吐和腹泻通常不需使用抗菌药物。病原体不明的轻、中度感染,以补液支持治疗为主,一般不建议使用抗菌药物;

(6)当患者感染症状明显或有疾病加重风险或出现血性腹泻等疑似侵袭性细菌(如沙门菌、志贺菌或弯曲杆菌)感染、合并重度脱水或存在肠道外感染时,有抗菌药物使用指征。

2. **经验性抗感染治疗** 对于急性胃肠道感染,应结合患者临床表现,评估疾病严重程度,权衡抗菌治疗的利弊,以下情况可给予经验性抗感染治疗:

1)病情重:不成形大便 6 次 /d,和 / 或发热,里急后重;

2)有侵袭性细菌感染的特征:如黏液样便或血便(低热或无发热且病情不严重的病例除外);

3)有增加并发症风险的宿主因素:年龄大于 70 岁以及有心脏病和免疫功能缺陷等伴发疾病。

3. **抗感染药物的选择** 根据患者病史和临床表现推断可能的致病菌,抗感染治疗药物选择推荐意见表 5-36。

表 5-36 急性胃肠道感染的抗感染治疗

诊断	常见病原体	首选治疗	备选治疗
病毒性肠炎	轮状病毒,诺如病毒,腺病毒,巨细胞病毒	一般无需抗病毒治疗,抗菌药物治疗无效,以补液、对症支持治疗为主	巨细胞病毒性肠炎可给予更昔洛韦 5mg/kg 静脉滴注,Q12h,治疗 2~3 周

续表

诊断	常见病原体	首选治疗	备选治疗
大肠埃希菌肠炎	肠致病性大肠埃希菌,肠产毒性大肠埃希菌,肠侵袭性大肠埃希菌	左氧氟沙星 500mg 静脉滴注或口服,Qd,或环丙沙星 400mg 静脉滴注(或 500mg 口服),Q12h,疗程 14d,或哌拉西林他唑巴坦 4.5g 静脉滴注,Q8h,疗程 5~7d	氨苄西林 500~1 000mg 静脉滴注或口服,Q12h,或阿莫西林 500 或 1 000mg 静脉滴注或口服,Q12h,疗程 14d,儿童可予以阿奇霉素
	肠出血性大肠埃希菌	补液	抗菌药物和抗肠动力药可增加溶血尿毒症风险,应避免使用
空肠弯曲杆菌肠炎	空肠弯曲杆菌	阿奇霉素 500mg 口服,Qd,疗程 3d,或 1 000mg 口服,Qd	红霉素 500mg 口服,Q8~12h,疗程 5~7d,或环丙沙星 500mg 口服,Q12h,疗程 5~7d
沙门菌肠炎伤寒副伤寒	沙门菌属:伤寒沙门菌、副伤寒沙门菌	左氧氟沙星 500mg 静脉滴注或口服,Qd,或环丙沙星 400mg 静脉滴注或 500mg 口服,Q12h,疗程 7~14d(非亚洲获得性),或头孢曲松 2g 静脉滴注,Qd,疗程 7~14d,或阿奇霉素 1g 口服,然后 500mg 口服,疗程 7d,或氯霉素 500mg 口服或静脉注射,Q6h,疗程 14d(亚洲获得性)*	氨苄西林 500~1 000mg 静脉滴注或口服,Q8h,或阿莫西林 500 或 1 000mg 静脉滴注或口服,Q8h,疗程 14d

续表

诊断	常见病原体	首选治疗	备选治疗
弧菌性肠炎	副溶血弧菌等	多西环素 100mg 口服,Q12h,或环丙沙星 500mg 口服,Q12h,疗程 3d	SMZ/TMP 2 片口服,Q12h,或四环素 0.5g 口服,Q12h,疗程 3d
耶尔森菌肠炎	小肠结肠炎耶尔森菌	左氧氟沙星 500mg 口服,Qd,或环丙沙星 500mg 口服,Q12h,疗程 14d	SMZ/TMP 2 片口服,Q12h,疗程 14d
细菌性痢疾	志贺菌属	左氧氟沙星 500mg 静脉滴注或口服,Qd,或环丙沙星 400mg 静脉滴注(或 500mg 口服),Q12h,或诺氟沙星 400mg 口服,Q12h,疗程 5~7d	氨苄西林 500~1 000mg 静脉滴注或口服,Q12h,或阿莫西林 500 或 1 000mg 静脉滴注或口服,Q12h,疗程 14d
霍乱	霍乱弧菌	诺氟沙星 400mg 静脉滴注或口服 bid,或 SMZ/TMP 2 片,Q12h,或环丙沙星 500mg 口服,Q12h,疗程 3d	多西环素首剂 200mg 口服后,100mg 口服,Q12h,疗程 3d
贾第虫病	蓝氏贾第鞭毛虫	替硝唑 2g 顿服	甲硝唑 0.4g 口服,Q8h,疗程 5~10d,或呋喃唑酮 100mg 口服,Q12h,疗程 7~10d

注:* 因亚洲人群喹诺酮耐药菌增加,亚洲获得性感染不要经验性使用喹诺酮,需药敏试验结果。

(张国强 谢苗荣 童朝阳 郑晓媛 马 渝)

第三节　急诊常见泌尿系统
感染性疾病

一、急性膀胱炎

泌尿道感染（urinary tract infection，UTI）包括膀胱炎（膀胱/下泌尿道感染）和肾盂肾炎（肾脏/上泌尿道感染）。女性膀胱炎极其常见，UTI 风险高于男性，尿道较短、肛门与尿道口接近是女性 UTI 的重要因素。其他危险因素包括 UTI 史、近期性交、使用杀精剂涂覆的避孕套、阴道隔膜和单独使用杀精剂等。糖尿病以及结构性或功能性泌尿道异常也会增加膀胱炎风险。

（一）临床表现

膀胱炎典型临床表现包括尿痛、尿频、尿急和耻骨上疼痛，也经常出现血尿。膀胱炎症状也可能不典型，老年女性可存在一些类似膀胱炎症状的非特异性泌尿系症状（如长期尿痛或尿失禁）。

发热、畏寒、寒战及全身性疾病等其他体征并不符合急性单纯性膀胱炎的诊断，而提示肾盂肾炎或其他 UTI 并发症的可能。

体格检查包括针对发热、脊肋角压痛和腹部压痛的评估。如果有提示阴道炎或尿道炎的症状或体征，则需要检查盆腔。

（二）辅助检查

泌尿系统症状不典型患者不能明确诊断膀胱炎时，可行尿液分析，无脓尿则提示非膀胱炎。

对于急性单纯性膀胱炎女性，无需进行尿培养和药敏试验,若有耐药微生物感染风险患者应予实施。若患者有发生更严重感染的危险因素(如基础泌尿系统结构异常、免疫功能低下状态和糖尿病控制不良),则无论其他耐药危险因素如何,均应行尿培养和药敏试验。

急性单纯性膀胱炎患者不需要检查血液。

(三)病原学特点

1. **病原体组成** 如表 5-37 所示,大肠埃希菌是单纯性膀胱炎最常见感染微生物(占病例的 75%~95%),偶尔可由肠杆菌科其他菌种(如肺炎克雷伯菌和奇异变形杆菌)以及其他细菌(如腐生葡萄球菌)引起。在没有抗菌药物或医疗暴露情况下,急性单纯性膀胱炎中较少分离出其他革兰氏阴性菌和革兰氏阳性菌。

对于近期使用过抗菌药物或其他医疗暴露的患者,单纯性膀胱炎的微生物谱可能更广泛,还会包括其他革兰氏阴性杆菌(如假单胞菌)、肠球菌和葡萄球菌。因此,细菌培养和药敏试验对有这类危险因素的患者至关重要。

表 5-37 宿主不同情况下的常见泌尿系统病原体

宿主特点	常见病原体
正常机体	大肠杆菌 其他革兰氏阴性菌(如克雷伯菌属、变形杆菌属、铜绿假单胞菌属、肠杆菌属) 肠球菌
泌尿生殖系统异常	近期未接触抗感染药物:大肠杆菌。 最近接触过抗感染药物:耐药大肠杆菌、非大肠杆菌病原体。 其他潜在病原体:克雷伯菌属、肠杆菌属、铜绿假单胞菌
留置泌尿系统导管	铜绿假单胞菌、白念珠菌、表皮葡萄球菌

续表

宿主特点	常见病原体
性生活活跃的女性	大肠杆菌、其他革兰氏阴性菌、腐生葡萄球菌、阴道毛滴虫
免疫抑制人群	肠道病原体、革兰氏阳性菌（如肠球菌）、病毒、酵母菌、腺病毒、BK 病毒和 JC 病毒（出血性膀胱炎；造血细胞移植和实体器官移植受者）

2. 主要病原体耐药特性　耐药微生物致 UTI 的危险因素包括近期使用广谱抗菌药物、医疗暴露以及到多重耐药微生物流行的地区旅行史等。为优化经验性治疗，需要持续监测当地的耐药率。

第一代和第二代口服头孢菌素类和阿莫西林克拉维酸的耐药率随区域而异，但通常<10%，适合用作治疗急性单纯性膀胱炎的一线药物。

全球范围内尿道标本分离的大肠埃希菌对氟喹诺酮类耐药率存在明显上升趋势。一项关于美国门诊患者的大肠埃希菌尿液分离株的研究显示，2000—2010 年环丙沙星的耐药率从 3% 增加到 17%。一项人群研究纳入 2005—2009 年于明尼苏达州收集的超过 5 000 份大肠埃希菌尿液分离株，尿液分离株对氟喹诺酮类药物和 / 或复方磺胺甲噁唑（即，TMP-SMZ）的耐药率在老年患者及存在社区分离株的病例中有所增加。在中国大肠埃希菌对喹诺酮类药物的耐药率超过 40%，因此不能以此类推药物作为一线抗感染药物，否则治疗失败率会很高。

TMP-SMZ 可识别的耐药性危险因素包括之前 3~6 个月内使用过 TMP-SMZ。此外，临床、体外和数学模型研究表明，20% 的耐药率应作为 TMP-SMZ 不应用于急性单纯性膀胱炎经验治疗的阈值。

耐药感染的数量正在增加,包括产 ESBLs 菌株引起的感染。据报道,在世界范围内急性单纯性膀胱炎患者中,产 ESBLs 分离株的感染率在增加。特别是一种特殊的大肠埃希菌菌株,即序列 131 型(ST131),已成为全球氟喹诺酮类耐药大肠埃希菌 UTI 和产 ESBLs 大肠埃希菌 UTI 的主要病因。

(四)经验性抗感染治疗

1. 经验性抗感染药物选择 急性单纯性膀胱炎的抗菌方案选择取决于感染 MDR 革兰氏阴性菌的风险。对于没有 MDR 革兰氏阴性菌感染危险因素的耐药风险低的患者(表 5-38),通常选择以下药物:TMP-SMZ、磷霉素。

表 5-38 泌尿系统感染多重耐药
革兰氏阴性菌的危险因素

在过去三个月中有以下任何病史的患者中,怀疑多药耐药的革兰氏阴性菌泌尿系统感染:
①尿液分离出多重耐药革兰氏阴性菌株
②患者有医疗机构(如医院、疗养院、长期急救机构)住宿史
③氟喹诺酮、甲氧苄啶磺胺甲噁唑或广谱 β- 内酰胺药物(如三代或四代头孢菌素)用药史
④多重耐药率高的地区旅居史

(1)TMP-SMZ:一次口服 1 片双强度片剂(160/800mg),Q12h,疗程 3d。在某些地区,使用甲氧苄啶代替 TMP-SMZ,并被视为等效。

(2)磷霉素:3g 散剂溶于水中作为单次口服剂量。对于存在泌尿道异常、免疫功能低下状态或糖尿病控制不良的患者,最好采用较长疗程(如 7d)治疗。

(3)β- 内酰胺类药物:阿莫西林克拉维酸、头孢泊肟、头孢地尼和头孢羟氨苄,每种药物疗程均为 5~7d。如果不能使用 β- 内酰胺类(如过敏),可使用环丙沙星或左氧氟沙星替代,疗程均为 3d。

2. **耐药高风险患者** 患者在之前 3 个月内存在表 5-38 中某种情况,则有较高 MDR 革兰氏阴性菌感染风险。因耐药性或其他顾虑而无法使用以上药物时,建议推迟抗菌药物治疗,直到能根据培养和药敏结果选择治疗方案。对于存在轻度至中度症状的患者,等待结果期间可使用镇痛药对症治疗。若对推迟抗菌药物治疗存有担忧(如显著膀胱刺激症状),则在等待培养结果期间,可以使用一种最初因担心可能耐药而避免使用的药物(如 β- 内酰胺类药物或氟喹诺酮类药物)进行经验性治疗。或者,如担忧存在更严重感染危险因素(如免疫功能低下)的患者口服药物可能治疗失败,则可通过初始静脉给药治疗。

二、急性肾盂肾炎

急性肾盂肾炎是指各种病原微生物侵入肾盂和肾实质引起的急性感染性疾病,可累及单侧或双侧肾脏。女性发病率明显高于男性,约为 10∶1。尿道上行感染、血源感染、淋巴感染和直接感染是急性肾盂肾炎最常见感染途径。

(一)易感因素

1. **性别** 女性尿道较短且接近肛门,尿道口周围致病菌容易进入膀胱引起上行泌尿系统感染。男性尿道较长,尿道口离肛门较远,而且正常前列腺分泌的杀菌物质可防止致病菌侵入,因此男性不易发生上行性泌尿系统感染。

2. **尿道梗阻** 机械性梗阻(结石、肿物或前列腺增生等)或神经功能性梗阻(神经源性膀胱)使尿液引流不畅,发生尿潴留,细菌在局部大量繁殖易发生感染。

3. **膀胱输尿管反流** 膀胱三角区解剖结构异常、下尿道梗阻、膀胱功能紊乱等引起膀胱输尿管反流,导致细菌逆流上行到达输尿管和肾盂引起感染。

4. **妊娠** 妊娠期激素变化,孕激素诱导输尿管平滑肌松弛和张力下降致尿停滞,增大的子宫压迫膀胱造成尿潴留,膀胱输尿管反流等尿道生理改变使细菌更容易上行至输尿管和肾脏引起感染。

5. 糖尿病 糖尿病患者血糖控制不佳、神经源性膀胱以及免疫功能下降更易引起泌尿系统感染,一旦发生感染不易控制。糖尿病患者泌尿系统感染发生率比正常人高 5 倍。糖尿病患者应避免不必要的泌尿系统器械检查。

6. 医源性因素 长期留置导尿管、膀胱镜检查、尿道扩张术等侵入性操作容易损伤尿道黏膜,将细菌带入泌尿系统而发生上行感染。

(二) 临床表现

1. 全身症状 寒战、高热(38.0~40℃),热型不一,多为弛张热,伴全身不适、肌肉酸痛、头痛、恶心呕吐和纳差等。

2. 泌尿系统症状 多伴有膀胱刺激症状(尿频、尿急、尿痛),可有脓尿或血尿;持续腰痛或肾区不适(单侧或双侧),多为钝痛或酸痛,查体可有患侧肋脊角叩痛阳性。部分患者膀胱刺激症状不典型或缺如,而以全身症状为主,或表现为发热伴血尿和腰痛。

(三) 实验室检查

1. 尿常规 应留取晨起第一次中段尿进行检测。尿液浑浊,可有脓尿、菌尿或蛋白尿,常见镜下或肉眼血尿,可见白细胞管型。每高倍视野下超过 5 个白细胞称为脓尿。

2. 尿培养 应用抗感染药物前尽可能留取清洁中段尿培养,可确定病原菌和抗感染药物敏感性,菌落计数 $\geq 10^5/ml$ 有临床意义。

3. 血常规 白细胞计数可明显增多,中性粒细胞比例升高或核左移。

4. PCT PCT 在细菌感染时,特别是革兰氏阴性菌感染水平显著升高,是目前临床最常用且参考意义最大的细菌感染标志物。

（四）影像学检查

1. 泌尿系超声检查 首选项目,能够快速筛查泌尿系统梗阻、肾积水或积脓、肾脏或输尿管结石、泌尿道结构异常、先天发育不全或畸形、肿瘤及多囊肾等。

2. X线检查 泌尿系统平片和静脉肾盂造影可发现上泌尿系统结石和畸形。肾盂造影不作为常规检查,宜在感染清除4~8周后进行。

3. CT检查 超声有阳性发现时,CT可进一步明确病变范围及病因。CT平扫可明确显示结石、产气感染、出血、梗阻和脓肿等。

（五）病原学特点

肾盂肾炎病原体主要有革兰氏阴性杆菌,以大肠埃希菌最常见,占60%~80%;其次有变形杆菌、产气杆菌、克雷伯菌属、B族链球菌和葡萄球菌等。

（六）经验性抗感染治疗

1. 经验性抗感染药物选择 急性肾盂肾炎大多为大肠埃希菌上行感染所致,留取尿培养标本后应首选对革兰氏阴性杆菌有效、肾脏或尿液中浓度高且肾毒性小的药物。用药72h评估效果显著者无需换药,症状无改善者应按照药敏结果更换抗感染药物。严重感染、混合感染或多重耐药菌感染时应联合用药。

（1）轻症患者可门诊口服药物治疗,可选用氟喹诺酮类(如左氧氟沙星);或青霉素类(如阿莫西林);或头孢菌素类(如头孢呋辛)等。治疗有效者无需重复尿培养,治疗无效患者需进行尿道影像学检查以排除复杂因素如结石或解剖异常。

（2）中重症患者应用静脉抗感染药物治疗

1）半合成青霉素+β-内酰胺酶抑制药:广泛覆盖铜绿假单胞菌、肠杆菌科和肠球菌,同时β-内酰胺酶抑制药对产 ESBLs 肠杆菌有很好抗菌作用。可选择哌拉西林/他唑巴坦(4.5g 静脉滴注,Q6h)。

2)三代头孢菌素:对革兰氏阴性菌的杀菌活性显著增加,且增加对假单胞菌的抗菌活性,如头孢他啶。

3)碳青霉烯类:可用于伴发脓毒症重症感染患者,如亚胺培南和美罗培南。

4)病情严重且不除外革兰氏阳性球菌感染时,应经验性选择万古霉素,需检测血药浓度,肾功能不全者根据肌酐清除率调整剂量。

5)待培养及药敏结果回报后,尽可能更换窄谱敏感抗菌药物。

2. 抗感染药物疗程 对于轻症患者,可门诊口服抗感染药物治疗,疗程 10~14d。如 14d 治疗后尿检仍显示阳性,应根据药敏结果选择敏感抗感染药物继续治疗 4~6 周。

对于重症患者,应收入院进行治疗,静脉给药退热后继续用药 3d 后改口服,共 2 周疗程。如静脉给药 72h 无效患者,应根据药敏结果选择敏感抗感染药物,疗程不少于 2 周。

(陈 锋 余慕明 柴艳芬)

第四节 急诊常见循环系统感染性疾病

一、急性感染性心内膜炎的治疗

感染性心内膜炎(infective endocarditis,IE)是由病原微生物引起的心内膜和/或心瓣膜的炎症性疾病,死亡率高达 15%~20%,是一种致命的疾病。

(一) IE 诊断

2015 年欧洲心脏病学会(European society of cardiology, ESC)修订的 IE 诊断标准。

1. 主要诊断标准

(1)血培养阳性 IE:①不同期 2 次取样血培养显示符合 IE 的典型微生物,草绿色链球菌、解没食子酸链球菌(牛链球菌)、HACEK 组微生物、金黄色葡萄球菌,或无原发病灶时社区获得性肠球菌;或②持续血培养阳性显示符合 IE 的病原微生物,取样间隔>12h 的不少于 2 次血培养阳性,或所有 3 次或 4 次不同期血培养的大部分为阳性(首次和最后一次抽血间隔 ≥ 1h);或③单次血培养伯纳特立克次体阳性或逆相 IgG 抗体滴度>1 : 800。

(2)影像学阳性 IE:①超声心动图结果阳性 IE,赘生物,脓肿、假性动脉瘤、心内痿管,心脏瓣膜穿孔或动脉瘤,新出现的人工瓣膜开裂;② 18F-FDG PET/CT(仅适用于人工瓣膜置入 3 个月以上)或放射标记白细胞 SPECT/CT 检出人工瓣膜周围炎症异常活跃;③心脏 CT 显示明确的瓣周病变。

2. 次要诊断标准

(1)易患因素如易患心脏病或注射吸毒。

(2)体温>38℃的发热。

(3)血管表现(包括仅通过影像检查出的血管病变):重要动脉栓塞,脓毒性肺梗死,感染(真菌)性动脉瘤,颅内出血,结膜出血,Janeway 损害。

(4)免疫表现:肾小球肾炎、Osler 结节、Roth 斑和类风湿因子。

(5)微生物学证据:血培养阳性但不符合上述主要标准,或血清学证据提示符合 IE 病原体的活动性感染。

3. IE 诊断杜克(Duke)改良标准

(1)确诊 IE:①病理诊断标准有赘生物、栓塞的赘生物或心内脓肿标本培养或组织学检查发现微生物;或者组织学检查证实的病变、赘生物或心内脓肿显示活动性心内膜炎。②临床诊断标准:两项主要标准,或一项主要标准合并三项次要标准,或五项次要标准。

(2)可能 IE:一项主要标准合并一项次要标准,或三项次要标准。

(3)排除 IE:其他疾病诊断明确,或抗感染药物治疗 ≤4d,则提示 IE 的症状消退,或抗感染药物治疗 ≤4d 时手术或尸检无 IE 的病理学证据,或不符合上述可能 IE 诊断标准。

(二)抗感染药物治疗

1. 抗感染药物选用的基本原则

(1)杀菌剂;

(2)联合应用,包括至少两种具有协同作用的抗菌药物;

(3)大剂量;

(4)静脉给药;

(5)长疗程。

对于耐药菌,应根据药敏结果调整抗感染药物、延长治疗时间(6 周)、联合用药。对于人工瓣膜心内膜炎(prosthetic valve endocarditis,PVE)治疗,抗菌治疗至少 6 周,而自体瓣膜心内膜炎(native valve endocarditis,NVE)治疗 2~6 周即可(特殊微生物感染需延长抗菌治疗时间)。抗感染药物治疗期间需要人工瓣膜置换的NVE,术后抗感染药物治疗方案应该按 NVE 推荐方案,且无论是 NVE 还是 PVE,抗菌药物治疗时间应从血培养阳性转阴后开始算起。

2. 经验性治疗 IE 的治疗应尽早开始。经验性治疗最初的选择基于多种考虑:

(1)患者是否以前接受过抗感染药物治疗;

(2)感染累及自身瓣膜还是人工瓣膜;并且明确是

早期还是晚期 PVE;

(3)感染的地点(社区、医院或非院内医疗相关的 IE)和当地流行病学知识,尤其抗感染药物耐药和特异性血培养阴性病原菌;

(4)头孢唑林、阿莫西林/克拉维酸或氨苄西林/舒巴坦以及万古霉素经验性治疗甲氧西林敏感金黄色葡萄球菌菌血症或心内膜炎。

急性重症患者经验性治疗建议的方案总结如下。①社区获得性 NVE 或晚期 PVE(术后 ≥ 12 个月):氨苄西林联合(氟)氯唑西林或苯唑西林以及庆大霉素(Ⅱa C);青霉素过敏者应用万古霉素联合庆大霉素(Ⅱb C)。②早期 PVE(术后<12 个月)或医院和非院内医疗相关 IE:万古霉素联合庆大霉素和利福平(利福平仅用于 PVE)(Ⅱb C),当医疗相关 NVE 耐甲氧西林金黄色葡萄球菌感染率>5% 时,氯唑西林联合万古霉素直到最后金黄色葡萄球菌鉴定识别。如果最初血培养阴性以及无临床反应,考虑血培养阴性感染性心内膜炎(blood culture-negative infective endocarditis,BCNIE)病原体以及可能手术进行分子诊断与治疗,必须考虑扩展抗感染药物治疗谱包括血培养阴性病原菌(多西环素、氟喹诺酮类)。NVE 和晚期 PVE 的治疗方案应覆盖葡萄球菌、链球菌和肠球菌;早期 PVE 或医疗相关 IE 的治疗方案应覆盖 MRSA、肠球菌以及最好包括非 HACEK 革兰氏阴性菌。

3. 口腔链球菌和牛链球菌组 对青霉素敏感的链球菌推荐标准治疗方案,青霉素 G 或阿莫西林或头孢曲松持续使用 4 周为 NVE 的标准治疗(Ⅰ B),而对 PVE 的标准治疗为 6 周。无并发症 NVE 病例,如果青霉素敏感链球菌和肾功能正常,青霉素或阿莫西林或头孢曲松可联合庆大霉素或奈替米星进行 2 周的标准治疗(Ⅰ B)。如果对 β- 内酰胺类过敏,不能进行脱敏治疗的 NVE 患者应推荐使用万古霉素治疗 4 周（ I C），PVE 患者推荐治疗 6 周。替考拉宁建议为替代治疗，其对链球菌和肠球菌 IE 的疗效评价基于有限的回顾性研究资料。青霉素耐药和敏感口腔链球菌的抗感染药物治疗大致相似。但是，青霉素耐药病例必须联合氨基糖苷类抗感染药物至少 2 周，部分单独使用克林霉素或氨基糖苷类，不推荐短期治疗方案。PVE 和 NVE 治疗效果相似，但治疗持续时间长（6 周）。高度耐药菌株（MIC ≥ 4mg/L）经验极少，但是可能首选万古霉素（联合氨基糖苷类抗感染药物）。达托霉素的经验非常有限。

4. 肺炎链球菌和 β- 溶血性链球菌（A、B、C 和 G 组）　自从抗感染药物引入临床后肺炎链球菌 IE 变得非常罕见。青霉素敏感菌株（MIC ≤ 0.06mg/L）的治疗与口腔链球菌相似，而 2 周短期治疗例外，但未经正式研究证实。对不合并脑膜炎的青霉素中等耐药（MIC 0.125~2mg/L）和完全耐药菌株（MIC ≥ 4mg/L）也同样，尽管部分协作组学者对耐药菌株推荐高剂量头孢菌素（如头孢噻肟或头孢曲松钠）或万古霉素。合并脑膜炎的病例，必须避免使用青霉素，应根据抗感染药物敏感性更换为头孢曲松或头孢噻肟钠单药或联合万古霉素。链球菌 A、B、C 或 G 组 IE 相对罕见，包括咽峡炎链球菌群（星状链球菌、咽峡炎链球菌、中间链球菌）。链球菌 A 组全部对 β- 内酰胺类敏感（MIC ≤ 0.12mg/L），但其他血清群可能显示某种程度的耐药。链球菌 B、C、G 组和咽峡炎链球菌产生脓肿，因此可能需要手术辅助治疗。链球菌 B 组 PVE 死亡率极高，推荐心脏手术治疗。除了不推荐短期治疗外，抗感染药物治疗与口腔链球菌相似，应联合庆大霉素 2 周。

5. 颗粒链球菌属和乏养菌属　颗粒链球菌属和乏养菌属 IE 的慢性长期病程中，并发症和瓣膜置换（约 50%）的发生率较高，可能由于诊断和治疗的延误。抗感染药物推荐包括青霉素 G、头孢曲松或万古霉素治疗 6 周,至少开始 2 周联合氨基糖苷类抗感染药物。

　　6. **金黄色葡萄球菌和凝固酶阴性葡萄球菌**　甲氧西林敏感葡萄球菌 NVE 患者,(氟)氯唑西林或苯唑西林推荐治疗 4~6 周(ⅠB);对金黄色葡萄球菌的替代治疗为复方磺胺甲噁唑 1 周静滴加 5 周口服联合克林霉素治疗 1 周(Ⅱb,C)。甲氧西林敏感葡萄球菌 PVE 患者,(氟)氯唑西林或苯唑西林联合利福平治疗持续 ≥6 周,同时联合庆大霉素治疗 2 周(ⅠB)。青霉素过敏患者或 MRSA NVE 患者,万古霉素治疗 4~6 周(ⅠB);青霉素过敏,但甲氧西林敏感而非过敏患者推荐头孢菌素类抗感染药物治疗 4~6 周。替代治疗为达托霉素治疗 4~6 周(Ⅱa,C),部分专家建议联合氯唑西林或磷霉素。对金黄色葡萄球菌的替代治疗为复方磺胺甲噁唑 1 周静滴加 5 周口服联合克林霉素治疗 1 周(Ⅱb,C)。青霉素过敏患者或 MRSA PVE 患者,万古霉素联合利福平治疗持续 ≥6 周,同时联合庆大霉素 2 周(ⅠB)。青霉素过敏,甲氧西林敏感而非过敏反应的患者可推荐头孢菌素类抗感染药物联合利福平治疗 ≥6 周,同时联合庆大霉素 2 周。无并发症的甲氧西林敏感金黄色葡萄球菌感染的右侧自体瓣膜 IE 推荐短期(2 周)和口服治疗,但不能用于左心系统 IE。甲氧西林敏感金黄色葡萄球菌 IE,如果青霉素过敏,稳定的患者可尝试青霉素脱敏;由于万古霉素效果不如 β-内酰胺类抗感染药物,故不应给予。β-内酰胺类抗感染药物不能使用时,选择达托霉素联合另一种有效的抗葡萄球菌药物。里昂葡萄球菌通常对甲氧西林敏感,可用氯唑西林治疗。金黄色葡萄球菌感染的 PVE 死亡率风险非常高(>45%),常需要早期瓣膜置换。

　　7. **甲氧西林和万古霉素耐药的葡萄球菌**　MRSA 通常对多种抗感染药物耐药,以至于只有万古霉素与达托霉素治疗重症感染。但是万古霉素中介耐药金黄色葡萄球菌（MIC 4~8mg/L）、异质性万古霉素中介耐药金黄色葡萄球菌在世界范围内的出现，导致 IE 治疗的失败；而且近几年万古霉素高度耐药金黄色葡萄球菌株获得分离，所以需要新的治疗方法。达托霉素批准用于金黄色葡萄球菌菌血症和右心 IE。达托霉素联合 β-内酰胺类或磷霉素用于 NVE 患者，联合庆大霉素和利福平用于 PVE 患者。其他方法包括磷霉素联合亚胺培南，奎奴普丁-达福普汀联合和不联合 β-内酰胺类，β-内酰胺类+噁唑烷酮（利奈唑胺），β-内酰胺类抗感染药物联合万古霉素，高剂量的复方新诺明和克林霉素。

8. **肠球菌属** 肠球菌 IE 的抗感染药物治疗推荐如下。对 β-内酰胺类和庆大霉素敏感菌株，阿莫西林或氨苄西林治疗 4~6 周，联合庆大霉素 2~6 周为 I B 类推荐（部分专家推荐庆大霉素给药 2 周，II a，B）；但对症状>3 周或 PVE 的患者推荐阿莫西林或氨苄西林治疗 6 周联合庆大霉素 2~6 周或 2 周。或氨苄西林联合头孢曲松钠持续治疗 6 周（I B），该联合用药对有和无高水平氨基糖苷类耐药（HLAR）的粪肠球菌菌株有效，是 HLAR 粪肠球菌 IE 的联合选择，但对屎肠球菌无效。或万古霉素联合庆大霉素治疗 6 周（I C）。对庆大霉素高水平耐药（MIC>500mg/L），如果对链霉素敏感则用其替代庆大霉素。对氨基糖苷类、β-内酰胺类和万古霉素多种药物耐药时推荐的替代方案为：①达托霉素联合氨苄西林；②利奈唑胺持续治疗 ≥8 周（II a，C）（监测血液学毒性）；③奎奴普丁-达福普汀持续使用 ≥8 周，奎奴普丁-达福普汀对粪肠球菌无效；④对于其他联合用药（达托霉素联合厄他培南或头孢洛林），请感染病专家会诊。肠球菌 IE 主要由粪肠球菌导致（90% 的病例），比较罕见的是屎肠球菌（5% 的病例）或其他。肠球菌对抗感染药物高度耐药，感染消除需要联合两种细胞壁抑制剂(氨苄西林加头孢曲松钠,抑制青霉素结合蛋白互补而协同)或一种细胞壁抑制剂与氨基糖苷类抗感染药物联合长时间使用协同杀菌。其次,其可能对多种药物耐药,包括氨基糖苷类(HLAR)、β-内酰胺类和万古霉素。青霉素完全敏感菌株(青霉素 MIC ≤ 8mg/L)用青霉素 G 或氨苄西林(或阿莫西林)联合庆大霉素。氨苄西林(或阿莫西林)可能首选,因为 MIC 低 2~4 倍。常见的情况是粪肠球菌和屎肠球菌对庆大霉素均耐药。如果氨基糖苷类 MIC > 500mg/L(HLAR)则不应使用。这种情况链霉素可能仍然具有活性,并为一种良好选择。β-内酰胺类和万古霉素耐药主要见于屎肠球菌。由于双重耐药罕见,故 β-内酰胺类用于万古霉素耐药菌株,反之亦然。

9. **革兰氏阴性菌** HACEK 相关菌种,HACEK 是指嗜血杆菌属(H)、放线菌属(A)、人心杆菌属(C)、埃肯菌属(E)及金氏杆菌属(K),通常认为 HACEK 细菌群对氨苄西林耐药。其对头孢曲松、其他第三代头孢菌素和氟喹诺酮类药物敏感,标准治疗是 NVE 患者头孢曲松持续 4 周,而 PVE 持续 6 周。如果其不产 β-内酰胺酶,氨苄西林联合庆大霉素持续 4~6 周为一种治疗选择。非 HACEK 菌种:推荐治疗为早期手术,以及 β-内酰胺类和氨基糖苷类联合用药长时间(至少 6 周)杀菌治疗,有时需联用氟喹诺酮类或复方新诺明。

10. **真菌** 念珠菌和曲霉菌感染多见,死亡率非常高(> 50%),需抗真菌药联合手术瓣膜置换治疗。念珠菌 IE 的抗真菌治疗包括两性霉素 B 脂质体(或其他脂质配方)联合或不联合高剂量氟胞嘧啶或一种棘白菌素;针对曲霉菌感染首选伏立康唑,某些专家推荐加用一种棘白菌素或两性霉素 B。推荐口服抑制性唑类药物长期治疗(念珠菌用氟康唑而曲霉菌用伏立康唑),有时推荐终身治疗。

(三) IE 的外科治疗

虽然抗感染药物是治疗 IE 的主要方法,但约有 50% 的 IE 患者最终需要手术治疗。根据 2015 年欧洲心脏病学会发表的 IE 诊疗指南指出手术治疗 IE 的时机为在预防栓塞并发症的同时,若出现以下情况:主动脉瓣二尖瓣心内膜炎引起严重的反流、阻塞、瘘管伴有难治性肺水肿或心源性休克或心力衰竭、血流动力学不稳定;既往有栓塞病史;局部感染控制欠佳导致脓肿形成、假性动脉瘤等并发症的形成;赘生物>10mm;使用抗感染药物治疗而且脓毒性病灶已经得到了控制,但仍存在持续性菌血症;当敏感抗感染药物治疗超过 1 周的血培养阳性并伴持续发热;严重瓣膜狭窄;真菌性感染等心内膜炎均应紧急手术治疗。

二、急性心包炎

心包炎是临床最常见的心包疾病,急性心包炎是心包脏层和壁层的急性炎症性疾病,以胸痛、心包摩擦感、心电图改变与心包积液为特征。急性心包炎可由各种疾病引起,部分病因至今不明,病因明确的可根据病原学分为病毒性、细菌性、结核性、真菌性等,最常见的为病毒感染。其治疗方法,包括对症治疗和病因治疗。

(一) 对症治疗

1. 建议急性心包炎患者限制运动,直至症状缓解,CRP、心电图和超声心动图恢复正常。

2. 阿司匹林、布洛芬等非甾体抗炎药(NSAIDs)是治疗急性心包炎的一线药物。抗炎药物的选择应基于患者的病史(既往服药疗效和禁忌证、是否伴有其他疾病)与医生临床经验。阿司匹林常用剂量为 750~1 000mg/8h,治疗 1~2 周后逐渐减量(每 1~2 周减量 250~500mg)。布洛芬的常用剂量为 600mg/8h,治疗 1~2 周后逐渐减量(每 1~2 周减量 200~400mg)。

3. 低剂量的秋水仙碱能有效缓解疼痛并减少复发，最新指南推荐秋水仙碱作为辅助阿司匹林等 NSAIDs 治疗急性心包炎的一线药物。秋水仙碱的常用剂量为一次用量 0.5mg，1 次 /d（体重<70kg），或一次用量 0.5mg，2 次 /d（体重>70kg），疗程为 3 个月。

4. 皮质类固醇可能导致病程延缓与药物抵抗，不作为一线用药。若患者存在阿司匹林等 NSAIDs 和秋水仙碱禁忌证或治疗失败，应考虑使用低剂量皮质类固醇，例如醋酸泼尼松 0.2~0.5mg/（kg·d），直到症状消失与 CRP 恢复正常再考虑逐渐减量。

（二）病因治疗

对于有预后不良指征的急性心包炎患者可行病原学检查，有助于制定针对性治疗方案。

1. 病毒性心包炎　病毒性心包炎是成人常见的急性心包炎类型，病毒可通过细胞溶解 / 细胞毒性作用与 T/B 细胞介导的免疫机制，导致心包与心肌炎症。病毒性心包炎是自限性疾病，大多数患者可痊愈，但是也有病例发展为复发性心包炎、限制性心包炎或心脏压塞。

（1）治疗

1）药物治疗：多数患者卧床休息，给予 NSAIDs 与秋水仙碱联合治疗，1~2 周后症状即可好转。若患者正在服用其他通过细胞色素 P450 系统在肝脏进行代谢的药物时，为避免秋水仙碱毒性，应慎用。对于病毒性心包炎患者的病毒病原体检查有助于制定针对性的治疗策略。有专家建议，同治疗心肌炎一样给予抗病毒治疗，但这些抗病毒治疗方案临床应用较少并仍在评估过程中。目前还没有针对病毒与炎症反应持续存在的疗效较好的药物。考虑到皮质醇可以重新激活病毒并导致持续的炎症反应，一般不用于治疗病毒性心包炎。

2）心包穿刺术：大多数心包炎为自限性，较少发生心脏压塞，较少发展为缩窄性心包炎，无需心包穿刺术或心包活检。当患者出现大量心包积液和心脏压塞伴血流动力学紊乱时，或诊断治疗需要抽取心包积液时行心包穿刺术或心包活检。

（2）预后：一般临床经过良好，数周后病情缓解；但也有迁延数年或反复发作。15%~40% 患者于数周后再发心前区疼痛，心包炎复发，这可能不是病毒的再感染，而是初次病毒损伤的免疫反应。

2. 结核性心包炎　结核性心包炎患者多为年轻人，男性较多，多为肺门、纵隔淋巴结核分枝杆菌扩散或血型播散所致，是一种特殊类型的细菌性心包炎。

（1）治疗

1）药物治疗：一旦诊断明确，应予抗结核治疗。最新指南建议四联抗结核药物治疗（异烟肼、乙胺丁醇、利福平、吡嗪酰胺），用药至少 2 个月后改为异烟肼 + 利福平二联用药，持续用药 6 个月以上。有研究表明超过 9 个月的疗程并没有增加疗效，且加重医疗负担与患者依从性降低。用药期间，需注意观察药物可能引起的不良反应，定期复查肝功能等生化指标。渗出性心包炎可在 6 个月内发展为缩窄性心包炎。合理的药物应用可以避免这一病情进展。基于利福平的抗结核治疗可以将缩窄性心包炎的发病率降低到 17%~40%。另外，心包内应用尿激酶也可以降低缩窄性心包炎的发病率。在抗结核治疗的同时，建议对于 HIV 阴性患者给予联合肾上腺皮质激素治疗，可以促进积液的吸收，减少心包粘连，减少发展成为缩窄性心包炎的危险。但对于 HIV 阳性的结核性心包炎患者，因恶性肿瘤发生风险增加，应避免使用激素治疗。

2）外科治疗：有心包缩窄及心包增厚时，推荐应用早期心包切开术。抗结核治疗 4~6 周后，体循环静脉压持续升高，可能由于心脏压塞、心包缩窄所致，可考虑行手术切除心包。

（2）预后：缩窄性心包炎是结核性心包炎最严重的后遗症之一，尽管及时给予抗结核治疗和糖皮质激素，仍有 30%~60% 的渗出性结核性心包炎患者进展为缩窄性心包炎。

3. 化脓性心包炎　化脓性心包炎较多发生在成年人，病原学包括肺炎球菌、葡萄球菌、链球菌和革兰氏阴性杆菌等，常见感染途径有：①胸腔术后早期感染的扩散；②感染性心内膜炎扩散；③膈下化脓性感染的扩展；④菌血症的血行播散。

（1）治疗

1）化脓性心包炎患者若无心包引流，可迅速进展成大量心包积液，导致心脏压塞而死亡。对于怀疑为化脓性心包炎的患者，应立即行诊断性心包穿刺抽液。

2）在病原学检查结果报告之前，应首先经验性静脉应用抗感染药物。将心包积液涂片革兰氏染色作为初选抗感染药物的依据，如果心包积液中找不到细菌，在除外结核后可经验性选用半合成抗葡萄球菌抗感染药物与氨基糖苷类抗感染药物合用。以后根据血与心包积液培养结果及药敏试验进行调整。积极的抗感染药物治疗配合有效心包穿刺引流，是治疗化脓性心包炎的有效方法。

（2）预后：化脓性心包炎如能早期应用有效的抗感染药物，及时进行心包穿刺引流，预后较好。

4. 真菌性心包炎　真菌性心包炎一般发生于淋巴瘤、白血病患者，长期接受广谱抗感染药物，免疫功能低下，HIV 携带者或艾滋病患者。真菌性心包炎主要是由组织胞浆菌、念珠菌、曲霉菌、芽孢菌、诺卡氏菌等引起。虽然真菌性心包炎极少，但对真菌有易感性患者，如正在接受免疫抑制治疗的患者，若出现心包炎相关表现，应考虑到真菌性心包炎的可能。

（1）治疗：组织胞浆菌心包炎通常在 2 周内自行缓

解,若伴严重全身性病变需静滴两性霉素 B;其他真菌感染应用两性霉素 B 时,建议疗程要长,因为这类感染较易发生心包缩窄。诺卡氏菌心包炎的治疗方案首选磺胺类药物。放线菌心包炎则应用包括青霉素在内的三联抗感染药物治疗。真菌性心包炎患者进展为缩窄性心包炎时建议行心包切除术。

(2)预后:组织胞浆菌病心包炎可能出现大量心包积液与心脏压塞,其他真菌性心包炎的心包渗出较慢,可发生心包增厚、钙化和缩窄性心包炎。

(朱继红 徐 峰)

第五节 急诊常见中枢神经系统感染性疾病

一、细菌性脑膜炎

细菌性脑膜炎(bacterial meningitis)是中枢神经系统化脓性感染中最常见的疾病。患者可有发热、头痛、呕吐、颈项强直等临床表现,重症患者可出现谵妄、昏迷、呼吸循环衰竭。

(一)临床表现

细菌性脑膜炎多急性起病,其临床表现因患者年龄及病原不同而各异,约 50% 患者有呼吸道感染等前驱症状,近 25% 患者呈暴发起病,前驱症状不明显。典型表现有发热、头痛、嗜睡、谵妄、昏迷等意识障碍,可见于 80% 以上的患者;30% 患者可有抽搐。体格检查时患者多有颈项强直、Kernig 征及 Brudzinski 征阳性,但成人患者阳性率仅 50%,故对阴性者不能排除诊断。视乳头水肿的发生率在感染早期<1%,一旦出现,病情多已不属早期。随着疾病的进展,患者可出现颅内压增高的表现,包括昏迷、血压升高、心动过缓及第Ⅲ对脑神经麻痹等。

(二)辅助检查

1. **细菌性脑膜炎的脑脊液检查** 所有患者脑脊液压力均升高,当>600mmH$_2$O 时则提示存在脑水肿、颅内化脓性病灶或脑积水。未经治疗的细菌性脑膜炎,白细胞数高于正常水平,为(100~10 000)×10^6/L,以中性粒细胞升高最为明显;但亦有 10% 患者以淋巴细胞升高为主,这种情况在产单核细胞李斯特菌脑膜炎较常见。约 4% 患者无脑脊液细胞数增多现象,因此,即使脑脊液白细胞数正常,亦应进行革兰氏染色及细菌培养。脑脊液中蛋白质水平升高,多数患者大于 1g/L,糖含量降低,氯化物含量亦常降低。研究表明,如果患者脑脊液中葡萄糖水平<0.34g/L,脑脊液及血清糖比值<0.23,蛋白质水平>2.2g/L,白细胞数为 2 000×10^6/L,或中性粒细胞数>1 180×10^6/L,则细菌性脑膜炎的诊断基本可确立。

2. **脑脊液革兰氏染色** 可对 60%~90% 的细菌性脑膜炎患者进行迅速、准确的病原学鉴定,阳性率与脑脊液内细菌浓度以及细菌种类有关。如果已进行过抗感染药物治疗,则细菌鉴定阳性率下降。

3. **细菌性脑膜炎的快速诊断试验** 反向免疫电泳、葡萄球菌 A 蛋白协同凝集反应及乳胶凝集反应等,可用于检测患者脑脊液中多种致病菌的特异抗原,尤其是革兰氏染色阴性者。PCR 用于诊断由脑膜炎双球菌及李斯特菌所致的脑膜炎,敏感度和特异度均较高,尤其适用于脑脊液革兰氏染色阴性、细菌抗原检测及培养为阴性的患者,但亦有假阳性报告。

（三）病原学特点

目前社区获得性细菌性脑膜炎的主要病原为肺炎链球菌、脑膜炎双球菌等。急性细菌性脑膜炎的致病菌最常见的是肺炎链球菌、脑膜炎奈瑟球菌、流感嗜血杆菌。

（四）经验性抗感染治疗

1. 尽早开始应用抗感染药物，在完成必要的检查后，应根据初步诊断以及最常见的 3 种致病菌，立即应用氨苄西林与氯霉素联合疗法。

2. 选择易于透过血脑屏障的药物，如氯霉素、磺胺嘧啶以及甲硝唑等。青霉素虽不易透过血脑屏障，但在炎症时血脑屏障被破坏，通透性增加，必须大剂量给药。

3. 应用毒性低、抗菌作用强的药物，剂量要大。

4. 以联合用药，分次静脉滴注为宜。

5. 临床实践证实，鞘内注射抗感染药物弊大于利，应尽量避免使用，确属需要者，剂量宜小，滴注速度宜慢。

二、脑脓肿

脑脓肿是指化脓性细菌侵入脑内形成脓腔，致使脑组织遭到严重破坏的一种严重的颅内感染性疾病，其中链球菌、葡萄球菌、革兰氏阴性肠道菌（包括变形杆菌属、肠杆菌科、克雷伯菌属）、厌氧菌分别占培养阳性病原体的 34%、18%、15% 和 11%。地域之间革兰氏阴性菌所占比例略有差异，我国脑脓肿病原学链球菌和葡萄球菌最常见。随着新型抗菌药物的发展，细菌性脑脓肿的预后获得较大改善，近 60 年来死亡率从 40% 降至 10%，完全治愈率从 33% 升至 70%。

（一）治疗方法

早期诊断和及时治疗对其预后至关重要。不同脑脓肿患者因脓肿数目、大小、位置以及患者自身条件等方面存在差异,其治疗预后存在差异。细菌性脑脓肿的治疗方法包括两类,即在抗感染药物治疗基础上联合手术及单纯药物保守治疗。

相对保守治疗中,手术可迅速减轻占位效应,获得脓液标本,以便尽早取得病原体证据,从而缩短抗菌药物疗程,减轻药物毒副反应,减少住院时间。在临床实践中一般推荐:一旦脓腔形成,尤其是影像学上环形强化出现后,所有直径>2.5cm 的病灶均应行手术;即使直径 ≤2.5cm,为获得病原学依据,也应尽量手术。此外,由脓肿导致的脑实质移位、脑疝,脓肿邻近脑室有破溃而造成脑室膜炎的可能也是手术适应证。在临床应用中,手术治疗占 87%,保守治疗只占 12%。

目前认为,在满足以下条件时,可考虑选择单纯内科保守治疗:脓肿较小,直径 ≤2.5cm;已知致病病原体者(由脓液以外其他部位分离得到病原体)格拉斯哥昏迷评分(Glasgow coma score,GCS)>12 分,初始临床状态好。以下患者亦可考虑保守治疗:多发脓肿,且直径>2.5cm 或引起占位效应的大脓肿已手术处理;患者有严重的手术风险。然而保守治疗亦不是一成不变的,如 1~2 周内未见临床/影像学好转或有恶化者,须重新考虑手术介入。

(二)抗感染治疗方案

目前的抗感染治疗方案主要基于临床推断和经验,覆盖常见病原体,脑脊液通透性好,且生物安全性高,对脓肿的渗透性高。

2000 年英国抗微生物化疗协会(British society for antimicrobial chemotherapy,BSAC)推荐的三代头孢菌素联合甲硝唑仍是目前公认的经验性治疗方案,在应用中占 53%,可用于邻近组织感染直接侵犯及血行播散的病灶,并根据细菌培养结果、影像学复查结果及患者临床症状变化及时调整抗感染药物,注意皮疹、白细胞减少、药物热、肝功能损伤等不良反应。

当怀疑有葡萄球菌属,甚至 MRSA 可能时,如果是颅脑外伤和医源性头颅操作后脑脓肿,需加入万古霉素或利奈唑胺,联合第三代头孢菌素和甲硝唑。利奈唑胺药代动力学特性好,在中枢神经系统中的浓度高。

由于采集标本的特殊性,实际操作中很难测定脓肿中抗菌药物的浓度。理论上可加以推断:如 β- 内酰胺类、氨基糖苷类等亲水性药物,对脓肿的通透性差,应用时宜加大给药剂量;脂溶性药物如利福平、喹诺酮类、利奈唑胺、甲硝唑等,通透性好,常规剂量在脓肿中即达到较高浓度。

(三)抗感染治疗疗程

一般认为保守治疗时间要长于手术 + 药物联合处理,至少需要 6 周。BASC 推荐,一旦 CRP 开始回落至正常,且患者无感染系统症状(如发热),能耐受口服,且有合适的药物,就可从静脉抗菌药物转为口服抗菌药物。

在临床实践中,应密切结合患者实际情况,按临床反应和疗效决定疗程,尤其应关注患者的精神状况和头颅影像显示的脓肿大小。若有临床恶化应立即行头颅影像学检查,2 周 1 次神经影像学检查,随访 3 个月以上,直到脓肿完全吸收;如果 2 周抗菌治疗后病灶增大,或 3~4 周未明显吸收,应重新考虑手术治疗。

综上所述,对于细菌性脑脓肿,目前仍倾向于至少 4 周以上的抗感染药物治疗,以静脉治疗为主,在病情较轻、稳定好转、有合适药物等条件下,可考虑改口服药物完成治疗。

(王胜云 林兆奋 赵 红 丁 宁)

第六节　急诊常见骨
关节系统感染性疾病

一、急性化脓性关节炎

急性化脓性关节炎（acute septic arthritis）是一种临床少见的，主要累及单个关节（5%~10% 累及多关节）如髋关节、膝关节的关节内感染，病原微生物多为细菌，好发于儿童，成人发病则多见于老年人。

（一）感染途径和病理特点

病原菌进入关节内的途径主要包括如下。①血源性：身体其他部位感染灶内的病原菌经血液循环传播至关节内；②邻近感染：关节周围皮肤软组织感染或骨髓炎后继发关节内感染；③医源性：如关节腔穿刺或注射药物后继发感染，或是关节置换术及关节周围骨折内固定植入后继发关节内感染；④外伤性：如创伤、刺伤、动物咬伤致关节软组织或关节囊损伤后感染。

化脓性关节炎的病理可以分为三个阶段：①浆液性渗出期：病原菌进入关节后，滑膜充血水肿，白细胞浸润和浆液性渗出，此时关节软骨一般无明显破坏，此期病变可逆。②浆液纤维素性渗出期：病变继续进展，白细胞和脓细胞明显增多，滑膜炎进一步加重，纤维蛋白沉积致关节软骨破裂、溃疡、脱落。软骨凹凸不平，关节功能出现障碍。③脓性渗出期：关节软骨全层受累，软骨下骨和滑膜被破坏，关节周围软组织亦可受累出现蜂窝织炎，渗出物为脓性，病变已不可逆，遗留有严重功能障碍。

（二）临床表现

临床表现可轻可重，尤其在婴幼儿，多不典型。全身表现主要为全身（感染）中毒症状，起病急骤，有寒战高热等表现，甚至出现谵妄、昏迷或惊厥等，小儿多见；部分严重病例可表现为脓毒症或脓毒症休克。局部表现：红、肿、热、痛、功能障碍，活动受限，体位或姿势受限。膝关节、肘关节等浅表关节可以表现出明显发红、肿胀，浮髌试验可能阳性，皮温增高，压痛明显，关节因疼痛可能处于半屈曲位而不敢主动活动。髋关节、骶髂关节等深部关节则可能不会表现出明显的关节肿胀、发热，但仍可出现关节因疼痛而不敢活动，拒做病变关节的体格检查。

（三）辅助检查

1. **检验检查** 白细胞显著升高，多大于 10×10^9/L，分类以中性粒细胞升高为主，ESR 和 CRP 显著升高，PCT 的升高更具有诊断价值，目前也可以进行病原微生物基因检测快速测定关节液或血液中的可能的病原菌。关节腔穿刺抽液：对于怀疑化脓性关节炎的膝关节、肘关节、肩关节、髋关节等都可由有经验的医生进行关节腔穿刺抽液，送检关节液常规、生化、找脓细胞、革兰氏染色及关节液细菌培养。

2. **影像学检查** 发病 1 周内 X 线及 CT 关节结构多表现正常，或仅为软组织肿胀、肌间隙模糊及关节积液引起的关节间隙增宽，没有明显特异性。MRI 表现：化脓性关节炎患者 MRI 可见关节软骨毛糙、模糊、脱落；骨髓水肿，软组织水肿表现为滑膜周围软组织弥漫性肿胀；另有部分病例可见周围软组织多发脓腔，增强扫描病变呈环形强化；化脓性关节炎滑膜组织均明显增生，增强扫描明显强化，甚至包裹关节内韧带，关节腔积液，表现为关节腔长 T1WI 长 T2WI 信号。小儿化脓性关节炎可伴有干骺端骨髓炎、骨骺骨髓炎或脓肿，表现为 T1WI 上低信号，T2WI 上高信号，部分病例干骺端可见层状骨膜反应。

（四）病原学特点

化脓性关节炎的病原菌根据患者的年龄和病因不同而有很大差异，在所有年龄段和危险人群，最常见的病原菌是金黄色葡萄球菌，其次是链球菌。小于 3 月龄的婴幼儿，常见的病原菌是金黄色葡萄球菌、B 组链球菌、肺炎克雷伯菌、革兰氏阴性杆菌；3 月龄至 5 岁的婴幼儿的常见病原菌是金黄色葡萄球菌、A 组链球菌、金格杆菌和肺炎链球菌；大于 5 岁的儿童的常见病原菌是金黄色葡萄球菌、A 组链球菌。

成年人的病原菌则可能与患者的现病史、既往史、身体状态、药物滥用等密切相关，但病原菌仍以金黄色葡萄球菌、凝固酶阴性葡萄球菌、链球菌属、假单胞菌属、其他革兰氏阴性菌为主。

动物咬伤所致的化脓性关节炎主要病原菌为致伤动物口腔菌群和人皮肤菌群。常见病原菌依次是：巴斯德氏菌属、葡萄球菌、链球菌及厌氧菌。

植物刺伤后导致的化脓性关节炎常见病原菌是成团泛菌、星状诺卡氏菌、申克孢子丝菌，饮用未经巴氏消毒的乳制品后发生的化脓性关节炎常见病原菌是布鲁氏杆菌。

（五）经验性抗感染治疗

早期足量应用抗感染药物，全身营养支持，患肢制动，关节穿刺冲洗。抗感染药物的使用需要综合考虑患者的病史和临床表现并经验性口服或静脉输注及关节内注射抗感染药物。金黄色葡萄球菌，对万古霉素、替考拉宁、利奈唑胺敏感性较高；肺炎克雷伯菌及大肠埃希菌对美罗培南和亚胺培南、头孢菌素三代及环丙沙星、四环素具有较高的敏感性。

小于 3 个月的婴儿化脓性关节炎的经验性抗菌疗法应针对金黄色葡萄球菌、链球菌和革兰氏阴性杆菌。萘夫西林或万古霉素联合头孢噻肟或头孢他啶(如果考虑假单胞菌)是首选治疗方法。≥3 个月儿童的化脓性关节炎经验疗法应该针对金黄色葡萄球菌和其他革兰氏阳性菌(例如,A 组链球菌,肺炎链球菌)。克林霉素或第一代头孢菌素是适当的治疗。

二、急性骨髓炎

急性骨髓炎(acute osteomyelitis)一般是指病原微生物引起的骨膜、骨质、骨髓的炎症反应,其中细菌感染最常见,急性期常引起骨质破坏,如果不能及时正确治疗,会严重影响健康和劳动力。

(一)感染途径和扩散途径

1. 血源性感染 病原体从体内其他感染灶入血如皮肤感染、扁桃体炎、肺炎等,后血行至骨组织,机体免疫力下降或病原体毒力较强即可发生。值得注意的是,在这类继发于脓毒症的患者,骨髓炎可能是其全身性炎症反应的一种,可能合并脑脓肿、肝脓肿、肾脓肿、心包炎等其他器官炎症表现,因此需全身体检,关注全身感染的控制,以免漏诊。血源性骨髓炎是最常见的感染类型,且病情最严重。

2. 蔓延性感染 从邻近软组织感染蔓延至骨组织,如糖尿病足引起的趾骨骨髓炎。

3. 创伤性感染 病原体从伤口直接侵入骨组织,如开放性骨折引起的感染。

扩散途径:骨内感染灶形成后,因骨质包围,引流不畅,多有严重的毒血症表现,后脓肿逐步扩大,会沿着局部阻力较小的部位向四周扩散。常见的途径有:①先扩散至骨髓腔,后延中央管至骨膜下,形成骨膜下脓肿;②脓液压力较高时,可直接突破干骺端骨皮质至骨膜下,后突破骨膜至软组织,或沿哈佛系统至骨髓腔;③突破骺板进入关节腔,多见于成人或者位于股骨(股骨干骺端位于关节囊内)。

（二）临床表现

1. **全身症状**　血源性感染引起的化脓性骨髓炎,起病较急,可有高热寒战,伴或不伴有全身其他器官的感染,可追溯到感染灶。创伤性骨髓炎全身症状较轻,伴局部软组织损伤,但应警惕厌氧菌感染。

2. **局部症状**　早期有局部剧烈疼痛及搏动性疼痛,肌肉保护性痉挛,患肢拒动。局部皮温增高,深压痛,可无明显肿胀;数日后,如发展成骨膜下脓肿,可有局部红肿热痛典型表现;如突破骨膜至软组织,可因压力减轻疼痛缓解,但局部压痛明显,有波动感;如脓液进入骨髓腔,整个肢体剧痛、肿胀,可伴有病理性骨折。

（三）辅助检查

1. **实验室检查**　早期血白细胞及中性粒细胞、CRP、ESR等炎性指标可明显升高,血源性感染血培养可能阳性,局部骨穿刺液培养可阳性,可指导抗感染药物使用。

2. **影像学检查**

（1）X线:早期无明显改变,2周后可见骨质破坏、骨膜反应及层状新骨形成,可伴有病理性骨折。

（2）CT:可比X线更早发现病灶,对骨内外膜新骨形成及病变范围显示更精确。

（3）磁共振成像:骨髓炎早期MRI就能显示病变部位的骨内及骨外表现,包括病变部位的骨髓损害及骨膜反应。

（4）骨显像诊断:骨扫描对早期诊断脊髓炎有重要价值,但其假阳性价高,骨扫描阴性也不能排除急性骨髓炎。

（四）病原学特点

急性骨髓炎最常见的致病菌是金黄色葡萄球菌,其次是乙型链球菌、白色葡萄球菌,少见大肠埃希菌、铜绿假单胞菌、肺炎链球菌等。

（五）经验性抗感染治疗

急性骨髓炎常是全身感染的一部分,应及早采用足量、有效的抗感染药物。在培养和药敏试验明确致病菌之前,及时有效的经验性抗感染药物治疗对控制急性脊髓炎至关重要,应根据感染类型、感染部位、可能的致病菌及宿主状态及早选择合适的经验性抗感染药物方案,后根据细菌培养及药敏试验尽早调整敏感抗感染药物。经验性用药时多主张联合用药,疗程4~7周,可考虑静脉使用3周,后序贯口服抗感染药物3周,待体温正常,白细胞总数等炎性指标正常,症状和体征消失2周后停药。

（张方杰 李小刚 周 浩 张劲松）

第七节 急诊常见皮肤/软组织感染性疾病

一、疖、痈

疖,又称疖子、疖肿,是单个毛囊及其周围组织的急性细菌性化脓性炎症。常由金黄色葡萄球菌引起,好发于头面部、颈部和臀部。

痈,累及毛囊及其周围组织的细菌感染性皮肤病。由多个疖组成,可深达皮下组织。好发于颈部、背部、肩部、臀部等皮肤厚的部位。

（一）疖、痈的特点

疖、痈的特点见表 5-39。

表 5-39 疖、痈的特点

特点	疖	痈
定义	单个化脓性毛囊及毛囊深部周围组织的感染	多个邻近毛囊的深部组织感染
病因	金黄色葡萄球菌多见，部分为表皮葡萄球菌感染	金黄色葡萄球菌
临床表现	最初局部出现红、肿、痛的小结节，后逐渐肿大，呈锥形隆起。数日后，结节中央坏死变软，出现黄白色小脓栓，红肿热痛范围扩大。再数日后，脓栓脱落，排出脓液，炎症逐渐消失而愈	多发生于皮肤较厚的颈项、背部和大腿，初为弥漫性、浸润性紫红斑，表面紧张发亮，触痛明显，之后局部出现多个脓头，有较多脓栓和血性分泌物排出，伴有组织坏死和溃疡形成，可见窦道，局部淋巴结肿大。患者自觉搏动性疼痛，可伴有发热、畏寒、头痛、纳差等全身症状
流行病学	青少年易发	抵抗力低下者
治疗原则	早期热敷 物理疗法 切开引流 系统应用敏感抗感染药物	治疗原发病 增强机体免疫力 早期热敷 物理疗法 切开引流 系统应用敏感抗感染药物

（二）疖、痈的经验性抗感染治疗

以下几种情况需系统应用抗感染药物：①皮损位于

鼻周、口周、外耳道等；②范围大、复发性疖或痈；③皮损周围有蜂窝织炎；④皮损局部治疗无反应。

金黄色葡萄球菌是人类化脓性感染中最常见的病原菌，其致病力主要取决于其产生的毒素和侵袭性酶。随着抗感染药物的广泛应用，MRSA 引起的感染和病死率有逐年增加的趋势，给临床治疗带来了很大的困难。

在确立疖、痈临床诊断并完善合理病原学检查后，需根据患者年龄、基础疾病、临床特点、肝肾功能、既往用药和药物敏感性情况分析病原并评估耐药风险，选择恰当的抗感染药物和给药方案，及时实施初始经验性抗感染治疗。

1. **外用药物** 目前临床上治疗皮肤金葡菌感染的局部外用抗感染药物主要有莫匹罗星、夫西地酸和喹诺酮类抗感染药物。

莫匹罗星，可抑制金葡菌内蛋白质及 RNA 的合成，其细菌细胞上的作用靶点为异亮氨酰 tRNA 合成酶上的异亮氨酸结合点。对需氧革兰氏阳性菌有很强的抗菌活性。

夫地西酸，临床上用于各种葡萄球菌感染，包括产酶菌和甲氧西林耐药菌株。对夫地西酸或其赋形剂过敏者禁用。不宜长时间、大面积使用。实验证明，夫地西酸经吸收后能透过胎盘屏障，并可通过乳汁分泌，因此，哺乳期妇女应注意勿用于乳房部位的皮肤感染。夫地西酸通过肝脏代谢从血中清除，肝功能异常者可能需要减少剂量。该药物不通过肾脏排泄，肾功能损伤患者可以使用该药。

金葡菌对喹诺酮类抗感染药物耐药性增加较快，故应用此类药物时需密切监测耐药情况。

2. **系统用药** 抗感染药物治疗，应早期、联合、长疗程，选用青霉素 G 或万古霉素；对耐青霉的金葡菌可选用苯唑西林、头孢菌素类，或与新一代喹诺酮类抗感染药物合用。抗菌药物用 5~10d。SSTI 对于复杂性住院患者,除手术外,应进行 MRSA 经验性治疗,推荐药物包括:万古霉素、利奈唑胺、达托霉素、克林霉素等。疗程一般为 7~14d。考虑有 CA-MRSA 感染者,可经验选择:克林霉素、复方磺胺甲噁唑、四环素类(多西环素或米诺环素)、利奈唑胺治疗;β- 溶血性链球菌感染主要选择 β-内酰胺抗菌药物;考虑 β- 溶血性链球菌和 CA-MRSA 感染均有可能时,可单用克林霉素、复方磺胺甲噁唑或四环素类联用 β- 内酰胺类(阿莫西林),也可单用利奈唑胺。

3. 抗感染治疗疗程 大多数金黄色葡萄球菌产生青霉素酶,且对甲氧西林的耐药性正在增加。一般主张用一种能抗青霉素酶的青霉素,如苯唑西林或萘夫西林 2g,静脉注射,Q4~6h。另一类主要药物是头孢菌素:常用的为头孢噻吩或头孢孟多 2g,静脉注射,Q4~6h,头孢唑林 0.5~1.0g,静脉注射,Q8h;或头孢呋辛 750mg,静脉注射,Q6~8h。第三代头孢菌素的效果不如第一代或第二代制剂。克林霉素 600mg 静脉注射,Q6~8h 对 90%~95% 菌株有效。

4. 小儿金黄色葡萄球菌感染的抗感染药物治疗 MRSA 感染抗菌治疗推荐见表 5-40。一般采用青霉素 10 万 ~50 万 U/(kg·d),肌注或静滴。经治疗体温正常后 7d,大部分肺部体征消失时始可停用抗感染药物,疗程 7~14d。

(1)对耐青霉素 G 金葡菌感染:可用头孢菌素、红霉素、万古霉素、林可霉素等。

(2)MRSA、MRSE:首选万古霉素。

(3)对于甲氧西林敏感的金黄色葡萄球菌、甲氧西林敏感表皮葡萄球菌:首选一代、二代头孢菌素。

表 5-40 MRSA 感染抗菌治疗推荐

感染种类	治疗	成人剂量	儿童剂量	推荐级别	备注
脓肿,疖,痈	切开引流			AII	单纯脓肿和疖病,一般只需切开引流
化脓性蜂窝织炎	克林霉素	300~500mg,Q8h	10~13mg/kg,Q6~8h(不超过40mg/kg·d)	AII	艰难梭菌相关腹泻比其他抗菌药物多见
	SMZco	1~2 片,Q12h	TMP (4~6mg/ 次) +SMZ (20~30mg/ 次),Q12h	AII	SMZco 为妊娠分类 C/D 组,不推荐用于妊娠后 3 个月妇女和 2 个月龄婴儿
	多西环素	100mg,Q12h	≤45kg 体重,2mg/kg,每12h 给药 1 次;>45kg,同成人剂量		8 岁以下儿童不推荐,属于妊娠分类 D 组
	米诺环素	首剂 200mg后,100mg,Q12h	首 剂 4mg/kg 后,2mg/kg,Q12h		
	利奈唑胺	600mg,Q12h	10mg/kg,Q8h(每次不超过600mg)		比其他治疗药物昂贵

续表

感染种类	治疗	成人剂量	儿童剂量	推荐级别	备注
非化脓性蜂窝织炎	β-内酰胺(如头孢氨苄,双氯西林)	500mg,Qd	25~50mg/(kg·d)	AII	推荐用于β-溶血性链球菌感染经验治疗(AII),对β-内酰胺治疗无效的以及由全身性毒性反应患者需要经验性覆盖CA
	克林霉素	300~450mg,Q8h	10~13mg/kg,Q6~8h[不超过40mg/(kg·d)]	AII	能够覆盖β-溶血性链球菌和CA-MRSA
	β-内酰胺(如,阿莫西林)加(或)SMZco或四环素类	阿莫西林500mg,Q8h;其他药物同上	20~40mg/(kg·d)	AII	能够覆盖β-溶血性链球菌和CA-MRSA
	利奈唑胺	同上文	同上文		能够覆盖β-溶血性链球菌和CA-MRSA

续表

感染种类	治疗	成人剂量	儿童剂量	推荐级别	备注
复杂性 SSTI	万古霉素	15~20mg/kg IV,Q8~12h	15mg/kg,IV,Q6h	AI/AII	
复杂性 SSTI	利奈唑胺	600mg,PO/IV,Q12h	10mg/kg,PO/IV,Q8h(每次不超过600mg)	AI/AII	≥12 岁儿童,按成人剂量,妊娠分级 C
	达托霉素	4mg/kg,IV,Qd	研究中	AI/ND	研究中 12~17、7~11 和 2~6 岁及量分别为 5、7 和 9mg/kg;妊娠分级 B
	特拉万星	10mg/kg,IV,Qd	ND	AI/ND	妊娠分级 C
	克林霉素	600mg,PO/IV,Q8h	10~13mg/kg,PO/IV,Q6~8h [不超过 40mg/(kg·d)]	AIII/AII	妊娠分级 B

二、急性蜂窝织炎、淋巴管炎

急性蜂窝织炎是皮下、筋膜下、肌间隙或深部蜂窝组织的一种急性弥漫性化脓性感染。其特点是病变不易局限，扩散迅速，与正常组织无明显界限。炎症可由皮肤或软组织损伤后感染引起，亦可由局部化脓性感染灶直接扩散、经淋巴、血流传播而发生。溶血性链球菌引起的急性蜂窝织炎，由于链激酶和透明质酸酶的作用，病变扩展迅速，有时能引起脓毒症。由葡萄球菌引起的蜂窝织炎，比较容易局限为脓肿。常因致病菌的种类、毒性和发病的部位、深浅而不同。表浅的急性蜂窝织炎，局部红肿痛，并向四周迅速扩大，病变区与正常皮肤无明显分界。病变中央部位常易坏死。深层急性蜂窝织炎，局部红肿多不明显，常只有局部水肿和深部压痛，但病情严重，全身症状剧烈，有高热、寒战、头痛、全身无力、白细胞计数增加等。口底、颌下和颈部的急性蜂窝织炎，可发生喉头水肿和压迫气管，引起呼吸困难，甚至窒息；炎症还可蔓延到纵隔。由厌氧性链球菌、拟杆菌和多种肠道杆菌所引起的蜂窝织炎，又称捻发音性蜂窝织炎，可发生在被肠道或泌尿道内容物所污染的会阴部、腹部伤口，局部可检出捻发音，蜂窝组织和筋膜有坏死，且伴有进行性皮肤坏死，脓液恶臭，全身症状严重。

急性淋巴管炎是致病菌从损伤破裂的皮肤或黏膜侵入或从其他感染性病灶，经组织的淋巴间隙进入淋巴管内，引起淋巴管及其周围组织的急性炎症，称为急性淋巴管炎。本病好发于四肢，以下肢为多。致病菌常为金黄色葡萄球菌和溶血性链球菌。可分为急性网状淋巴管炎和急性管状淋巴管炎两类，急性网状淋巴管炎即丹毒。

（一）诊断标准

1. 急性蜂窝织炎

（1）好发于面颈部、下肢、足、外阴及肛周等处。

（2）皮肤损害一般患处呈弥漫性红肿、边界不清，可发生水疱，中央炎症明显，局部有疼痛及压痛。可出现波动、破溃、排脓，亦可吸收、消退。发生于指（趾）称瘭疽。慢性蜂窝织炎致局部变硬、萎缩时称硬化性蜂窝织炎。

（3）常伴发热、寒战等全身症状。

（4）可有局部淋巴结炎、淋巴管炎，甚至可并发转移性脓肿、脓毒症。

2. 急性淋巴管炎

（1）急性网状淋巴管炎病变多见于下肢，表现为片状皮肤红疹、微隆起、色鲜红、中间稍淡、境界较清楚。局部有烧灼样疼痛，病变范围向外周扩展时，中央红肿消退而转变为棕黄。有的可起水疱，附近淋巴结常肿大、有触痛，但皮肤和淋巴结少见化脓破溃。

（2）急性管状淋巴管炎常见于下肢，多与足癣感染和皮肤破损有关；浅层的管状淋巴管炎在皮肤破损处或感染病灶近侧出现红线，而且肿胀呈条索状、伴有压痛或发硬；蔓延迅速，向近心端延伸，可达区域淋巴结引起肿胀疼痛；深层的管状淋巴管炎往往不出现红线，但有条形触痛区，伴有全身反应，如发热、畏寒、头痛、食欲减退和全身不适等症状。

（二）治疗原则

1. 急性蜂窝织炎

（1）休息可减少能量的消耗，有利于机体的康复；

（2）选用敏感抗感染药物，如有糖尿病注意控制血糖；

（3）局部用热敷、理疗或中药外敷（如蜂疮散）；

（4）加强营养，给予高热量、高蛋白、高维生素、易消化的流质或半流质食物。必要时给予止痛、退热药物；

（5）如经上述处理仍不能控制其扩散者，应作广泛的多处切开引流。口底及颌下的急性蜂窝织炎，经短期积

极的抗炎治疗无效时,即应及早切开减压,以防喉头水
肿,压迫气管而窒息致死;手术中有时会发生喉头痉挛,
应提高警惕,并做好急救的准备。对捻发音性蜂窝织炎
应及早作广泛的切开引流,切除坏死组织,伤口用 3% 过
氧化氢溶液冲洗和湿敷。

2. 急性淋巴管炎

(1)积极处理原发病灶;

(2)局部可采用热敷、理疗或外敷,中药以清热解毒
为治法;

(3)有全身症状时,可应用抗菌药物,多首先选用对
革兰氏阳性菌敏感的抗感染药物;

(4)加强营养,嘱患者多饮水;

(5)治疗要点:治疗急性淋巴管炎应着重治疗原发
感染,全身应用抗菌药物如青霉素、头孢类抗感染药物,
静脉滴注等。卧床休息,抬高患肢。局部可以用 50% 硫
酸镁液或中药湿热敷。局部及全身症状消失后,继续用
药 3~5d,以防复发。

三、急性乳腺炎

(一) 乳腺炎的分类

1. 急性单纯性乳腺炎　早期呈蜂窝织炎,表现为乳
房胀痛、皮温高、压痛,因乳汁的淤滞、静脉和淋巴的回
流不畅,乳房局部出现边界不清、沿导管呈扇形分布的
肿块。

2. 急性化脓性乳腺炎　急性单纯性乳腺炎进一步
发展的结果。局部皮肤红、肿、热、痛明显,触痛加重。
患者有寒战、高热、伴有头痛、无力、脉快等全身中毒症
状。同侧腋窝淋巴结出现炎症反应性肿大、疼痛。

3. 乳房脓肿　急性化脓性乳腺炎局限化,即形成急
性乳房脓肿,脓肿可发生在乳房的任何部位,靠近皮肤
可触及波动感。脓肿可以向外破溃自皮肤排出,也可向

内破溃传入乳腺管,自乳头排出脓液,当脓液破入乳房后,沿间隙至胸大肌前输送组织中可形成乳房后脓肿。

（二）乳腺炎的病因

急性乳腺炎是乳腺的急性化脓性感染,主要由于乳汁淤积、细菌入侵引起的感染所致。本病好发于哺乳期女性、青春期女性以及妊娠期女性,可由乳头皲裂、乳腺管堵塞、乳汁淤积诱发。

（三）急性乳腺炎的症状

急性乳腺炎的症状见表 5-41。

表 5-41　急性乳腺炎的症状

急性乳腺炎	红肿热痛	寒战高热	淋巴结肿大	并发症
急性乳腺炎	一般起初呈蜂窝织炎样表现,局部疼痛、压痛、皮温升高	无	无	无
急性化脓性乳腺炎	有,较重	有,体温可达40℃	有	可出现脓毒血症或菌血症
乳房脓肿	有,较重,靠近乳房皮肤处可触及波动感可发生破溃,严重者形成瘘管,可见乳汁及脓液从瘘管排出	持续高热、面色潮红,甚至出现谵妄等精神症状	有	可出现转移性脓肿,如处理不当可形成长期不愈的脓瘘或乳瘘,临床可见从瘘管排出乳汁及脓液

（四）辅助检查

1. **血常规检查**　白细胞总数及中性粒细胞数增加,

并发脓毒血症时,白细胞总数常在 $15 \times 10^9/L$ 以上。

2. 细菌学检查

(1)脓液涂片:抽取脓液行涂片检查,一般可见革兰氏阳性球菌,致病菌以金黄色葡萄球菌为主(95.4%),其中 MRSA 检出率为 25.8%,亦可行抗酸染色查抗酸杆菌,以帮助确定致病菌种类。

(2)脓液培养及药敏试验:指导治疗过程中的抗感染药物选择。

(3)血液细菌培养:急性乳腺炎并发脓毒血症时,一般应隔天一次,抽血做细菌培养,直到出现阳性结果为止。抽血时间最好选在预计发生寒战高热前,可提高阳性率。

(五)诊断标准

1. 患者有乳房红肿、疼痛、发热等炎症表现,有些患者可能伴有寒战、高热。

2. 实验室检查血常规提示白细胞明显增高。

3. 乳腺超声提示有炎症形成或者有脓肿形成。

(六)经验性抗感染治疗

急性乳腺炎早期未形成脓肿前可选择抗感染药物治疗。因主要致病菌为金黄色葡萄球菌,青霉素可作为急性乳腺炎的首选药物,或用耐青霉素酶的苯唑西林钠,或头孢一代抗感染药物如头孢拉定。对青霉素过敏者,可应用红霉素。

急性乳腺炎脓肿形成后,应及时切开引流。为避免损伤乳管而形成乳瘘,应放射状切开,乳晕下脓肿应沿乳晕边缘作弧形切口。深部脓肿或乳房后脓肿可沿乳房下缘作弧形切口,经乳房后间隙引流,在急性乳腺炎患者行切开引流术期间,实施综合性护理干预,可有效地减少患者术后疼痛感,避免了其他并发症的发生,且有利于患者早日康复。

(唐　艳　杨蓉佳　姜冰玉)

第八节 血流感染

血流感染(blood stream infection,BSI)是指细菌、真菌等病原微生物进入血流引起的播散感染,是一种严重的全身性感染疾病,可表现为脓毒血症进而引起脓毒症休克、MODS 导致死亡。主要临床表现为骤发寒战、高热、心动过速、呼吸急促、皮疹、肝脾肿大和精神神志改变等一系列严重临床症状。BSI 按照发病场所可分为社区获得性和医院获得性,按照有否原发疾病分为原发性和继发性。按照有无复杂因素分为非复杂性和复杂性。非复杂性血流感染指血培养阳性,无心内膜炎,无人工装置,血培养于治疗后 2~4d 内转阴,经有效治疗后 72h 内退热,无迁移性感染灶的患者,不符合上述定义者则为复杂性。

一、危险因素

引起 BSI 的因素复杂多样,包括年龄、性别、免疫状态、基础疾病、所患疾病严重程度、住院时间等,可简单概括为宿主因素和非宿主因素。

(一)宿主因素

1. **免疫功能低下** 任何引起免疫功能下降的因素,都有可能导致 BSI,尤其是中性粒细胞缺乏或减少。

2. **高龄** 因菌血症住院的风险随着年龄的增长而显著增高,年龄>85 岁的患者因菌血症住院风险 4 倍高于 65~74 岁患者。老年人因 BSI 导致的死亡率也更高。

3. **基础疾病** 糖尿病、慢性肾功能不全、抗感染药物暴露是 ICU 患者 BSI 的独立危险因素。

（二）非宿主因素

影响 BSI 的宿主外因素包括是否入住 ICU、BSI 前所进行的侵袭性操作(手术、血液透析、动脉穿刺、插导尿管、中央静脉穿刺、气管内插管等)、放化疗等。

1. **入住 ICU**　研究表明,入住 ICU 是 BSI 相关死亡的一个独立危险因素。ICU 的患者往往病情危重,且免疫力低下,患者接受生物制剂、血液制品以及侵袭性操作如中心静脉插管、气管内插管等操作的机会增加,更容易患 BSI 乃至死亡。

2. **中心静脉导管**　中心静脉导管的使用是引起导管相关 BSI(CRBSI)的直接原因。美国医院感染有 10%~20% 与血管导管装置有关,国内 CRBSI 发生率高达 10.34%,并且随着置管穿刺次数的增加,BSI 的发生率也增高,穿刺次数 ≥6 次的患者 BSI 的发生率为 55%。锁骨下静脉、颈内静脉、股静脉置管发生 CRBSI 的危险性逐渐增高,且导管留置时间越长,感染危险性越大。

3. **化疗**　白血病患者化疗后 BSI 发生率增加,约为 12.7%~30.0%,合并糖尿病、粒细胞缺乏持续时间>7d 是白血病患者化疗后发生 BSI 的独立危险因素。

二、病原学特点

BSI 的病原菌众多,主要包括细菌、真菌及病毒。近 30 年来,全球 BSI 的病原菌逐渐由革兰氏阴性杆菌为主转为革兰氏阳性球菌为主,如凝固酶阴性葡萄球菌、金黄色葡萄球菌、肠球菌等。此外,随着抗感染药物、各种人工装置、静脉导管等使用增加,耐药菌也不断增加。

1. **革兰氏阳性菌**

(1)金黄色葡萄球菌:金黄色葡萄球菌是革兰氏阳性菌血症最常见的病因,年发病率约万分之二。其中,

MRSA 菌血症发生率在北美及英国地区经历了先升后降的过程。国内 17 省市 34 所医院共 149 株 BSI 相关的金黄色葡萄球菌分析发现,MRSA 有 71 株,占临床分离株的 47.7%。

(2)凝固酶阴性葡萄球菌:凝固酶阴性葡萄球菌是医院获得性 BSI 最常见的原因,大约占所有医疗相关菌血症的 1/3,在癌症、粒细胞缺乏及导管置入和/或假体置入患者中分离率最高。

(3)肺炎链球菌:肺炎链球菌是引起社区获得性菌血症第三大常见病原菌。我国 Mohnarin 网监测数据显示 BSI 中肺炎链球菌比率较低,约为 1.5% 左右,青霉素耐药肺炎链球菌约占 5.9%。

(4)肠球菌:肠球菌是人体正常的定植菌,主要包括粪肠球菌和屎肠球菌。近年来,肠球菌属所致的 BSI 呈增加趋势。

2. 革兰氏阴性菌

(1)大肠埃希菌:大肠埃希菌是社区及医院获得性菌血症最常见的病原菌之一,中国 Mohnarin 网监测数据显示大肠埃希菌分离率达到 23.0%。

(2)肺炎克雷伯菌:肺炎克雷伯菌是仅次于大肠埃希菌引起 BSI 的革兰氏阴性杆菌,约为 11.3%。

(3)非发酵革兰氏阴性菌:包括假单胞菌属、不动杆菌属和嗜麦芽窄单胞菌等,其中铜绿假单胞菌和鲍曼不动杆菌已成为引起 BSI 的重要病原菌,两者对碳青霉烯类药物耐药率达 28.3% 和 73.8%。

3. 真菌 大剂量应用糖皮质激素、免疫抑制药物和广谱抗菌药物的患者中,真菌尤其是非白念菌所致的 BSI 呈增长趋势,包括热带念珠菌、光滑念珠菌、近平滑念珠菌和克柔念珠菌。白念珠菌和近平滑念珠菌复合体对氟康唑和伏立康唑保持敏感,光滑念珠菌对氟康唑耐药,热带念珠菌对氟康唑和伏立康唑耐药率明显上升。

4. **厌氧菌** 当人体的防御功能减弱、菌群异位因素存在时,厌氧菌 BSI 的机会将增加 2%~5%,其中 80%~90% 是脆弱类杆菌。厌氧菌常见的入侵途径以胃肠道及女性生殖道为主,其次为褥疮与坏疽,好发人群多为糖尿病、恶性肿瘤、严重肝硬化、器官移植等患者。

三、早期诊断

临床诊断:发热>38℃或低体温<36℃,可伴有寒战。合并下列情况之一:①有入侵门户迁徙病灶;②有全身中毒症状而无明显感染灶;③有皮疹或出血点、肝脾肿大、血液中性粒细胞增多伴核左移,且无其他原因可以解释;④收缩压低于 90mmHg,或较原收缩压下降超过 40mmHg。在临床诊断的基础上,结合病原学结果即可诊断血流感染。

临床诊断 BSI 时要考虑:①血培养是否有结果;②是否存在病原微生物入侵血流所致的全身炎症反应;③是否存在 BSI 危险因素。

(一) 血培养

1. 血培养是诊断 BSI 的金标准。

2. **血培养结果的影响因素** 采血时机、采血部位、采血间隔时间、采血量、采血份数等。采血前已应用抗菌药物治疗会使血培养阳性率明显降低。同时,采血部位皮肤准备欠佳等因素的影响,则会增加血培养的污染。

3. 血培养阳性的结果一般需要 12~36h。

血培养虽是 BSI 诊断的金标准,但由于耗时较长,且存在假阳性和假阴性率高的欠缺,对于急诊 BSI 早期诊断存在不足;实验室炎性指标检测对于早期感染判断有一定价值。

(二) 炎症指标

在血培养结果出来前,以下炎性指标有助于 BSI 的早期诊断。

1. 中性粒细胞与淋巴细胞比值 BSI 后白细胞比例发生变化,中性粒细胞进一步升高,体内大量炎症因子释放,刺激骨髓造血,大量中性粒细胞释放入外周血中,从而明显升高,细菌感染会使人体内淋巴细胞明显减少,体液免疫和细胞免疫都受到影响,内毒素血症患者中存在持续淋巴细胞减少。中性粒细胞与淋巴细胞比值在 BSI 的早期诊断中具有一定价值,其值升高可作为 BSI 的预测指标。

2. PCT 相关研究结果显示,通过 PCT 临界值的选定来判断 BSI 的敏感度及特异度各不相同,若 PCT>1.49μg/L,则敏感性和特异性相对有限,分别为 55.2% 和 85%;如取值为 PCT>1.91μg/L,敏感性达到 80%,特异性可达 90% 以上;若以 PCT>10μg/L 区分是否为血流感染,特异性达 95% 以上,敏感性可达 85% 以上。

3. CRP 在血流感染诊断中的价值 CRP 是一种特异性蛋白,当机体出现活动性感染时就会有所增高,可以用来作为血流感染的预测指标。

四、经验性抗感染治疗

(一)基本原则

1. 一旦临床高度怀疑 BSI,应立即按患者原发病灶、免疫功能状况、发病场所及其他流行病学资料综合考虑其可能的病原,经验性选用适宜的抗菌药物治疗。

2. 及早进行病原学检查,在给予抗菌药物治疗前应留取血液及感染相关的其他标本(如导管尖头、尿液等)送培养,并尽早开始抗菌药物的经验治疗。获病原菌后进行药敏试验,按经验治疗效果及药敏试验结果调整抗菌方案。

3. 宜选用杀菌剂并静脉给药,必要时可联合用药。

4. 疗程一般需用药至体温恢复正常后 7~10d,复杂性 BSI 需全身使用抗菌药物 4~6 周。

5. 去除感染诱因,如移除导管、输液管、脓液引流、解除梗阻、清创等。

6. 在病原尚未明确前,可根据患者发病时情况,估计其最可能的病原菌予以经验治疗,在明确病原后,如果原治疗用药疗效不满意,应根据细菌药敏试验结果调整用药。

（二）针对病原体治疗

1. 革兰氏阳性菌

（1）葡萄球菌:β- 内酰胺类抗感染药物是治疗甲氧西林敏感的葡萄球菌 BSI 的主要选择。如为 MRSA 或 MRSE 分离株,糖肽类药物万古霉素被推荐作为治疗最主要的药物。

（2）肺炎链球菌:多选用二代或三代头孢,如为对青霉素的耐药菌株,可使用万古霉素。

（3）肠球菌:非耐药的肠球菌首选氨苄西林;糖肽类 + 氨基糖苷类、万古霉素是次选;如果为万古霉素耐药肠球菌血症,则选择利奈唑胺和达托霉素。

2. 革兰氏阴性菌

（1）大肠埃希菌:首选三代头孢菌素或 β- 内酰胺类 / β- 内酰胺酶抑制剂。无产 ESBLs 菌感染高危因素:头孢噻肟等三代头孢菌素,氟喹诺酮类、氨基糖苷类;有产 ESBLs 菌感染高危因素:碳青霉烯类、β- 内酰胺类 /β- 内酰胺酶抑制剂。

（2）肺炎克雷伯菌:选择三代头孢菌素、氟喹诺酮类、氨基糖苷类。有产 ESBLs 菌感染高危因素:碳青霉烯类、β- 内酰胺类 /β- 内酰胺酶抑制剂。泛耐药的肺炎克雷伯菌可选择替加环素、头孢他啶 / 阿维巴坦或多黏菌素。

（3）非发酵革兰氏阴性菌：不动杆菌属可选择头孢哌酮/舒巴坦、氨苄西林/舒巴坦、碳青霉烯类（厄他培南除外）、氟喹诺酮类、氨基糖苷类、多黏菌素类。铜绿假单胞菌可选择头孢他啶、头孢吡肟、哌拉西林、碳青霉烯类（厄他培南除外）、环丙沙星或左氧氟沙星、氨基糖苷类等敏感抗感染药物。嗜麦芽窄食单胞菌可选择替卡西林/克拉维酸、头孢他啶、复方新诺明和米诺环素等。

3. **真菌**　可选择三唑类的氟康唑和伊曲康唑，棘白霉素类的卡泊芬净和米卡芬净，多烯类的两性霉素 B 等，以及抑制真菌核酸合成的氟胞嘧啶等。氟胞嘧啶类药物抗菌谱较窄，仅限于念珠菌、曲霉菌、隐球菌的敏感菌属，单独使用易引起耐药。

4. **厌氧菌**　不同种类厌氧菌对抗菌药物敏感性不同，甲硝唑、克林霉素是治疗厌氧菌的首选药物，出现耐药菌株时可选择 β-内酰胺类/β-内酰胺酶抑制剂、碳青霉烯类和万古霉素敏感抗感染药物。

（丁邦晗　曾红科）

第九节　创伤、烧伤相关感染

创伤和烧伤是急诊常见的损伤，可导致组织结构完整性破坏或功能障碍，并发感染。严重创伤和烧伤患者院内感染发生率高，与全身炎症反应综合征（systemic inflammatory response syndrome，SIRS）、脓毒症、多脏器功能衰竭（multiple organ dysfunction syndrome，MODS）等密切相关，是后期患者死亡的主要原因。因此对于创伤和烧伤患者,尤其是损伤严重和/或存在开放性损伤者,及时有效地预防和控制感染是治疗的关键。

一、创伤相关感染

广义的创伤包括机械、物理、化学或生物等因素造成的机体损伤,狭义的创伤限于机械因素导致的损伤。创伤后组织损伤或缺损,形成伤口或创面,若不能及时愈合,不仅影响功能,还是外源性感染的重要途径。不同部位的创伤及创面是否开放,其处理方法有所不同,但基本原则是一致的。

(一)尽快评估病情

创伤发生后需尽快评估病情,根据创伤"CRASH-PLAN"(C:cardiac,心脏;R:respiratory,呼吸;A:abdomen,腹部;S:spine,脊柱;H:head,头颅;P:pelvis,骨盆;L:limbs,四肢;A:arteries,动脉;N:nerves,神经)顺序进行逐一检查。在急诊科需据其伤情轻重程度进行相应处理,优先处理危及生命的创伤。

(二)伤口清创处理

1. **基本原则** 无严格外科清创处理条件时,须进行简单的伤口冲洗、包扎,减轻污染和出血。具备手术条件时应尽快实施清创处理。需要注意的是避免过早缝合污染的和清创不充分的伤口,48h 内再次行伤口评估,在初期探查后 48h 或更长时间后进行延迟的一期缝合。

2. **清创处理** 创面的彻底清创、伤口冲洗以及必要的早期外科处理是控制感染的关键,比早期预防性抗感染药物的应用更为重要。通常在伤后 6~8h 内尽早清创,由浅入深逐层清除异物、失活和坏死组织。创面存在嵌入异物时,应尽可能清除,如果异物数量较多或难以取出,可以保留少量小碎片在软组织内,其标准是无明显感染。以加温的等渗盐水冲洗伤口,冲洗量要充足,污染越严重,冲洗量越多。对于清洁伤口可以一期缝合,而污染较重伤口,不应早期缝合,而应敞开。在特殊部位,如面部伤口,因涉及美观要求,可以早期缝合。创面处理后48h内需再次检查伤口,确定伤口清洁、无感染、无异物和坏死组织时,在初期探查后48h或更长时间后缝合。如果创面存在红肿、脓液、组织坏死等感染表现,需再次清创,下一个48h再次探查伤口。

(三) 病原学特点

对于多发伤和复合伤患者,感染部位最常见的是呼吸道,其次是创口、皮肤创面、泌尿道和血液。呼吸道感染最为常见的原因可能与创伤患者多合并有胸部损伤(如:血气胸、多发肋骨骨折、创伤性湿肺等)有关,另外此类患者多需气管插管、气管切开、机械通气以及长期卧床导致痰液坠积,继发 VAP、坠积性肺炎等。

不同创伤部位,其感染的病原体有所不同,按照头部、胸部、腹部、四肢、皮肤进行划分,其感染后常见病原学特点见表 5-42。

严重创伤患者大多需要较长时间的住院治疗。对于存在开放性创伤,入住 ICU 需要气管插管或气管切开进行机械通气、年龄>50 岁、嗜酒、有严重基础疾病或细胞免疫功能受损者等情况,感染耐药病原体的机会显著增加;另外因创伤需要手术的患者,术后也易继发感染。常见的耐药菌株有 MRSA,产 ESBLs 的如肺炎克雷伯菌、大肠埃希菌;还有铜绿假单胞菌、鲍曼不动杆菌、阴沟肠杆菌等,以及继发真菌感染如白念珠菌等。耐药菌株的出现无疑增加了治疗难度,严重影响患者预后。

表 5-42　创伤患者不同部位感染病原学特点

创伤部位	常见病原体
头部	肺炎球菌、金黄色葡萄球菌、流感嗜血杆菌、表皮葡萄球菌、化脓性链球菌、脑膜炎球菌、兼性和需氧革兰氏阴性杆菌等
胸部	肺炎链球菌、流感嗜血杆菌、金黄色葡萄球菌、厌氧菌、草绿色链球菌、铜绿假单胞菌、鲍曼不动杆菌、肺炎克雷伯菌等
腹部	肠杆菌科、拟杆菌属、肠球菌、铜绿假单胞菌、金黄色葡萄球菌、厌氧菌、白念珠菌等
四肢	金黄色葡萄球菌、凝固酶阴性葡萄球菌、表皮葡萄球菌、革兰氏阴性杆菌、铜绿假单胞菌等
皮肤创面	金黄色葡萄球菌、需氧和厌氧链球菌、肠杆菌科、产气荚膜梭菌、破伤风梭菌；假单胞菌属，气单胞菌属等

(四) 经验性抗感染治疗

多个指南推荐严重创伤患者早期(3h 内)预防性应用抗感染药物，可降低感染的发生率。对于存在开放性损伤及创伤部位多、伤情较重的患者，感染风险明显高于轻症患者，对此类患者需及时留取病原学标本，如：血培养、创面分泌物培养、痰培养、尿培养、引流液培养等，同时注射破伤风抗毒素或破伤风免疫球蛋白。

对于轻度创伤不伴有开放性伤口的患者，不推荐常规应用抗感染药物预防，但需密切关注感染指标变化，由有经验的临床医生决定是否使用抗感染药物治疗；对严重创伤及存在开放性损伤、创口污染的患者，推荐预防性应用抗感染药物；当留取感染部位病原学确定并有体外药敏结果时，抗感染药物需根据药敏结果由经验性治疗转为目标性治疗(表 5-43)。

表 5-43　创伤患者经验性抗感染治疗方案

不同创伤人群		抗感染治疗方案	备注
颅脑创伤	有颅底骨折或行颅脑手术后，预防性应用	青霉素类/酶抑制剂复合物，二、三代头孢菌素，如果青霉素或头孢菌素严重过敏，有革兰氏阴性杆菌感染的可能，可替代药物有氨曲南，若怀疑有铜绿假单胞菌感染，可选择头孢吡肟或头孢他啶	经验性覆盖，根据培养结果逐步降阶梯
	脑脊液检查明确颅内感染	培养结果未出前经验性选用万古霉素+美罗培南；若已有培养和药敏结果应根据药敏结果选择敏感药物	常需脑脊液穿刺引流。脑室内注药可选：阿米卡星、庆大霉素、万古霉素、多黏菌素、达托霉素等，药物剂量根据脑室大小决定，脑室增大，药物剂量增加
胸部创伤	连枷胸，入住 ICU，气管插管机械辅助通气，胸腔闭式引流术后	轻度感染：β-内酰胺类，大环内酯类，呼吸喹诺酮；中重度感染：β-内酰胺类+大环内酯类或β-内酰胺类+呼吸喹诺酮	完善痰、引流液、血液培养。在中重度感染住院患者中，使用β-内酰胺类联合方案优于单药治疗；不要常规覆盖厌氧菌，除非怀疑有肺脓肿或脓胸

续表

不同创伤人群		抗感染治疗方案	备注
腹部创伤	空腔脏器损伤(胃肠道)/继发性腹膜炎	对革兰氏阴性厌氧杆菌有效者:甲硝唑;对革兰氏阴性需氧杆菌有效者:氨基糖苷,二、三、四代头孢菌素,氨曲南,抗假单胞菌青霉素,喹诺酮;对以上二者均有效者:哌拉西林-他唑巴坦,多尼培南,亚胺培南,美罗培南,替加环素	选用药物时必须同时覆盖革兰氏阴性需氧和厌氧菌,不需要经验性覆盖MRSA、肠球菌和念珠菌,除非培养证实存在感染
腹部创伤	创伤所致复杂性泌尿系统感染	二、三、四代头孢菌素。MDR革兰氏阴性菌感染高风险:碳青霉烯类或头孢他啶/阿维巴坦	经验性治疗前:尿培养若怀疑感染入血,需行血培养
四肢创伤		二、三、四代头孢菌素,喹诺酮类,氨基糖苷类 重症感染:万古霉素,利奈唑胺,达托霉素,替加环素	做细菌涂片、培养和药敏试验。必要时应用破伤风类毒素清创,开放和引流伤口

二、烧伤相关感染

由电、化学、热力等因素所引起的组织损伤统称为烧伤。轻度烧伤仅通过局部治疗即可治愈,但中度至重度烧伤需要精细的全身管理和植皮。感染是烧伤患者最常见的并发症,随着烧伤面积的增加,感染风险也随之增加,烧伤面积≥41.0%时,感染率可达至88.0%。

（一）烧伤创面处理

1. **一般处理** 对皮肤烧伤患者需注意创面保护,避免再次污染及损伤。现场措施有限时可用清洁敷料或清洁衣物等覆盖,头面部、手足烧伤可用毛巾等保护创面。中小面积烧伤的四肢创面,需立即浸泡入冷水中(冰水更好)0.5~1h,可降低组织代谢率,带走"余热",并且还有良好的止痛作用。注意创面不要盲目外用药物,尤其是有色药物,不仅影响创面深度的判断,还会增加后期清创的困难。对吸入性损伤者,需注意保持呼吸道通畅,必要时气管插管或气管切开。

2. **创面处理** Ⅰ度烧伤,无需特殊处理,能自行消退。小面积浅Ⅱ度烧伤清创后,如水疱皮完整,应予保存,只需将水疱液抽去,消毒包扎;如水疱皮已撕脱,可用无菌油纱布包扎。清洁创面不必经常换药,除非敷料浸湿、有异味或有其他感染迹象。但对于感染创面,需加强换药,清除脓性分泌物,保持创面清洁,大多可自行愈合。Ⅲ度烧伤大多容易合并感染,应正确选择抗菌药物。外用抗菌药物如1%磺胺嘧啶银霜可在一定程度上抑制细菌生长,积极的早期外科手术包括早期切痂或削痂可减少全身性感染的发病率,改善患者预后,条件许可后尽早行植皮手术以消灭创面。

（二）感染部位病原学特点

烧伤最常见的感染部位是创面感染、肺炎、泌尿道感染、蜂窝织炎、血流感染等。发病两周内常见的是皮肤和软组织感染,常见病原学是金黄色葡萄球菌;发病两周后常见肺炎、泌尿系统感染及血流感染,常见病原学是肠杆菌科细菌、铜绿假单胞菌。

（三）经验性抗感染治疗

烧伤患者随着住院时间的延长,MDR细菌感染的发生率会显著增加,需特别关注的病原体包括铜绿假单胞菌、鲍曼不动杆菌、嗜麦芽窄食单胞菌和耐甲氧西林的 MDR 菌株。

对严重烧伤患者常见病原体及临床抗微生物治疗的方案选择见表 5-44。

表 5-44　严重烧伤患者临床感染治疗初始选择

不同烧伤	常见病原体	治疗方案	备注
早期烧伤创面	革兰氏阳性球菌、革兰氏阴性杆菌、念珠菌	早期切除,闭合创面;植皮,沐浴水疗,局部抗菌药物(1% 磺胺嘧啶银霜外用)	尽可能入住烧伤病房及进行破伤风的预防
烧伤脓毒症	化脓性链球菌、肠杆菌属、金黄色葡萄球菌、表皮葡萄球菌、粪肠球菌、铜绿假单胞菌。真菌和疱疹病毒少见	万古霉素 +(美罗培南或头孢吡肟)+ 氟康唑;产 ESBLs 或碳青霉烯酶的 MDR 革兰氏阴性杆菌:碳青霉烯类,多黏菌素,头孢他啶 / 阿维巴坦	万古霉素过敏 / 不耐受:达托霉素

(燕宪亮　张　茂)

第十节　脓　毒　症

脓毒症(sepsis)是指由感染所致的宿主反应失调,从而导致危及生命的器官功能障碍。脓毒症的本质为感染所致的器官功能障碍,在临床上发病率和病死率均较高。据统计全球每年有超过 1 800 万严重脓毒症病例,每年死亡人数高达 530 万,并且这一数字还以每年 1.5%~8.0% 的速度上升。正是由于脓毒症的高发病率及高病死率,早在 2001 年欧洲重症学会、美国重症学会和国际脓毒症论坛就已发起了"拯救脓毒症战役"(surviving sepsis campaign,SSC),2004 年,全球 11 个专业组织的专家代表联合发表了第一个被国际广泛接受的脓毒症指南。随着时间的推移,脓毒症的指南也在不断更新,诊断、治疗方式也在随着循证学依据的变化而不断更新。然而,经过近 20 年的努力,脓毒症的发生率和病死率依然未明显降低。

一、脓毒症诊断标准的变迁

自 20 世纪 90 年代初"脓毒症"的概念提出以来,对脓毒症的研究及认识日益深入,脓毒症的诊断标准也在不断变化。

1. sepsis 1.0 的定义   脓毒症 1.0 的概念最早于 1991 年由美国胸科医师学会(American College of Chest Physicians,ACCP)和美国危重病学会(Society of Critical Care Medicine,SCCM)联合提出,定义为感染引起的全身炎症反应综合征(systemic inflammatory response syndrome,SIRS);严重脓毒症为脓毒症伴有器官功能障碍、组织低灌注;脓毒症休克为脓毒症伴有低血压,且经充分液体复苏仍不能纠正。

2. sepsis 2.0 的定义   2001 年,ACCP、SCCM 联合欧洲危重症病医学会(European Society of Intensive Care Medicine,ESICM)、美国胸科学会以及外科感染学会联合召开国际脓毒症会议,对脓毒症定义进行修改,在原有脓毒症诊断标准的基础上新增一些指标:存在确定或疑似的感染并具备全身一般情况、炎性参数、血流动力学参数、器官功能、组织灌注 5 个方面 24 项诊断指标；脓毒症休克则被定义为脓毒症所致低血压,经液体复苏仍无法逆转。sepsis 2.0 由于诊断要点过于复杂,并未在临床广泛使用,多数医生仍继续以感染 +SIRS 作为脓毒症的诊断标准。

3. **sepsis 3.0 的定义** 由 SCCM、ESICM 召集来自不同医学领域的 19 位专家经过基于循证医学证据的探究和讨论后,在 2016 年发布了 sepsis 3.0：脓毒症是宿主对感染的反应失调,产生危及生命的器官功能损害,也即感染 +SOFA 评分 ≥ 2 分可以诊断脓毒症。该定义强调了感染导致宿主产生内稳态失衡、存在潜在致命性风险、需要紧急识别和干预；脓毒症休克为在脓毒症的基础上,出现持续性低血压,在充分容量复苏后仍需血管活性药物来维持平均动脉压 ≥ 65mmHg 及血乳酸浓度 >2mmol/L；严重脓毒症由于概念上的混淆而不再沿用。

二、脓毒症患者的识别

1. **脓毒症发病的高危人群** 脓毒症发病机制复杂,病原微生物的毒力大小、年龄、营养状态、免疫抑制、基础疾病均为脓毒症发病的重要因素。另外,一些侵袭性操作、机械通气、长时间留置各种导管均为脓毒症发病的高危因素。近年来的研究发现,脓毒症患者生物标志物基因表达与非脓毒症患者存在明显差异,提示脓毒症的发生可能与人体特定基因有关。

2. **感染的识别**

(1)脓毒症常见感染部位及致病菌：不同研究报道脓毒症感染部位略有差异,但总体上相似,最常见的感染部位为肺部、腹腔及泌尿系统。引发脓毒症最主要的病原体为细菌,其次是病毒,还有少部分脓毒症由真菌引起。对于引起脓毒症的致病菌,不同国家、区域及病房病原菌种类及分布并不一致。有流行病学研究显示，半数以上的脓毒症患者为革兰氏阴性菌所致。而其他一些研究则显示革兰氏阳性菌为细菌引起脓毒症最常见致病菌。除细菌外，病毒也可导致脓毒症。2020 年全球流行的新型冠状病毒肺炎（COVID-19）可通过各种细胞因子感染 RAS 系统导致脓毒症。国内有研究显示，侵袭性真菌感染在脓毒症患者中的发生率为 28.3%，常见真菌种类为白假丝酵母菌、热带假丝酵母菌和光滑假丝酵母菌，主要感染部位为肺部和腹腔。

（2）感染部位的症状体征：脓毒症虽为感染导致的多器官多系统损害，但在发病早期，除发热等全身非特异症状，感染部位的症状、体征可以提示或确定感染的存在。如呼吸系统感染可出现咳嗽、咳痰；肝脓肿可出现肝区不适及消化系统症状；发热伴有头痛、恶心、喷射样呕吐提示中枢神经系统感染的可能；尿频、尿急、尿痛提示泌尿系统感染的可能性；腹痛、腹泻、脓血便提示肠道感染的可能性等。

（3）辅助检查

1）血常规：白细胞计数为细菌感染相对特异的指标之一，白细胞计数增高、分类检测出现中性粒细胞增高或明显核左移、中性粒细胞比值增高则提示细菌感染的可能性大。在非细菌性炎症、应激及药物作用下，也可表现为白细胞总数增高。老年人、免疫抑制、严重感染的脓毒症患者中，白细胞计数可能不高甚至降低。

2）PCT：为一种急性时相反应蛋白，在内毒素释放时明显增加，可作为细菌感染性疾病及其感染程度辅助判断的指标之一。

3）尿、便常规：尿白细胞增高时常提示有泌尿系感染；隐血试验、粪便涂片查见脓细胞提示感染性腹泻的可能性。

4）病原学培养：包括痰液、尿液、粪便、分泌物、血液、骨髓等标本的病原学培养,对感染性疾病诊断均具有决定性意义。

5)其他病原学检测方法:包括免疫学检测方法、PCR 技术、病原基因测序等。这些新兴技术的应用为脓毒症病原学检测提供了更多可供选择的方法。

3. 器官功能障碍的识别 目前用于评价器官功能障碍的方法较多,其中较为肯定的方法包括 SOFA、快速序贯器官衰竭评分(qSOFA)、改良早期预警评分(modified early warning score,MEWS)等。不同评价器官功能状态的方法在脓毒症的诊断上各有优缺点。

(1)SOFA 评分:在 sepsis 3.0 推荐中将 SOFA 评分≥2 分作为脓毒症诊疗的标准,但是由于 SOFA 评分内容相对较多,对于早期脓毒症的诊断及快速风险评估具有一定限制,故而多用于 ICU 病房。

(2)qSOFA 评分:qSOFA 评分为 sepsis 3.0 推荐的脓毒症筛查工具。由于 qSOFA 评分仅包含意识状态、收缩压及呼吸频率三项内容,因此更适用于脓毒症的快速筛查及急诊脓毒症的诊断。

(3)MEWS 评分:MEWS 评分多用于急诊患者危重症程度的评估,由于其不仅涵盖了 qSOFA 评分的所有内容,同时较 qSOFA 评分还增加了氧饱和度、心率、体温等相关项目,因此较 qSOFA 评分更能全面地评估患者的危重症程度。

三、经验性抗感染治疗

(一)抗感染时机

抗感染药物的尽早应用对细菌导致的脓毒症或脓毒症休克患者预后至关重要,延迟应用抗菌药物将增加脓毒症患者住院时间、病死率,因此在留取病原学标本后应尽早使用抗感染药物治疗,最佳应在 1h 内,延迟不超过 3h。

（二）抗感染药物的应用策略

抗感染药物的使用应充分考虑脓毒症患者发生感染时所在区域、感染部位、免疫状态、基础疾病情况，同时根据抗菌药物的抗菌作用特点、药代动力学特点等选择抗感染药物。

1. **抗感染药物的选择** 了解患者发病时所在区域常见的病原菌、耐药情况、既往患者抗菌药物使用及对治疗反应、宿主的免疫状态、基础疾病等对经验性抗感染治疗方案的确立具有重要意义。如社区获得性肺炎和院内获得性肺炎的常见病原不同，细菌耐药性也不一致。除此之外，感染部位的确定也有助于判断可能的致病菌，如肺部感染以肺炎链球菌、流感嗜血杆菌为主；泌尿系统感染、腹腔感染以革兰氏阴性菌为主；皮肤软组织感染以球菌如金黄色葡萄球菌、链球菌为主；颅内感染以肺炎链球菌、脑膜炎球菌、流感嗜血杆菌等为主。

2. **抗感染药物联合应用** 抗菌药物联合应用的主要目的是通过抗感染药物的协同作用覆盖不同的病原菌，从而提高抗感染治疗的成功率。在联合使用抗感染药物时需充分考虑抗菌药物的作用性质及联合应用可能的效果。为达到最佳效果，联合用药时需根据抗菌药物的作用性质进行配伍。初始经验性抗感染治疗应使用可能覆盖所有病原体的抗菌药物，对于脓毒症休克早期患者，建议经验性联合使用抗感染药物。待病原学检测及药敏结果获取后，结合先前的治疗方案调整抗菌药物使用。对于培养结果阴性的患者，应评估经验性治疗的效果和患者情况采取进一步诊疗措施。

3. **根据抗菌药物的抗菌作用及其在体内代谢过程特点选用抗感染药物** 在选择抗菌药物时应根据公认的 PK/PD 原理以及每种药物的特性来选择。基于 PK/PD 原理制定抗感染治疗方案，可使抗菌药物在体内达到最佳杀菌活性、最佳临床疗效和安全性，减少细菌耐药性的产生。根据 PK/PD 原理,抗感染药物可分为浓度依赖性、时间依赖性及时间依赖性且抗菌作用时间较长三类,如氨基糖苷类、氟喹诺酮类、多黏菌素、硝基咪唑类等属于浓度依赖性抗感染药物;β- 内酰胺类、林可霉素、部分大环内酯类药物属于时间依赖性抗感染药物;替加环素、利奈唑胺、阿奇霉素、四环素类、糖肽类等属于时间依赖性且抗菌作用时间较长的抗感染药物。

4. 按照患者的病理、生理状态选择抗感染药物　脓毒症及脓毒症休克患者在选择抗菌药物时应充分考虑患者的脏器功能,如肝功能不全或衰竭、肾功能衰竭、是否进行肾脏替代治疗等。对于老年人、新生儿、妊娠期、哺乳期的脓毒症患者,抗菌药物在体内代谢的过程各不相同,需按其病理生理特点合理选择抗感染药物种类。对于存在肾功能减退的患者,应用经肾脏清除的青霉素类、头孢类抗菌药物时需根据肾小球滤过率适当减量使用,避免使用具有肾毒性的抗感染药物。

5. 充分考虑抗感染药物的不良反应及药物互相作用　由于脓毒症患者存在不同程度的脏器功能损害,故在选择抗感染药物时应充分考虑到不同抗感染药物的不良反应及禁忌证。抗感染药物与其他药物间的相互作用普遍存在。很多情况下,药物间的相互作用可改变细胞色素 P450 同工酶 CYP3A 的活性,从而使药物出现严重的不良反应,如头孢哌酮与非甾体消炎药、血小板聚集抑制剂合用时可增加出血的风险;与抗凝药或溶栓药同用,可干扰维生素 K 代谢,导致低凝血酶原血症。

(三) 抗感染药物使用疗程

对于大多数严重感染的患者而言,抗菌药物的疗程为 7~10d,但由于脓毒症患者病理生理特点及病原菌作用机制的复杂性,上述疗程并非绝对。对于临床症状改善缓慢、感染源难以控制、金黄色葡萄球菌相关血行感染等,疗程可适当延长。在病原学诊断及药敏结果明确或临床症状充分改善后应根据患者病程特点降阶梯治疗，以避免不必要的持续抗菌药物的使用带来不良后果。

（杨立山　朱华栋）

参考文献

［1］中华医学会呼吸病学分会感染学组.中国成人医院获得性肺炎与呼吸机相关性肺炎诊断和治疗指南(2018 年版)[J].中华结核和呼吸杂志, 2018, 41 (4): 255-280.

［2］中国医师协会急诊医师分会.中国急诊重症肺炎临床实践专家共识[J].中国急救医学, 2016, 36 (2): 97-107.

［3］王拥军, 陈玉国, 吕传柱, 等.卒中相关性肺炎诊治中国专家共识(2019 更新版)[J].中国卒中杂志, 2019, 14 (12): 65-76.

［4］METLAY J P, WATERER G W, LONG A C, et al. Diagnosis and treatment of adults with community-acquired pneumonia. An official clinical practice guideline of the American Thoracic Society and Infectious Diseases Society of America [J]. Am J Respir Crit Care Med, 2019, 200 (7): e45-e67.

［5］国家卫生健康委.《新型冠状病毒肺炎诊疗方案(试行第八版)》[A/OL].(2021-4-14)[2021-09-01]. http://www. gov. cn/zhengce/zhengceku/2021/04/15/content_5599795. html.

［6］缪晓辉, 冉璐, 张文宏, 等.成人急性感染性腹泻

诊疗专家共识 [J]. 中华消化杂志 , 2013, 33 (12): 793-802.

［7］ LEPPANIEMI A, TOLONEN M, TARASCONI A,et al. 2019 WSES guidelines for the management of severe acute pancreatitis [J]. World J Emerg Surg, 2019 (14): 27.

［8］ LUCKHURST C M, HECHI M E, ELSHARKAWY A E, et al. Improved Mortality in Necrotizing Pancreatitis with a Multidisciplinary Minimally Invasive Step Up Approach: Comparison to a Modern Open Necrosectomy Cohort [J]. J Am Coll Surg, 2020, 230 (6): 873-883.

［9］ 李峰 , 刘晗 , 徐建威 , 等 . 单孔腹腔镜腹膜后清创术在感染坏死性胰腺炎治疗中的应用 [J]. 中华肝胆外科杂志 , 2020, 26 (4): 281-285.

［10］ GOMI H, SOLOMKIN J S, SCHLOSSBERG D, et al. Tokyo Guidelines 2018: antimicrobial therapy for acute cholangitis and cholecystitis [J]. J Hepatobiliary Pancreat Sci, 2018, 25 (1): 3-16.

［11］ CZAJA C A, SCHOLES D, HOOTON T M, et al. Population-based epidemiologic analysis of acute pyelonephritis [J]. Clin Infect Dis, 2007, 45 (3): 273.

［12］ LITTLE P, MOORE M V, TURNER S, et al. Effectiveness of five different approaches in management of urinary tract infection: randomised controlled trial [J]. BMJ, 2010, 340 (1): c199.

［13］ GILBERT D N, CHAMBERS H F, ELIOPOULOS G M, et al. 热病 - 桑福德抗微生物治疗指南 [M]. 48 版 . 范洪伟 , 译 . 北京 : 中国协和医科大学出版社 , 2019.

［14］ 刘辉 , 刘树元 . 2010 女性急性单纯性膀胱炎和肾

盂肾炎临床治疗指南 (摘译)[J]. 转化医学杂志 , 2016, 5 (2): 112-116.

［15］ 林果为 , 王吉耀 , 葛均波 . 实用内科学 [M]. 北京 : 人民卫生出版社 , 2017.

［16］ ADLER Y, CHARRON P, IMAZIO M, et al. 2015 ESC Guidelines for the diagnosis and management of pericardial diseases: The Task Force for the Diagnosis and Management of Pericardial Diseases of the European Society of Cardiology (ESC) Endorsed by: The European Association for Cardio-Thoracic Surgery (EACTS)[J]. Eur Heart J, 2015, 36 (42): 2921-2964.

［17］ HUBERS S A, DESIMONE D C, GERSH B J, et al. Infective Endocarditis: A Contemporary Review [J]. Mayo Clin Proc, 2020, 95 (5): 982-997.

［18］ HABIB G, LANCELLOTTI P, ANTUNES M J, et al. 2015 ESC Guidelines for the management of infective endocarditis: The Task Force for the Management of Infective Endocarditis of the European Society of Cardiology (ESC)[J]. Eur Heart J, 2015, 36 (44): 3075-3128.

［19］ BADDOUR L M, WILSON W R, BAYER A S, et al. Infective Endocarditis in Adults: Diagnosis, Antimicrobial Therapy, and Management of Complications: A Scientific Statement for Healthcare Professionals From the American Heart Association [J]. Circulation, 2015, 132 (15): 1435-1486.

［20］ 钱奕亦 , 金嘉琳 , 张文宏 . 细菌性脑脓肿的抗感染治疗进展 [J]. 微生物与感染 , 2018, 13 (1): 49-55.

［21］ BHASKARAN A, KABBANI D, SINGER L G, et al.

(1, 3)(beta)-D-Glucan in Bronchoalveolar Lavage of Lung Transplant Recipients for the Diagnosis of Invasive Pulmonary Aspergillosis [J]. Medical mycology, 2017, 55 (2): 173-179.

［22］BROUWER M C, VAN DE BEEK D. Management of bacterial central nervous system infections [J]. Handbook of clinical neurology, 2017 (140): 349-364.

［23］LUNDBO L F, BENFIELD T. Risk factors for community-acquired bacterial meningitis [J]. Infectious Diseases, 2017, 49 (6): 433.

［24］ETTEKOVEN C N, BEEK D V D, BROUWER M C. Update on community-acquired bacterial meningitis: guidance and challenges [J]. Clinical Microbiology & Infection, 2017, 23 (9): 601-606.

［25］BEN-ZVI L, SEBAG D, IZHAKI G, et al. Diagnosis and Management of Infectious Arthritis in Children [J]. Curr Infect Dis Rep, 2019, 21 (7): 23.

［26］GJIKA E, BEAULIEU J Y, VAKALOPOULOS K, et al. Two weeks versus four weeks of antibiotic therapy after surgical drainage for native joint bacterial arthritis: a prospective, randomised, non-inferiority trial [J]. Ann Rheum Dis, 2019, 78 (8): 1114-1121.

［27］LONG B, KOYFMAN A, GOTTLIEB M. Evaluation and Management of Septic Arthritis and its Mimics in the Emergency Department [J]. West J Emerg Med, 2019, 20 (2): 331-341.

［28］袁青, 徐浩. 降钙素原、C- 反应蛋白和血沉在膝关节炎化脓性感染中的诊断价值及意义 [J]. 中国卫生检验杂志, 2020, 30 (2): 213-214, 218.

［29］韦彩琴, 郭永飞, 余水全. MRI 对化脓性膝关节

炎的诊断价值 [J]. 影像研究与医学应用 , 2020, 4 (11): 123-124.

[30] GILBERT D N, CHAMBERS H F, ELIOPOULLOS G M, et al. The Sanford Guide to Antimicrobial Therapy 2018 [M]. 48th Edition. Beijing: Peking Union Medical College Press, 2019.

[31] HOUSCHYAR K S, TAPKING C, DUSCHER D, et al. Antibiotic treatment of infections in burn patients-a systematic review [J]. Handchir Mikrochir Plast Chir, 2019, 51 (2): 111-118. doi: 10. 1055/ a-0802-8882.

[32] POOLE D, CHIEREGATO A, LANGER M, et al. Systematic review of the literature and evidence-based recommendations for antibiotic prophylaxis in trauma: results from an Italian consensus of experts [J]. PLOS One, 2014, 9 (11): e113676. doi: 10. 1371/ journal. pone. 0113676.

[33] 杨宝峰 , 陈建国 . 药理学 [M]. 9 版 . 北京 : 人民卫 生出版社 , 2018.

[34] A RHODES, EVANS L E, ALHAZZANI W, et al. Surviving Sepsis Campaign: International Guidelines for Management of Sepsis and Septic Shock: 2016 [J]. Intensive Care Medicine, 2017, 43 (3): 304-377.

[35] 中华医学会急诊医学分会 , 中国医师协会急诊 医师分会 , 中国人民解放军急救医学专业委员 会 , 等 . 脓毒症液体治疗急诊专家共识 [J]. 中华 急诊医学杂志 , 2018, 27 (1): 30-38.

[36] 中国医疗保健国际交流促进会急诊医学分会 , 中 华医学会急诊医学分会 , 中国医师协会急诊医 师分会 , 等 . 中国脓毒症早期预防与阻断急诊

专家共识 [J]. 中华急诊医学杂志 , 2020, 29 (7): 885-895.

[37] 中国医药教育协会感染疾病专业委员会 . 抗菌药物药代动力学 / 药效学理论临床应用专家共识 [J]. 中华结核和呼吸杂志 , 2018, 41 (6): 409-446.

目前,认为多重耐药菌(multiple drug resistant organism, MDRO)感染的危险因素主要包括:老年;免疫功能低下 (包括患有糖尿病、慢性阻塞性肺疾病、肝硬化、尿毒症的患者,长期使用免疫抑制剂治疗、接受放射治疗和/或化学治疗的肿瘤患者);接受中心静脉置管、机械通气、泌尿道置管等各种侵入性操作;近期(90d 内)接受 3 种及以上抗菌药物治疗;既往多次或长期住 ICU 或住院;既往有 MDRO 定植或感染史等。

第一节　多重耐药革兰氏阳性菌感染的治疗

一、耐甲氧西林金黄色葡萄球菌 (methicillin-resistant *Staphylococcus aureus*, MRSA)

(一) MRSA 及其相关感染的定义

1. MRSA　携带 *mecA* 基因或对苯唑西林 MIC ≥ 4mg/L 的金黄色葡萄球菌菌株被定义为 MRSA。

2. 医疗机构相关性和社区相关性 MRSA　根据获得地点的不同,分为医院获得性(HA-MRSA)和社区获得性(CA-MRSA)。

(1)CA-MRSA 指患者均为社区发病,发病前身体健康,无基础疾患,既往无 MRSA 感染和定植病史,1 年内未曾住入医院、疗养院及养老院,亦无透析、手术、留置导管或人工医疗装置等诱因。CA-MRSA 感染中 80%~90% 为皮肤软组织感染,少数为肺炎、坏死性筋膜炎、骨髓炎、血流感染等。

(2)HA-MRSA 指在接触过医疗护理机构的人员间相互传播的 MRSA 菌株。患者在医疗护理机构发病,或出院后于社区内发病。若患者具备以下危险因素:于医疗护理机构接受过侵入性检查或治疗,有 MRSA 定植或感染病史,1 年内有住院、手术、透析史,或长期居住在养老院等护理机构,考虑为社区发病。若患者住院 48h 后,从正常无菌部位分离出 MRSA,不论患者是否具有医院获得性感染的危险因素,考虑为医院发病。CA-MRSA 和 HA-MRSA 在微生物学、细菌耐药及临床特点方面有较大差异,但由于患者和病原菌在医疗护理机构与社区之间的流动,二者之间的差异日渐缩小。

(二) MRSA 的抗菌药物

MRSA 诊疗的抗菌药物详见表 6-1。

表 6-1 MRSA 诊疗抗菌药物的选择

药物	是否单独用药	适应证	不良反应	注释
万古霉素	是	菌血症、严重皮肤软组织感染、骨感染	过敏反应、红人综合征、肾毒性	口服不吸收;根据肾功能调整剂量;建议监测谷浓度

续表

药物	是否单独用药	适应证	不良反应	注释
替考拉宁	是	皮肤软组织感染、脓毒症、肺炎、骨关节感染、心内膜炎和腹膜炎	皮疹、过敏反应、耳毒性、肾毒性、史蒂文斯-约翰逊综合征、红人综合征	根据肾功能调整剂量；建议监测谷浓度
磺胺甲噁唑/甲氧苄啶	是	皮肤软组织感染、骨关节感染、深部葡萄球菌感染；联合用于根除治疗	过敏反应、溶血性贫血、中性粒细胞减少、肝毒性	高钾血症风险，老年人、肾功能不全慎用
克林霉素	是	皮肤软组织感染、骨和关节感染	艰难梭菌肠炎及抗菌药物相关性腹泻	大环内酯类耐药菌株仍有效，但有耐药风险
达托霉素	是	菌血症、皮肤软组织感染	胃肠道反应、骨骼肌坏死	被肺泡表面活性物质灭活，不用于呼吸道感染；需依据肾功能调整剂量

续表

药物	是否单独用药	适应证	不良反应	注释
利奈唑胺	是	肺炎、严重软组织感染、菌血症；对糖肽类中敏和耐药的MRSA菌株	血小板减少、胃肠道反应、周围神经及视神经病变、抗菌药物相关肠炎、贫血、肝功能异常	
奎奴普丁/达福普汀	是	万古霉素治疗失败的深部MRSA感染的次选药物；对糖肽类中敏和耐药的MRSA菌株	流感样症状及关节疼痛；血小板减少；经P450代谢药物的相互作用	需经中心静脉通路给药；没有口服制剂
四环素类	是	皮肤软组织感染、泌尿系感染、定植菌的根治		避免用于肾损伤或应用多西环素
替加环素	是	皮肤软组织感染、腹腔感染	胃肠道反应	血药浓度、尿液浓度低，不宜单药治疗血流感染等严重感染，不适用于泌尿系统感染

1. **万古霉素**(vancomycin)　万古霉素属糖肽类抗菌药物,是治疗 MRSA 感染的经典药物,但在体外研究中发现,与 β- 内酰胺类药物相比,万古霉素对 MSSA 体外杀菌起效速度慢,治疗 MSSA 菌血症和感染性心内膜炎的疗效低,因此不作为 MSSA 感染治疗的首选药物。

近年来,耐万古霉素的金黄色葡萄球菌(vancomycin-resistant *Staphylococcus aureus*, VRSA) 开始出现,万古霉素敏感的金黄色葡萄球菌的 MIC 逐渐升高,需要根据药敏试验和血药浓度监测来指导万古霉素的使用。常用 AUC/MIC 比值作为预测万古霉素疗效的药代动力学参数,目标是 AUC/MIC ≥ 400。故若 MIC ≤ 1μg/ml,要使万古霉素谷浓度达到 15~20μg/ml,对于肾功能正常的患者,给药剂量应为 15~20mg/(kg·次)、Q8~12h,静脉滴注,单次最大剂量不超过 2g。对于怀疑为 MRSA 感染的危重病例,如脓毒症、肺炎、脑膜炎或感染性心内膜炎,可以给予 25~30mg/kg 作为负荷剂量,延长输注时间到 2h。给药 4~5 次后,万古霉素的谷浓度可以达到稳定状态。对于严重感染者以及有病理性肥胖、肾功能不全或分布容积变化的患者,建议监测万古霉素的谷浓度。

如果分离株对万古霉素的 MIC ≤ 2μg/ml,根据临床反应决定是否继续使用万古霉素。MIC > 2μg/ml 的分离株,应使用其他替代药物。

2. **去甲万古霉素**　去甲万古霉素是我国研制的糖肽类抗菌药物,其作用、不良反应与万古霉素相当,目前尚未发现对去甲万古霉素耐药的 MRSA。我国批准的剂量为成人每日 0.8~1.6g/ 次,分 2~4 次静滴。评估去甲万古霉素疗效的较好指标为 AUC/MIC,据此推算,对于肾功能正常患者,建议给药剂量为 1 000mg/ 次、每日 2 次、静脉滴注,体重 > 60kg 者剂量为 1 200mg/ 次、Q12h。针对肾功能不全患者,国内指南建议轻度肾功能不全者给药方案为 1 000mg/ 次、Q12h,中度肾功能不全者为 800mg/ 次、给药间隔为 1~2.5d，重度肾功能不全者为 800mg/ 次、给药间隔为 6~13d。

3. 替考拉宁　替考拉宁属糖肽类抗菌药物，抗菌谱及抗菌活性与万古霉素相似，对金黄色葡萄球菌、肠球菌的体外抗菌活性相当或稍优于万古霉素，与万古霉素临床疗效无差异。替考拉宁口服不吸收，绝大部分以原型经肾脏排出，不良反应发生率低于万古霉素。常用给药方案为 6mg/kg 静脉输注 30min，于 0、12、24h 分别给药 1 次，随后每 24h 给药 1 次，要达到 10mg/L 的血清谷浓度需 4d。替考拉宁皮肤和骨组织穿透性能好，在肾、支气管、肺和肾上腺也能达到较高浓度。它可以进入白细胞，但无法进入红细胞、脑脊液和脂肪。替考拉宁可用于 MRSA 引起的皮肤软组织感染、脓毒症、肺炎、骨关节感染、心内膜炎和腹膜炎。

4. 磺胺甲噁唑 / 甲氧苄啶（TMP-SMZ）　TMP-SMZ 对 95%~100% 的 CA-MRSA 株敏感，主要用于治疗门诊皮肤软组织感染，也可用于治疗 MSSA 的骨关节感染、深部葡萄球菌感染（如菌血症、心内膜炎）。其主要不良反应是过敏反应、溶血性贫血和中性粒细胞减少，禁用于重度肝肾功能损伤者、妊娠妇女和 2 月龄以下的婴儿。因其会增加高钾血症风险，对于老年人合并有慢性肾功能不全或接受肾素 - 血管紧张素抑制剂治疗的患者，需谨慎应用。

5. 克林霉素　克林霉素在骨和脓肿有很好的组织穿透能力，在欧美国家主要用于敏感 CA-MRSA 引起的儿童患者侵袭性感染的治疗，如骨髓炎、化脓性关节炎、肺炎和淋巴结炎等。不建议用于血流感染及颅内感染。其主要不良反应是腹泻，可导致常见艰难梭菌的感染。

6. 达托霉素　达托霉素是脂肽类抗菌药物，属剂量依赖型杀菌剂，仅对革兰氏阳性菌起效。可用于金黄色葡萄球菌菌血症、右侧心内膜炎和皮肤软组织感染的治疗。不用于 MRSA 所致的肺炎、左侧心内膜炎的治疗。治疗菌血症和右侧心内膜炎的推荐剂量为 6mg/(kg·d)、静脉注射或输注,治疗皮肤软组织感染的推荐剂量为 4mg/(kg·d)、静脉注射或输注。达托霉素主要经肾脏排泄,严重肾功能不全患者需调整给药剂量。其主要不良反应为肌酸磷酸激酶升高,少数患者可出现严重的嗜酸细胞性肺炎。因与他汀类降脂药同时使用可以引起肌病和横纹肌溶解,建议应用此药时停用他汀类药物。

7. **利奈唑胺** 利奈唑胺属抑菌剂,非肾脏清除率约占总清除率的 65%。我国批准其可用于治疗 MRSA 引起的成人及儿童社区及非社区获得性肺炎、皮肤软组织感染、菌血症。在体外对万古霉素中介的金黄色葡萄球菌(vancomycin-intermediate *Staphylococcus aureus*, VISA)和 VRSA 敏感。目前已出现对利奈唑胺耐药的 MRSA,但很少见。长期应用的主要不良反应是血液系统毒性,包括血小板减少症、贫血和白细胞减少,其次是周围神经及视神经病变、乳酸酸中毒。

8. **替加环素** 替加环素是一种四环素衍生物,可用于成人的皮肤软组织感染和腹腔感染。替加环素的组织分布容积很大、组织浓度高,血清及尿液浓度较低,因此慎用于血流及泌尿系感染。推荐剂量为首剂 100mg,然后 50mg/次、Q12h、每次静滴 30~60min。

(三)常见不同类型的 MRSA 感染的治疗

1. **皮肤及软组织感染** 皮肤软组织感染多为社区感染,主要病原菌为金黄色葡萄球菌。国内少见 CA-MRSA 感染的文献报道。我国皮肤软组织感染分离出的金黄色葡萄球菌菌株对青霉素、红霉素、克林霉素高度耐药,对夫西地酸、莫匹罗星、半合成青霉素、头孢菌素类敏感,62.6% 对 TMP-SMZ 仍敏感。皮肤软组织感染的轻症患者可无须抗感染治疗,重者则需给予针对性的抗感染治疗。

（1）单纯皮肤脓肿或者疖：切开和引流是主要治疗方案，不需要常规使用抗感染药物。如切开和引流治疗效果不佳者，可口服克林霉素、TMP-SMZ 或多西环素、米诺环素，也可选择口服利奈唑胺。

（2）蜂窝织炎：在细菌培养结果出现前，轻症患者可应用 TMP-SMZ、半合成青霉素、一代或二代头孢菌素治疗。对于全身中毒症状重及上述治疗效果不佳者，建议针对 CA-MRSA 给予经验性抗感染治疗。建议疗程为 5~10d，可根据患者临床反应进行个体化调整。

（3）复杂皮肤软组织感染：深部软组织感染、外科或创伤伤口的感染、较大的脓肿、蜂窝织炎、皮肤溃疡和烧伤部位感染等，建议行外科清创治疗，并在培养结果出来之前考虑经验性抗 MRSA 治疗，可选择万古霉素、利奈唑胺或达托霉素单药治疗。建议疗程为 7~14d，但应根据患者临床反应进行个体化调整。

2. **泌尿系感染**　在我国导致泌尿系感染的金黄色葡萄球菌中，MRSA 分离率约为 36.4%。单纯的泌尿系感染，建议根据体外药敏结果来选用呋喃妥因、磷霉素、甲氧苄啶、TMP-SMZ 等口服药物治疗。对于复杂泌尿系感染，尤其是存在脓毒症时，应全身应用糖肽类抗菌药物或达托霉素治疗。替加环素、利奈唑胺等尿液浓度低，选择需慎重。

3. **骨及关节感染**　MRSA 所致的骨及关节感染应以外科综合治疗为基础，建议首选糖肽类静脉输注或联合静脉应用利福平、夫西地酸钠治疗，也可选择利奈唑胺或克林霉素。抗感染疗程一般较长，至少 8 周，之后再进行 1~3 个月的治疗，要根据药敏结果及外科治疗来调整。利奈唑胺治疗人工关节感染和慢性骨髓炎超过 4 周时，不良反应增多，主要为严重贫血和周围神经病，长期应用须注意监测肝功能、血常规和凝血功能。

4. **菌血症和心内膜炎**　随着静脉导管、人工装置和外科手术的增多,葡萄球菌已经成为菌血症和心内膜炎等血流感染最常见的病原体。对于 MRSA 所致血流感染,应积极寻找感染灶,根据感染严重程度,评估根除感染灶的必要性和时机。对于特殊情况,如人工瓣膜的感染性内膜炎、瓣膜上大的赘生物(直径>10mm)在治疗的最初 2 周内发生 1 次及以上的栓塞事件、瓣膜功能严重不全、瓣膜穿孔或撕裂等,需尽早评估心脏瓣膜置换手术的价值。抗感染药物建议应用糖肽类或利奈唑胺,疗程至少为 2 周。对体内有植入假体、转移性感染灶或具有发生感染性心内膜炎高危因素者,疗程应延长至4~6 周。对于成年人感染性心内膜炎,建议静脉用药至少 6 周。达托霉素 8~10mg/(kg·d),可以作为替代选择。对于有人工瓣膜的感染性心内膜炎,可应用糖肽类、Q8h,疗程至少 6 周,或联合静脉应用庆大霉素 1mg/kg、Q8h,疗程 2 周。在初次血培养阳性后 2~4d 再次进行血培养,此后需要反复行血培养检查,直至菌血症清除。

5. **肺部感染** 针对 MRSA 肺炎要严格掌握用药指征,建议静脉应用糖肽类或利奈唑胺治疗。如果为夫西地酸、磷霉素、克林霉素敏感株感染的轻、中度肺炎,可选择该三种抗菌药物。推荐根据感染的严重程度治疗 7~21d。万古霉素治疗 MRSA 肺炎的临床失败率在40% 以上,治疗失败与剂量不足有关,建议其血清谷浓度要在 15~20μg/ml 以上。国内 MRSA 分离株对红霉素、克林霉素耐药率高,不建议常规经验性用于 MRSA 肺炎的治疗。

(1)重症社区获得性肺炎、肺部有坏死或空洞浸润影或脓胸的患者,建议行经验性 MRSA 抗感染治疗,直到获得痰和/或血培养的结果。对于并发脓胸的 MRSA 肺炎患者,MRSA 抗感染治疗的同时应进行胸腔引流。

(2)重症 HAP 具有以下特征:①晚发性 VAP,特别是机械通气>7d；②长期住院尤其是 ICU 患者；③来自护理机构；④接受多种或长时间抗感染药物治疗，特别是第 3 代头孢菌素或氟喹诺酮类治疗的患者；⑤流行性感冒、糖尿病、肾功能衰竭、颅脑创伤、昏迷并发肺炎者；⑥静脉吸毒者；⑦VAP 患者下呼吸道分泌物涂片发现革兰氏阳性球菌或快速筛查试验检测到 MRSA 者，建议行经验性 MRSA 抗感染治疗，并积极行痰和血培养，根据细菌学结果和临床反应，给予针对性抗菌药物治疗。

6. **中枢神经系统感染**　需依据透过血脑屏障的能力选择抗感染药物以及调整用药剂量。对 MRSA 引起的中枢神经系统感染，建议使用万古霉素治疗，万古霉素穿透血脑屏障能力很弱，应增加给药剂量。根据药敏试验结果也可备选利奈唑胺、达托霉素或 TMP-SMZ。利奈唑胺为抑菌剂，用于中枢神经系统 MRSA 感染的临床随机对照研究较少。其虽有较好的血脑屏障穿透力，但给予标准临床剂量的抗感染治疗时，即 600mg/ 次、Q12h、静脉滴注，约半数患者难以达到有效的脑脊液浓度，故通常需加大给药剂量，可进行脑脊液治疗药物检测（therapeutic drug monitoring，TDM）以指导用药。对有脑室引流管、中枢神经系统有化脓灶或脓肿者，在抗 MRSA 治疗同时，尽早考虑拔除引流管或进行脓液引流。

二、耐万古霉素肠球菌（vancomycin-resistant *Enterococcus*，VRE）

（一）VRE 的定义

在使用糖肽类抗菌药物治疗过程中，肠球菌通过自身代谢和结构改变，对糖肽类抗菌药物敏感性下降，甚至出现敏感性完全丧失，即为临床的 VRE 感染。根据不同表型和基因型可将 VRE 分为 VanA、VanB、VanC、

VanD、VanE、和 VanG, 不同分型决定了 VRE 对万古霉素和替考拉宁的不同耐药性。

（二）VRE 的抗菌药物

VRE 诊疗抗菌药物的选择详见表 6-2。

表 6-2 VRE 诊疗抗菌药物的选择

病原体	宜选药物	注释
粪肠球菌		
对万古霉素、链霉素和庆大霉素耐药	氨苄西林钠；呋喃妥因、磷霉素用于泌尿系感染	利奈唑胺对 60%~70% 病例有效；氨苄西林钠 + 头孢曲松对氨基糖苷高度耐药的粪肠球菌所致心内膜炎有效；通常对奎奴普丁 / 达福普汀耐药
屎肠球菌		
万古霉素、链霉素和庆大霉素高度耐药	氨苄西林钠；呋喃妥因、磷霉素用于泌尿系感染	大剂量氨苄西林钠治疗可能有效；达托霉素、替加环素体外有效
青霉素、氨苄西林钠和万古霉素耐药，链霉素及庆大霉素高度耐药	利奈唑胺、奎奴普丁 / 达福普汀治疗有效，可联用多西环素；氯霉素单药治疗部分菌血症有效；呋喃妥因和磷霉素用于泌尿系感染	利奈唑胺单药治疗可发生耐药；替考拉宁对部分 VRE 有效，可与高浓度链霉素或庆大霉素联用；达托霉素体外有效

（三）常见不同类型的 VRE 感染的治疗

1. **腹腔感染** 对于腹腔感染的患者，及时有效的抗感染治疗是决定疾病预后的关键因素。抗菌药物的选择需根据药敏试验结果。抗感染治疗疗程建议根据细菌学转阴情况决定。

（1）对万古霉素和替考拉宁均耐药（VanA 基因型）：①若菌株对青霉素类敏感,可予大剂量氨苄西林 / 他唑巴坦 8~12g/d、Q4~6h；②氨苄西林 / 舒巴坦 3g/ 次、Q6h,联合链霉素 0.5~1g/ 次、Q12h,或庆大霉素 1~1.7mg/（kg·d）、Q8h；③利奈唑胺 600mg/d 或 Q12h；④替加环素首剂 100mg,其后 50mg,Q12h。

（2）对万古霉素耐药而对替考拉宁敏感或部分敏感（VanB 基因型）：①替考拉宁 0.4g/d、分 2 次给药；②替考拉宁 0.4g/d、联合庆大霉素 1~1.7mg/kg 或联合环丙沙星（或其他喹诺酮类）200~400mg,Q12h；③利奈唑胺 600mg/d,1 次或 Q12h；④替加环素首剂 100mg,其后 50mg,Q12h。

（3）器官移植后出现 VRE 腹腔感染的患者,在应用抗 VRE 治疗的同时,建议给予抗真菌药物如氟康唑 400mg/d,预防真菌感染。

2. 泌尿系感染　氨苄西林在尿道组织浓度高,对于 VRE 所致泌尿系统感染可给予氨苄西林单药治疗,亦可使用药物联合治疗。根据具体感染部位、细菌学和药敏试验结果,决定治疗疗程。

（1）氨苄西林 / 他唑巴坦 3g、Q6h；

（2）氨苄西林 / 他唑巴坦 3g、Q6h,联合庆大霉素 1~1.7mg/kg；

（3）对替考拉宁敏感可考虑替考拉宁 0.4g/d,联合庆大霉素或环丙沙星；

（4）利奈唑胺 600mg/d 或 Q12h；

3. 菌血症和心内膜炎　目前无确切的治疗方案,国外推荐使用奎奴普丁 / 达福普汀或利奈唑胺治疗,替考拉宁对部分 VanB 菌株有效。国内治疗原则是根据药敏试验结果选用敏感抗菌药物,及时、足量、足疗程。在留有深静脉导管的患者,肠球菌可定植在导管尖端,致导管相关性感染,需尽早拔除导管以清除感染源。治疗初期即建议应用联合抗感染方案,其疗效优于单药治疗。

(1)替考拉宁 400mg、Q12h,联合庆大霉素 1~1.5mg/kg、Q8h,疗程 4~6 周。庆大霉素起协同作用,故控制峰浓度不超过 4μg/ml,以防止不良反应出现;

(2)利奈唑胺 600mg,Q12h,疗程原则上小于 4 周;

(3)达托霉素 6mg/(kg·d);

(4)奎奴普丁/达福普汀 7.5mg/kg,经中心静脉导管给药。

4. 医院获得性肺炎 对于肺部感染的患者,痰培养见到 VRE,是否予以抗感染治疗,目前意见尚未统一。部分专家认为 VRE 在呼吸系统中仅仅为定植,而并非真正意义的感染。因此,在培养出这些细菌时,我们要综合考虑细菌的致病力和宿主的免疫状态。当患者的临床症状及体征不支持感染时,不应给予广谱抗感染治疗。如确切考虑 VRE 与致病有关,可给予利奈唑胺(VanA 型)和替考拉宁(VanB 型)治疗。

第二节 多重耐药革兰氏阴性菌 感染的治疗

一、产 ESBLs 肠杆菌科细菌

(一)产 ESBLs 肠杆菌科细菌的定义

细菌在持续的各种 β-内酰胺类抗菌药物的选择下,被诱导产生变异的 β-内酰胺酶,可以水解青霉素类、氧亚氨基头孢菌素(包括三代及四代头孢菌素)以及氨曲南等单环酰胺类抗菌药物,且能被 β- 内酰胺酶抑制剂所抑制,被称为 ESBLs。ESBLs 主要存在于临床分离的革兰氏阴性杆菌,其中又多见于肠杆菌科细菌,主要为大肠埃希菌和克雷伯菌,其他还包括产气肠杆菌、变形杆菌、沙门属菌、阴沟肠杆菌、黏质沙雷菌、铜绿假单胞菌、不动杆菌属等。

(二) 产 ESBLs 肠杆菌科细菌的抗菌药物

产 ESBLs 肠杆菌科细菌的抗菌药物的选择见表 6-3。

表 6-3 产 ESBLs 肠杆菌科细菌抗菌药物的选择

药物	是否单独用药	适应证	不良反应	注释
碳青霉烯类	是,严重感染时可联合氨基糖苷类	产 ESBLs 细菌所致的社区感染、院内感染等,均可经验性应用	肠道菌群失调	美罗培南、帕尼培南不易发生神经系统不良反应,可用于产 ESBLs 细菌引起的中枢神经系统感染
β- 内酰胺类 / β- 内酰胺酶抑制剂复方制剂	是	产 ESBLs 细菌所致的轻、中度感染	过敏、肠道菌群失调	头孢哌酮 / 舒巴坦和哌拉西林 / 他唑巴坦抗感染作用最强,敏感菌株所致下泌尿系统感染,可口服阿莫西林 / 克拉维酸

续表

药物	是否单独用药	适应证	不良反应	注释
头霉素类	是,可与氨基糖苷类等联用	次选药物,产ESBLs敏感菌株所致的轻、中度感染或降阶梯治疗		
氧头孢烯类	是	产ESBLs菌株导致的轻度感染或降阶梯治疗		
氟喹诺酮类	是	药物敏感的泌尿系感染,或重症感染的联合用药	胃肠道反应、神经系统反应	
氨基糖苷类	否	产ESBLs重症感染的联合用药	肾毒性、耳毒性	
黏菌素和多黏菌素B	是	碳青霉烯类抗菌药物耐药菌株所致感染	肾毒性、神经毒性	
替加环素	是	腹腔感染、皮肤软组织感染和社区获得性肺炎,难治性的产ESBLs细菌相关的颅内感染	胃肠道反应	血药浓度、尿液浓度低,不宜单药治疗血流感染等严重感染,不适用于泌尿系统感染

1. **碳青霉烯类** 碳青霉烯类对产ESBLs菌株抗菌活性强,是目前临床治疗产ESBLs肠杆菌科细菌所致各

种感染最常应用的抗菌药物。目前临床应用的品种有厄他培南、亚胺培南、美罗培南及比阿培南。

2. **β- 内酰胺类 /β- 内酰胺酶抑制剂复方制剂**　体外药敏试验显示,产 ESBLs 菌株对不同复方制剂的敏感性差异较大。此类药物中,头孢哌酮 / 舒巴坦和哌拉西林 / 他唑巴坦临床疗效相对较好,可用于轻、中度感染的治疗,需适当增加给药剂量和次数。对于敏感菌株所致下泌尿系统感染,部分患者可口服阿莫西林 / 克拉维酸。

3. **头霉素类**　体外研究表明,头霉素类对 ESBLs 稳定,对产 ESBLs 菌株亦有较好的抗菌活性,但其耐药率明显高于碳青霉烯类抗菌药物、头孢哌酮 / 舒巴坦和哌拉西林 / 他唑巴坦,因此可作为抗感染治疗的次选药物。头霉素类用于治疗产 ESBLs 敏感菌株所致的轻、中度感染及降阶梯治疗。临床应用的品种有头孢美唑、头孢西丁和头孢米诺。

4. **氧头孢烯类**　体外研究表明,氧头孢烯类抗菌药物对 ESBLs 稳定,对产 ESBLs 的大肠埃希菌、肺炎克雷伯菌敏感性高,但与碳青霉烯类及 β- 内酰胺类 /β- 内酰胺酶抑制剂复方制剂相比,体内抗菌活性较差,可用于产 ESBLs 菌株导致的轻度感染或降阶梯治疗,临床报道不多。

5. **氟喹诺酮类**　产 ESBLs 菌株对氟喹诺酮类抗菌药物耐药,故不作为经验性治疗用药。若药敏试验结果提示敏感,可用于产 ESBLs 菌株泌尿系感染的治疗。亦可作为产 ESBLs 菌株重症感染的联合用药。

6. **氨基糖苷类**　产 ESBLs 菌株通常携带氨基糖苷类耐药基因,但体外研究显示,产 ESBLs 菌株对该类药物的耐药率低,约为 10% 左右,如阿米卡星等。但因该类药物具有耳、肾毒性,而且体内分布并不理想,临床上仅作为联合用药用于产 ESBLs 菌株所致的重症感染。

7. **多黏菌素**　少数产 ESBLs 菌株同时对碳青霉烯

类抗菌药物耐药,可使用此类药物进行治疗。由于此类药物具有肾毒性和神经毒性,同时存在明显的异质性耐药,一般不作为首选用药,仅用于碳青霉烯类耐药菌株所致感染的治疗。

8. 甘氨酰环素类 本类药物上市品种目前仅有替加环素,产 ESBLs 菌株包括碳青霉烯类抗菌药物耐药菌株对其敏感性高。替加环素目前可用于腹腔感染、皮肤软组织感染和社区获得性肺炎。给予常规用药剂量时,血液及尿液浓度较低,慎用于血流感染,通常不用于泌尿系感染。

9. 磷霉素 体外试验中,磷霉素对产 ESBLs 大肠埃希菌和肺炎克雷伯菌抗菌活性良好。因其尿液浓度高,国际上主要推荐用于非复杂性泌尿系感染。对于下泌尿系统感染,可使用口服制剂磷霉素氨丁三醇。磷霉素作为次选药物,还可用于产 ESBLs 菌株引起的其他系统感染。

10. 头孢菌素类 美国临床实验室标准化协会(Clinical and Laboratory Standards Institute,CLSI)曾规定所有产 ESBLs 菌株均视为头孢菌素耐药,不推荐临床使用头孢菌素类治疗产 ESBLs 菌株所致的感染。而近年研究结果显示,细菌的 MIC 值与头孢菌素临床抗感染疗效更为相关。2010 年 CLSI 更改了肠杆菌科细菌对头孢菌素类药物敏感试验的判断标准,降低了敏感折点的 MIC 值。目前关于头孢菌素治疗敏感的产 ESBLs 细菌感染的资料很少,故为保证临床治疗效果,建议在药敏试验提示 MIC ≤ 2μg/ml 的情况下,考虑使用相应的抗菌药物。但仍不建议使用头孢菌素治疗产 ESBLs 菌株所致的严重感染。

(三)产 ESBLs 肠杆菌科细菌感染的抗感染治疗原则

在决定抗感染治疗方案时,应综合考虑细菌耐药性、感染部位及病情严重程度、患者病理生理状况和抗菌药物的作用特点。主要原则为：①早期进行规范的细菌培养及药敏试验，确定患者是否存在产 ESBLs 细菌感染。②及时进行经验性治疗：在细菌培养结果报告前，根据当地 ESBLs 发生率、感染来源及 ESBLs 危险因素等，评估是否存在产 ESBLs 肠杆菌科细菌感染，结合病情严重程度选择经验性抗菌药物。③根据感染的严重程度选用抗菌药物：对于重症感染如血流感染或腹腔、泌尿系等感染继发脓毒症或出现脓毒症性休克的患者，宜选用碳青霉烯类抗菌药物，产 ESBLs 细菌所致轻、中度感染如泌尿系感染、肝脓肿、胆道感染、腹膜炎、HAP等，结合当地耐药情况或药敏结果选用头孢哌酮/舒巴坦、哌拉西林/他唑巴坦、头霉素类等，若疗效不佳，可改为碳青霉烯类抗菌药物。④根据患者的病理生理状况及抗菌药物的 PK/PD 特点，制定最佳的给药方案。⑤必要时进行联合用药：单药治疗适用于大部分产 ESBLs 细菌所致感染，少数重症感染及合并有非发酵菌感染危险因素的患者可使用联合抗感染治疗，如碳青霉烯类、头孢哌酮/舒巴坦、哌拉西林/他唑巴坦联合喹诺酮类或氨基糖苷类。

（四）常见不同类型的产 ESBLs 肠杆菌科细菌感染的治疗

1. 血流感染 血流感染可分为医院获得性和社区获得性，治疗上应明确感染的来源。如为继发性血流感染，要积极处理原发病灶，若出现迁徙性感染，必要时需外科手术干预。选择抗菌药物时，需从当地流行病学资料、患者既往用药史、药敏试验结果及患者病情严重程度等几个方面综合考虑。荟萃分析显示，碳青霉烯类抗菌药物作为经验性治疗的首选药物，其临床疗效与 β-内酰胺类/β-内酰胺酶抑制剂复方制剂无明显差异，但明显优于其他种类抗菌药物。在低耐药区域，亦可选择

β- 内酰胺类 /β- 内酰胺酶抑制剂复方制剂进行抗感染治疗。

2. 颅内感染 当怀疑急性细菌性颅内感染时,尽快完善血培养及脑脊液常规、生化及培养检查,并给予经验性抗感染治疗。针对产 ESBLs 大肠埃希菌等肠杆菌科细菌相关的颅内感染,推荐选择易透过血脑屏障的碳青霉烯类抗菌药物,而三代头孢菌素疗效不佳。此外,针对难治性的产 ESBLs 细菌相关的颅内感染,可选择替加环素。

3. 呼吸系统及胸腔纵隔感染 目前国内外的下呼吸道感染指南中,并没有单就覆盖产 ESBLs 肠杆菌科细菌作出分层,通常情况下,针对需要住院但不需要入住 ICU 的有基础心肺疾病的老年 CAP、需要住院但不需要入住 ICU 的慢性阻塞性肺疾病急性加重、早发 HAP 患者,国内外指南推荐给予覆盖肠杆菌科细菌的经验性抗感染治疗,但一般不需要覆盖产 ESBLs 肠杆菌科细菌;而对于重症 CAP 和晚发 HAP 患者,需要给予覆盖铜绿假单胞菌等非发酵菌的抗感染治疗,指南推荐使用碳青霉烯类或选择 β- 内酰胺类 /β- 内酰胺酶抑制剂复方制剂如头孢哌酮 / 舒巴坦、哌拉西林 / 他唑巴坦,这两种抗感染药物亦同时覆盖了产 ESBLs 的肠杆菌科细菌。无论是 CAP 还是 HAP,难以根据临床表现判断有无肠杆菌科细菌感染,且肠杆菌科细菌为下呼吸道标本中常见的病原体,须区分污染、定植和感染三种情况,故需从多方面评估患者是否有产 ESBLs 菌感染,再决定是否给予针对性抗感染治疗。

4. 腹腔感染 对于产 ESBLs 肠杆菌科细菌所致的轻、中度腹腔感染,可选用头孢哌酮 / 舒巴坦、哌拉西林 / 他唑巴坦或头霉素。对于重度腹腔感染如继发脓毒症或脓毒症休克,可选用碳青霉烯类抗菌药物。

5. 泌尿系感染 呋喃妥因或磷霉素氨丁三醇可用

于治疗产 ESBLs 肠杆菌科细菌引起的急性单纯性下泌尿系统感染。复杂性泌尿系感染合并有产 ESBLs 细菌感染的危险因素时,可选择 β- 内酰胺类 /β- 内酰胺酶抑制剂复方制剂、头霉素类或磷霉素,继发脓毒症或脓毒症性休克的患者可直接选用碳青霉烯类抗菌药物。

6. **中性粒细胞缺乏伴发热** 中性粒细胞缺乏指绝对中性粒细胞计数(absolute neutrophil count, ANC)$<0.5 \times 10^9/L$,或预期 48h 后 ANC 减少至 $<0.5 \times 10^9/L$。严重中性粒细胞缺乏指 ANC$<0.1 \times 10^9/L$。中性粒细胞缺乏伴发热是指中性粒细胞缺乏患者单次口温测定 $\geqslant 38.3$℃,或 >38.0℃持续超过 1h。但是对于一般情况不佳的患者,尤其是老年患者应重视感染时可能无发热或者低体温的可能。

依据《中国中性粒细胞缺乏伴发热患者抗菌药物临床应用指南》,可将中性粒细胞缺乏伴发热患者进行危险度分层。①高危患者:符合以下任一项标准均被认为是高危患者:Ⅰ严重中性粒细胞缺乏(ANC$<0.1 \times 10^9/L$)或预期中性粒细胞缺乏持续 $>7d$。Ⅱ有下列任何一种医学并发症,包括但并不限于:血流动力学不稳定;口腔或胃肠道黏膜炎,吞咽困难或引起严重的腹泻;胃肠道症状,包括腹痛、恶心和呕吐或腹泻;新发的神经系统改变或精神状态异常;血管内导管感染,尤其是导管隧道感染;新出现的肺部浸润或低氧血症,或有潜在的慢性肺部疾病。Ⅲ肝功能不全(肝转氨酶水平 >5 倍正常值)或肾功能不全(血肌酐清除率 $<30ml/min$)。②低危患者:中性粒细胞缺乏预期在 7d 内消失,无合并症,同时肝肾功能稳定。不符合严格低危标准的任何患者均应按照高危患者指南进行治疗。

产 ESBLs 细菌感染的高危患者,推荐使用碳青霉烯类联合氨基糖苷类抗菌药物。对于危险度分层为低危的患者,可以选择 β- 内酰胺类 /β- 内酰胺酶抑制剂复方制剂,或者选择头霉素类抗菌药物联合氨基糖苷类抗菌药物进行治疗。抗感染疗程应持续整个中性粒细胞减少期,直至 ANC ≥ 0.5×10^9/L,如出现重症肺部感染、导管相关血流感染或之前曾出现过血流动力学不稳定等情况,用药时间可视患者情况适当延长。对于同时有临床或微生物学感染证据的患者,疗程取决于特定的微生物和感染部位。有持续性发热但无明确来源、血流动力学不稳定的中性粒细胞缺乏患者,如果针对产 ESBLs 肠杆菌科细菌抗感染治疗效果不佳,结合患者病情,可将抗感染方案扩展至同时覆盖其他耐药机制的革兰氏阴性菌、革兰氏阳性菌、厌氧菌及真菌等。

二、多重耐药鲍曼不动杆菌

鲍曼不动杆菌属非发酵革兰氏阴性杆菌,为条件致病菌,广泛分布于医院环境,易定植在患者的皮肤、结膜、口腔、呼吸道、胃肠道及泌尿生殖道等部位。多重耐药鲍曼不动杆菌(multidrug-resistant *Acinetobacter baumanni*,MDRAB)是指对下列 5 类抗菌药物中至少3 类药物耐药的菌株,包括抗假单胞菌头孢菌素类、抗假单胞菌碳青霉烯类、含有 β- 内酰胺酶抑制剂的复方制剂、氟喹诺酮类、氨基糖苷类。广泛耐药鲍曼不动杆菌(extensively drug resistant *A.baumanni*,XDRAB)是指仅对 1~2 种潜在有抗不动杆菌活性的药物(主要指替加环素和 / 或多黏菌素)敏感的菌株。全耐药鲍曼不动杆菌(pan drug resistant *A.baumanni*,PDRAB)则指对目前所能获得的潜在有抗不动杆菌活性的抗菌药物(包括多黏菌素、替加环素)均耐药的菌株。

(一)鲍曼不动杆菌感染的抗感染治疗原则

应综合考虑感染病原菌的敏感性、感染部位及严重程度、患者病理生理状况和抗菌药物的作用特点。主要原则有:①鲍曼不动杆菌对多数抗菌药物耐药,应尽量根据药敏试验结果选用抗菌药物；②联合用药，特别是对于 XDRAB 或 PDRAB 感染常需联合用药；③通常需用较大剂量、较长疗程；④根据不同感染部位选择组织浓度高的抗菌药物，并依据 PK/PD 特点制定最佳给药方案；⑤肝肾功能异常者及老年人使用抗菌药物的剂量应根据血清肌酐清除率及肝功能情况作适当调整；⑥混合感染比例高，常需结合临床覆盖其他感染菌。

（二）鲍曼不动杆菌的抗菌药物

鲍曼不动杆菌的抗菌药物的选择详见表 6-4。

表 6-4　鲍曼不动杆菌抗菌药物的选择

药物	是否单独用药	适应证	不良反应	注释
舒巴坦及含舒巴坦的 β-内酰胺类抗菌药物的复方制剂	是，严重感染可与其他药物联用	可用于敏感菌所致的各类感染，或与其他药物联合治疗	过敏、肠道菌群失调	对于一般感染，舒巴坦剂量不超过 4.0g/d，对 MDRAB、XDRAB、PDRAB 感染，舒巴坦剂量适当增加
碳青霉烯类	是	可用于敏感菌所致的各类感染，或与其他药物联合治疗	肠道菌群失调	针对敏感性下降菌株，可增加给药次数、加大给药剂量、延长给药时间
多黏菌素类	常与其他药物联合	用于 XDRAB、PDRAB 感染的治疗	肾毒性、神经系统毒性	国内临床应用经验少

续表

药物	是否单独用药	适应证	不良反应	注释
替加环素	常与其他药物联合	复杂性腹腔及皮肤软组织感染、社区获得性肺炎	胃肠道反应	组织分布广泛，血药浓度、脑脊液浓度低，根据药敏结果选用
四环素类	是,可与其他药物联合	敏感菌株的感染		临床应用较少
氨基糖苷类	否	用于 XDRAB、PDRAB 感染的联合治疗	肾毒性、耳毒性	
氟喹诺酮类	否	用于 XDRAB、PDRAB 感染的联合治疗	胃肠道反应、神经系统反应	

1. **舒巴坦及含舒巴坦的 β- 内酰胺类抗菌药物的复方制剂** 舒巴坦为 β- 内酰胺酶抑制剂,对不动杆菌属细菌具抗菌作用,含舒巴坦的复方制剂对不动杆菌具有良好的抗菌活性。国外常使用氨苄西林 / 舒巴坦,国内多使用头孢哌酮 / 舒巴坦。对于一般感染,舒巴坦的常用剂量不超过 4.0g/d,对 MDRAB、XDRAB、PDRAB 感染,舒巴坦剂量可增加至 6.0~8.0g/d,分 3~4 次给药。肾功能减退患者,需调整给药剂量。

(1)头孢哌酮 / 舒巴坦(2:1 规格): 常用剂量 3.0g,Q6~8h,静脉滴注。对于严重感染者可根据药敏结果与米诺环素、阿米卡星等联合用药。

（2）氨苄西林 / 舒巴坦：给药剂量为 3.0g，Q6h，静脉滴注。治疗严重感染患者时需与其他抗菌药物联合应用。

2. 碳青霉烯类 临床应用的品种有亚胺培南、美罗培南及比阿培南，可用于敏感菌所致的各类感染，或与其他药物联合治疗 XDRAB 或 PDRAB 感染。治疗中枢神经系统感染时，美罗培南剂量可增至 2.0g，Q8h。针对敏感性下降菌株（MIC 4~16mg/L）所致感染，增加给药次数、加大给药剂量、延长静脉滴注时间，可延长血药浓度高于 MIC 的时间，对部分感染病例有效。

3. 多黏菌素 分为多黏菌素 B 及多黏菌素 E，可用于 XDRAB、PDRAB 感染的治疗。此类药物具有肾毒性及神经系统毒性，需要注意监测肾功能。另外，多黏菌素 E 存在明显的异质性耐药，常需联合应用其他抗菌药物。

4. 替加环素 对 MDRAB、XDRAB 有一定抗菌活性，但近期耐药菌株不断增加，应根据药敏结果选择。由于其组织分布广泛，血液浓度、脑脊液浓度低，治疗血流感染及颅内感染时，常需与其他抗菌药物联合应用。不用于治疗泌尿系感染。

5. 氨基糖苷类 多与其他抗菌药物联合应用。对于严重感染但肾功能正常者，可加量至 800mg/d。因其肾毒性常见，需注意监测肾功能及尿常规，有条件的最好监测血药浓度。

6. 其他抗菌药物 可依据药敏结果，选择喹诺酮类如环丙沙星、左氧氟沙星、莫西沙星，第三及第四代头孢菌素如头孢他啶、头孢吡肟，其他 β- 内酰胺酶抑制剂的复方制剂如哌拉西林 / 他唑巴坦。体外研究表明，利福平与其他药物联合应用时可起协同杀菌作用，但不推荐常规应用。

（三）鲍曼不动杆菌的抗感染治疗方案

1. 非多重耐药鲍曼不动杆菌感染 可参考药敏结

果,常选用 β- 内酰胺类抗菌药物等。

2. **MDRAB 感染** 应依据药敏结果选择抗菌药物。常选用头孢哌酮 / 舒巴坦、氨苄西林 / 舒巴坦或碳青霉烯类抗菌药物,必要时,可与氨基糖苷类、氟喹诺酮类等抗菌药物联用。

3. **XDRAB 感染** 通常需两药联合甚至三药联合。治疗合并有多重耐药肠杆菌科细菌感染的常选择含有碳青霉烯类抗菌药物的方案。

(1)两药联合方案:①含舒巴坦的复合制剂与米诺环素(或多西环素)、多黏菌素 E、氨基糖苷类抗菌药物、碳青霉烯类抗菌药物等联用,国内常应用此方案,如头孢哌酮 / 舒巴坦联合多西环素或米诺环素;②多黏菌素 E 与含舒巴坦的复方制剂、碳青霉烯类抗菌药物联用;③替加环素与含舒巴坦的复方制剂、碳青霉烯类抗菌药物、多黏菌素 E、喹诺酮类抗菌药物、氨基糖苷类抗菌药物联用。

(2)三药联合方案:①含舒巴坦的复方制剂与多西环素及碳青霉烯类抗菌药物联用;②亚胺培南与多黏菌素或妥布霉素联用等。

4. **PDRAB 感染** 根据药敏试验选择有效的抗菌药物,且多需联合用药。根据国外研究,对多黏菌素异质性耐药的鲍曼不动杆菌,可能恢复对其他种类抗菌药物的敏感性,故可尝试多黏菌素与 β- 内酰胺类抗菌药物或替加环素联用方案,但疗效仍需大规模的临床研究验证。此外,可依据抗菌药物的 PK/PD 特点,通过增加给药剂量、增加给药次数、延长给药时间等加强抗菌药物的治疗效果。

(四)常见不同类型的鲍曼不动杆菌感染的治疗

1. **HAP 和 VAP** 鲍曼不动杆菌肺炎多出现在应用机械通气的 ICU 患者。自呼吸道标本分离出鲍曼不动杆菌,首先需分辨其为定植菌还是感染菌。可参考以下

　　WHO 建议,采取集束化措施来阻断耐药菌在诊疗实践过程中的传播,主要包括严格执行手卫生、正确使用个人防护用品、限制患者的转运、器械设备专人专用、患者病室清洁和消毒、减少侵入性设施使用等。除此之外,需加强医务人员的相关专业性培训,建立多学科合作的细菌耐药监测体系,制定、实施切实有效的监控策略,进行有针对性的主动筛查,掌握医疗机构耐药菌流行动态,对监测数据进行动态分析,定期发布监测报告,根据报告结果不断改进临床干预措施。

　　目前,与发达国家相比,我国在临床抗菌药物合理使用、感染性疾病规范诊治能力、社会公众合理用药意识与知识的普及方面存在一定差距。医疗机构主要管理者应切实加强对抗菌药物临床应用管理工作的重视,建立一种多学科参与的、系统、精细、专业、信息化的管理体系,对感染、感染控制、药学和微生物等临床相关专业和部门进行针对性的宣传教育、技能培训、监测预警和干预指导,不断提高医疗机构管理抗菌药物的综合实力。同时,国家对于当前抗菌药物耐药的严峻形势给予社会宣传、民众科普教育,提高社会公众对细菌耐药危机的认识,共同促进抗菌药物的合理使用。

(郭伟 单凯 孟琨 王霞)

参考文献

[1] MULLISH B H,WILLIAMS H R.Clostridium difficile infection and antibiotic-associated diarrhoea [J]. Clinical Medicine,2018,18(3):237-241.

[2] 宋媛媛,贡雪芃,肖蒙,等.抗生素相关性腹泻研究

进展[J].医药导报,2019,38(11):1454-1458.

[3] 毛婷,李吉莹,王胜红,等.我国成人患者抗生素相关性腹泻危险因素的 Meta 分析[J].中国药房,2018,29(20):2845-2850.

[4] 国家卫生计生委合理用药专家委员会.2018 年全国细菌耐药监测报告[J].中国合理用药探索,2020,17(1):1-10.

附录

附录一　肝、肾功能障碍者抗菌药物剂量调整

肌酐清除率算法				
采用公式估计患者的肌酐清除率	正常体重男性	(140– 年龄)× 理想体重(kg)/ [72× 血清肌酐(mg/dl)]	肥胖男性	{(137– 年龄)× [0.285× 体重(kg)+12.1× 身高(m)]}/ [51× 血清肌酐(mg/dl)]
	正常体重女性	女性在男性肌酐清除率的算法上乘以系数0.85	肥胖女性	{(146– 年龄)× [0.287× 体重(kg)+9.74× 身高(m)]}/ [60× 血清肌酐(mg/dl)]

附表 1-1 肾功能损伤需要调整的药物及剂量调整方法

药品 品种	通用名	肾功能正常时 剂量	肾功能损伤时的剂量调整肌酐清除率/(ml·min⁻¹)			
			50~90	30~50	10~30	<10
广谱青霉素类	阿莫西林	0.25~0.5g, Q8h	不调整		0.25~0.5g, Q12h	0.25~0.5g, Q24h
	氨苄西林	口服:0.5g, Q6h；静注:4~8g, Q6~12h	不调整		剂量不变,延长给药时间 6~12h	常规剂量 50%~75% 剂量不变,延长给药时间 12~24h
	哌拉西林	3~4g, Q4~6h	不调整		20 ≤ CrCl ≤ 40：复杂性尿路感染:3g, Q8h；杂性尿路感染:3g, Q8h；重度感染:4g, Q8h	CrCl<20：非复杂性尿路感染:3g, Q12h；复杂性尿路感染:3g, Q12h, 重度感染:4g, Q12h
	替卡西林	1.6~3.2g, Q6~8h	不调整	3.2g, Q8h	1.6g, Q8h	1.6g, Q12h

续表

| 药品 | | 肾功能正常时剂量 | 肾功能损伤时的剂量调整肌酐清除率 /(ml·min⁻¹) | | | |
品种	通用名		50~90	30~50	10~30	<10
广谱青霉素类	美西林	2~6g, Q6-8h	CrCl≥50,不需要调整		给药间期延长至8~12h或给药间期不变,剂量减少25%	给药间期延长至12~18h或每次剂量正常剂量的25%~50%而给药间期不变
头孢菌素类 第一代	头孢拉定	0.25g,Q6h 或 0.5g,Q12h	不调整	50%剂量,正常同隔		25%常规剂量,正常同隔
第二代	头孢唑林	1g, Q8h		不调整	50%剂量,Q12h	50%剂量,Q18~24h
	头孢呋辛	0.75~1.5g, Q8h		不调整	0.75g,Q12h	0.75g,Q24h
	头孢克洛	0.25g, Q8h		不调整	适当减少剂量	
	头孢替安	0.5g, Q6-12h		不调整	常规剂量75%,Q6~8h	
	头孢孟多	1~2g, Q6~8h,一日最多12g	2g, q6h	0.5g, Q6h	0.5g, Q12h	0.5g, Q24h

续表

药品		肾功能正常时剂量	肾功能损伤时的剂量调整肌酐清除率/((ml·min⁻¹))			
品种	通用名		50~90	30~50	10~30	<10
头孢菌素类	第三代					
	头孢曲松	1~2g,Qd	不调整			日剂量不超过2g
	头孢噻肟	2g,Q8h	不调整		50%维持剂量	25%维持剂量
	头孢他啶	2g,Q8h	不调整	1g,Q12h	1g,Qd	0.5g,Q48h
	头孢哌酮	2~4g,Q12h	肾脏、肝脏双途径代谢,当GFR小于18ml/(min·1.72m²)时,最大剂量为4g/d			
	第四代					
	头孢吡肟	2g,Q8h	不调整		2g,Q12~24h	1g,Qd
	头孢匹罗	1~2g,Q12h	1g,Q12h或2g,Q12h	1g,Q12h	1g,Qd	0.5g,Qd或1g,Qd
β-内酰胺类/β-内酰胺酶抑制剂复合制剂	阿莫西林/克拉维酸	1.2g,Q6-8h	根据体重减量		不建议服用此药	

续表

| 药品 | | 肾功能正常时剂量 | 肾功能损伤时的剂量调整：肌酐清除率/(ml·min⁻¹) | | | |
品种	通用名		50~90	30~50	10~30	<10
β-内酰胺类/β-内酰胺酶抑制剂复合制剂	氨苄西林/舒巴坦	1.5~3g, Q6h	不调整		减少给药次数	
	哌拉西林/舒巴坦	2.5g 或 5g, Q8h	肾功能不全者酌情调整剂量			
	哌拉西林/他唑巴坦	3.375g, Q6h 或 4.5g, Q8h	不调整		CrCl 为 20~40：13.5g/d,分次用药，4.5g/次, Q8h	CrC<20：9g/d,分次用药,4.5g/次, Q12h
	替卡西林/克拉维酸	1.6~3.2g, Q6~8h		3.2g, Q8h	1.6g, Q8h	1.6g, Q12h
	头孢哌酮/舒巴坦	2~4g, Q12h		不调整	1g, Q12h,日最高剂量 2g	0.5g, Q12h,日最高剂量 1g
	头孢他啶/阿维巴坦	2.5g, Q8h	不调整	1.25g, Q8h	CrCl 为 16~30：0.94g, Q12h	CrCl 为 6~15：0.94g, Q24h

续表

药品		肾功能正常时剂量	肾功能损伤时的剂量调整/(ml·min⁻¹)			
品种	通用名		50~90	30~50	10~30	<10
头霉素类	头孢西丁	2g,Q8h	不调整	1~2g,Q8~12h	1~2g,Q12~24h	0.5~1g,Q24~48h
	头孢米诺	1g,Q12h	肾功能减退患者适当减量			
	头孢美唑	1~2g,Q8h	1~2g,Q8h		1~2g,Q12h	1~2g,Q24h
	头孢替坦	1~2g,Q12h	不调整		常规剂量,Q24h;常规剂量的1/2,Q12h	常规剂量,Q48h;常规剂量的1/4,Q12h
氧头孢烯类	拉氧头孢	1~2g,Q8~12h	常规剂量,q8h		常规剂量 Q12~24h	常规剂量 Q24~48h
	氟氧头孢	1~2g,Q12h	严重肾功能障碍者须减量或延长给药间隔时间			

续表

药品品种	通用名	肾功能正常时剂量	肾功能损伤时的剂量调整肌酐清除率/((ml·min⁻¹))			
			50~90	30~50	10~30	<10
单环类	氨曲南	中重度感染:1~2g,Q8~12h	不调整	不调整	首次剂量,1~2g,之后用量减半	首次用量0.5g,1g或2g,维持量为首次剂量的25%,Q6~12h
碳青霉烯类	厄他培南	1g,Qd	不调整	不调整		0.5g,Qd
	比阿培南	0.6g,Q12h	不调整	不调整	减少给药剂量与延长给药间隔	
	美罗培南	0.5~1g,Q8h	不调整	常规剂量,Q12h	50%常规剂量,Q12h	50%常规剂量,Qd
	亚胺培南/西司他丁	0.5~1g,Q6~8h	0.25~0.5g,Q6~8h	0.25g,Q6~12h	0.25g,Q6~12h	0.125~0.25g,Q12h
	帕尼培南/倍他米隆			1g,Q12h		
青霉烯	法罗培南	0.15~0.2g,Q8h	适当减少给药或延长间隔时间			

续表

| 药品 | | 肾功能正常时剂量 | 肾功能损伤时的剂量调整肌酐清除率 ((ml·min⁻¹)) | | | |
品种	通用名		50~90	30~50	10~30	<10
喹诺酮类	环丙沙星	0.5~0.75g,Q12h	不调整		0.2~0.25g,Q12h	0.2~0.25g,Q18h
	左氧氟沙星	0.75g,Qd	0.75g,Qd	CrCl为20~49:0.75g,Q48h	CrCl为10~20:0.75g初始剂量,0.5g维持剂量,Q48h	—
	吉米沙星	0.32g,Qd	不调整		使用剂量0.16g,Qd	
	西他沙星			50~100mg,Q12h		
	莫西沙星	0.4g,Qd	不调整			
大环内酯类	红霉素	0.25~0.5g,Q6h	不调整			严重肾功能损害者本品的剂量应当适当减少

续表

药品		肾功能正常时剂量	肾功能损伤时的剂量调整（肌酐清除率 / (ml·min⁻¹)			
品种	通用名		50~90	30~50	10~30	<10
大环内酯类	阿奇霉素	首剂 0.5g，Qd，之后 0.25g，Qd		不调整		慎用此药
	克拉霉素	0.5~1g，Q12h	0.5g，Q12h	0.5g，Q12~24h		0.5g，Qd
糖肽类 / 脂肽类	替考拉宁	起始剂量 0.8g，Q12h，给药 3~5 次，维持剂量 0.8g，Qd	剂量不变；或剂量减半，每日 1 次给药	剂量不变，每 2 天给 1 次药；或剂量减半，每日 1 次给药	剂量不变，每 3 天给 1 次药；或剂量减为 1/3，每日 1 次给药	或剂量减为 1 次给药；或剂量减为 1 次给药
	万古霉素	1g，Q12h	不调整	1g，Q24~96h		1g，Q4~7d
	达托霉素	6mg/kg，Qd	6mg/kg，Q24h		6mg/kg，Q48h	
氨基糖苷类	阿米卡星	7.5mg/kg，Q12h 或 15mg/kg，Qd	60%~90% 正常剂量，Q12h	20%~30% 常规剂量，Q24~48h		—

续表

药品品种	通用名	肾功能正常时剂量	肾功能损伤时的剂量调整 肌酐清除率 /(ml·min⁻¹)			
			50~90	30~50	10~30	<10
氨基糖苷类	依替米星	0.1~0.15g, Q12h	改变给药次数的方案：两次给药间隔大致等于血肌酐水平乘以8；改变治疗剂量方案：常规剂量除以血肌酐水平			
噁唑烷酮类	利奈唑胺	0.6g, Q12h	无需调整剂量			
四环素类/甘氨酰环素类	多西环素	根据感染细菌不同，按说明书使用	无需调整剂量			
	米诺环素	0.1~0.2g, Q12~24h, 首剂加倍，一日不超过0.4g	日剂量不超过0.2g			
	替加环素	首剂0.1g，之后0.05g, Q12h	无需调整剂量			
	四环素	0.25~0.5g, Q6h	肾功能减退患者适当减量			

续表

药品品种	通用名	肾功能正常时剂量	肾功能损伤时的剂量调整肌酐清除率/(ml·min⁻¹)			
			50~90	30~50	10~30	<10
磺胺类	磺胺甲噁唑	首次剂量为2g,随后1g,Q12h				
	复方磺胺甲噁唑	每次2片,Q12h	肾功能减退患者不宜应用本品			
	磺胺嘧啶	根据所感染细菌不同,见说明书	肾功能损伤者谨慎使用			
	磺胺多辛	首次1~1.5g,之后0.5~1g	肾功能损伤者谨慎使用			
多肽类	多黏菌素B	15 000~25 000U/kg/d,Q12h	不调整	50%日剂量,Q12h		15%日剂量,Q12h
	多黏菌素E	50万~100万U/d,Q12h	肾功能损害时应减量,减为1.5万U/kg			

续表

药品		肾功能正常时剂量	肾功能损伤时的剂量调整肌酐清除率 /(ml·min⁻¹)			
品种	通用名		50~90	30~50	10~30	<10
抗厌氧菌药物	替硝唑	1g,Qd	无需调整剂量			
	奥硝唑	起始剂量 0.5~1g,之后每 0.5g,Q12h			—	
	左旋奥硝唑	初始剂量：0.5~1g,随后一次 0.5g,Q12h			—	
	甲硝唑	厌氧菌：0.6~1.2g,Q8h			—	
抗病毒类	阿昔洛韦	根据感染病毒不同,参看说明书使用	无需调整剂量			

续表

药品		肾功能正常时剂量	肾功能损伤时的剂量调整肌酐清除率/(ml·min⁻¹)			
品种	通用名		50~90	30~50	10~30	<10
抗病毒类	利巴韦林	0.5g, bid	不调整	禁用此药		
	更昔洛韦	初始剂量:5mg/kg, Q12h; 维持剂量:5mg/kg, Qd	诱导剂量0.9g, bid, 维持剂量同诱导剂量	诱导剂量0.45g, qd, 维持剂量0.45g, Q48h	诱导剂量0.9g, Q2d, 维持剂量0.45g, 每周2次	不推荐使用
	金刚烷胺	抗病毒:0.1~0.2g, Q12h	不调整	首剂0.2g 维持0.1g Qd	首剂0.2g, 维持0.1g, Q48h	0.2g, 每周
	奥司他韦	流感治疗	不调整	30mg, Q12h, 共5天	30mg, Qd, 共5天	—
	帕拉米韦	0.6g, 流感后48h内开始	0.6g	0.2g	0.1g	—
	扎那米韦	10mg, Q12h	无需调整剂量			

续表

药品		肾功能正常时剂量	肾功能损伤时的剂量调整 肌酐清除率/(ml·min⁻¹)			
品种	通用名		50~90	30~50	10~30	<10
抗病毒类	阿比多尔	0.2g, Q8h				
	玛巴洛沙韦	病毒感染48h内开始,一次性应用剂量40mg	不调整		—	

注:a. "—"表示目前无资料或者无推荐意见。

b. 老年人可能没有肾脏损伤,但由于其代谢能力下降,可能还需要参照说明书。

c. 静脉和口服如能达到相似效果,推荐使用口服。

d. 大部分药物在肾损伤条件下,通过改变给药间隔和降低单次使用剂量,没有资料的药物可能也适用。

附表 1-2　肝功能障碍需要调整的药物

药品种类	药物名称	轻度肝功能损伤	中度肝功能损伤	重度肝功能损伤
青霉素类	头孢噻肟	无需调整剂量		慎用此药
	阿莫西林 / 克拉维酸钾	无需调整剂量		禁用本药
	头孢哌酮 / 舒巴坦	合并肾功能障碍的患者，根据血清浓度调整剂量		
喹诺酮类	莫西沙星	无需调整剂量		可能需要调整剂量
大环内酯类	红霉素	肝病患者剂量适当减少		
	阿奇霉素	无需调整剂量		可能需要调整剂量
	克拉霉素	剂量调整取决于肾功能，若应用后出现黄疸等肝损伤，则禁用		
四环素类 / 甘氨酰环素类	替加环素	无需调整剂量		初始剂量 0.1g，维持剂量 0.025g，Q12h
	四环素	原有肝病者不宜用此类药物		

续表

药品种类	药物名称	轻度肝功能损伤	中度肝功能损伤	重度肝功能损伤
抗厌氧菌类	替硝唑	谨慎使用常用推荐剂量		
	甲硝唑	无需调整剂量		注射剂:使用剂量减少 50%;除非必要,不推荐缓释制剂
磺胺类	磺胺多辛	肝功能不全者慎用,检测肝功能		
	磺胺嘧啶	肝功能损伤者避免全身应用		

注:a. "—"表示为缺少资料或无推荐。

b. 采用的是 Child-Pugh 分级标准确定轻中重,对应 15、10、5 分。

c. 正常剂量参看肾脏剂量调整表格。

d. 大部分药物经过肾脏代谢,需要肝脏调整的药物不是很多。

附录二 妊娠期危险分级和哺乳期用药安全分级

药物分类	药物名称	妊娠期安全性数据	哺乳期安全性数据
广谱青霉素	阿莫西林	(1) 分级:B (2) 一般认为在妊娠期可安全使用	(1) 分级:S (2) 乳汁中浓度很低,目前认为哺乳期使用安全
	氨苄西林	(1) 分级:B (2) 一般认为在妊娠期可安全使用	(1) 分级:S (2) 从乳汁中排出极少,哺乳期使用安全
	哌拉西林	(1) 分级:B (2) 缺乏足够研究,受益大于风险时可使用	(1) 分级:S (2) 无足够研究数据,通常认为可在哺乳期使用
	替卡西林	(1) 分级:B (2) 缺乏足够研究,通常认为妊娠期使用安全	(1) 分级:S (2) 尚无足够研究数据,乳汁浓度极低,通常认为哺乳期使用安全

续表

药物分类		药物名称	妊娠期安全性数据	哺乳期安全性数据
广谱青霉素		美西林	(1) 分级：B (2) 缺乏足够研究，经评估受益大于风险时可使用	(1) 分级：S (2) 尚无足够研究数据，乳汁中浓度低，通常认为可在哺乳期使用
头孢菌素类	第一代	头孢拉定	(1) 分级：B (2) 缺乏足够研究，使用经验证明妊娠期安全性良好	(1) 分级：S (2) 可分泌至乳汁，可在哺乳期使用
		头孢唑林	(1) 分级：B (2) 缺乏足够研究，仅在明确需要时才可使用	乳汁中含量低，但仍宜暂停哺乳
	第二代	头孢呋辛	(1) 分级：B (2) 缺乏足够研究。可使用	(1) 分级：S (2) 可分泌至乳汁，可使用
		头孢克洛	(1) 分级：B (2) 尚无足够研究。除非有必要，孕妇不宜使用	(1) 可少量分泌至乳汁，对乳婴的作用未知 (2) 应用要谨慎

续表

药物分类		药物名称	妊娠期安全性数据	哺乳期安全性数据
头孢菌素类	第二代	头孢替安	安全尚未确定,利大于弊时才可使用	任乳汁中有微量分布,须权衡利弊后用药
		头孢孟多	动物研究未显示致畸性	NA
	第三代	头孢曲松	(1)分级:B (2)缺乏足够研究,可使用	(1)分级:S (2)可分泌至乳汁,通常认为可使用
		头孢噻肟	(1)分级:B (2)缺乏足够研究	(1)分级:S (2)少量可分泌至乳汁,通常认为可使用
		头孢他啶	(1)分级:B (2)利大于弊时才可使用	可排入乳汁,使用应谨慎
		头孢哌酮	(1)分级:B (2)缺乏足够研究,普遍认为安全有效	(1)分级:S (2)少量可分泌至乳汁,普遍认为可使用
	第四代	头孢吡肟	(1)分级:B (2)缺乏足够研究	(1)分级:S (2)通常认为可使用

续表

药物分类		药物名称	妊娠期安全性数据	哺乳期安全性数据
头孢菌素类	第四代	头孢匹罗	(1) 妊娠期间应禁用本品 (2) 动物研究尚未发现对胚胎的有害影响	可经乳汁排出,哺乳期应中止本品或停止喂乳
		头孢洛林	动物研究未显示致畸性	NA
β-内酰胺类/β-内酰胺酶抑制剂复合制剂		阿莫西林/克拉维酸	(1) 分级:B (2) 人类数据有限,可能增加坏死性小肠结肠炎的风险	(1) 分级:S (2) 可分泌至乳汁,无不良反应报道
		氨苄西林/舒巴坦	(1) 分级:B (2) 可在妊娠期使用	(1) 分级:S (2) 极少可排泄入乳汁,通常认为可使用
		哌拉西林/舒巴坦	NA	
		哌拉西林/他唑巴坦	(1) 分级:B (2) 缺乏足够研究,利大于弊时可使用	(1) 分级:S(可能) (2) 通常认为可使用

续表

药物分类	药物名称	妊娠期安全性数据	哺乳期安全性数据
β-内酰胺类/β-内酰胺酶抑制剂复合制剂	替卡西林/克拉维酸	(1)分级:B (2)用于孕妇应权衡利弊	可用于哺乳期妇女
	头孢哌酮/舒巴坦	缺乏足够研究。必要时才能使用	只有少量分泌到母乳,应小心使用
	头孢他啶/阿维巴坦	尚不清楚致畸风险。只有在明确需要时才能使用	尚无信息表明影响母乳哺养婴儿或母乳产量
头孢菌素类	头孢西丁	(1)分级:B (2)可在妊娠期使用	(1)分级:S (2)少量可排泄进入乳汁,通常认为可使用
	头孢米诺	缺乏足够研究,仅在非常必要时才可使用	慎用
	头孢美唑	(1)分级:B (2)可通过胎盘,对人类胎儿影响尚缺乏足够研究	(1)分级:S (2)少量可排泄进入乳汁,通常认为可使用

续表

药物分类	药物名称	妊娠期安全性数据	哺乳期安全性数据
头霉素类	头孢替坦	(1)分级:B (2)可通过胎盘,对人类胎儿影响缺乏足够研究	(1)分级:S (2)少量可排泄进入乳汁,普遍认为可使用
氧头孢烯类	拉氧头孢	慎用	慎用
	氟氧头孢	NA	
单环类	氨曲南	(1)分级:B (2)可通过胎盘,对人类胎儿影响缺乏足够研究	(1)分级:S (2)少量可排泄进入乳汁
碳青霉烯类	厄他培南	(1)分级:B (2)缺乏足够研究,只有利大于弊才能使用	能分泌到人的乳汁中,使用应慎重
	比阿培南	缺乏足够研究,只有利大于弊才能使用	可进入乳汁。必须使用时应停止哺乳

续表

药物分类	药物名称	妊娠期安全性数据	哺乳期安全性数据
碳青霉烯类	美罗培南	(1) 分级:B (2) 可通过胎盘,对人类胎儿影响缺乏足够研究,利大于弊才能使用	(1) 分级:U (2) 尚不清楚是否排泄进入乳汁,利大于弊才能使用
	亚胺培南/ 西司他丁	(1) 分级:C (2) 可通过胎盘,对人类胎儿影响尚缺乏足够研究 (3) 利大于弊才能使用	(1) 分级:S (2) 尚无足够研究。有限浓度可排泄进入人乳汁,通常认为可使用
青霉烯类	法罗培南	利大于弊才能使用	可分布到母乳中,使用时应避免哺乳
喹诺酮类	环丙沙星	(1) 分级:C (2) 动物研究显示喹诺酮类药物与急性关节病有关 (3) 本药可通过胎盘,对人类胎儿影响缺乏足够研究。利大于弊才能使用	(1) 分级:S (可能) (2) 尚无足够研究。可分泌到乳汁,乳汁中浓度大于血浆浓度。哺乳期避免使用

续表

药物分类	药物名称	妊娠期安全性数据	哺乳期安全性数据
喹诺酮类	左氧氟沙星	(1) 分级:C (2) 啮齿类动物研究显示喹诺酮类药物可能与幼年关节病有关。可通过胎盘,对人类胎儿影响缺乏足够研究。利大于弊才能使用	(1) 分级:S(可能) (2) 人乳汁中浓度与血浆浓度相似 (3) 利大于弊可使用
	氟罗沙星	孕妇禁用	禁用
	吉米沙星	(1) 分级:C (2) 不应给怀孕妇女服用,缺乏足够研究,只有利大于弊才能使用	不应给哺乳母亲服用,除非对母亲的潜在好处高于危险
	莫西沙星	(1) 分级:C (2) 不清楚是否可通过人类胎盘,对人类胎儿影响缺乏足够研究,受益大于风险时,可使用	(1) 分级:U (2) 尚不清楚是否排泄到人乳汁。受益大于风险时,可使用

续表

药物分类	药物名称	妊娠期安全性数据	哺乳期安全性数据
喹诺酮类	奈诺沙星	动物研究未见致畸性,高剂量可导致母体或胎仔体重降低、骨化发育延迟	NA
大环内酯类	红霉素	(1) 分级:B (2) 可通过胎盘,对人类胎儿影响缺乏足够研究 (3) 可在妊娠期使用	(1) 分级:S (2) 尚无大量研究。可排泄进入乳汁,乳汁/血浆比值接近1
	阿奇霉素	(1) 分级:B (2) 可通过胎盘,对人类胎儿影响缺乏足够研究,可在妊娠期使用	(1) 分级:S(可能) (2) 可排泄进入乳汁,对新生儿的影响几乎没有报道
	克拉霉素	(1) 分级:C (2) 对人类胎儿影响尚缺乏足够研究。受益大于风险时,可在妊娠期使用	(1) 分级:U (2) 尚无大量研究。可排泄到入乳汁,能达到母亲血药浓度的75%。受益大于风险时,可使用

续表

药物分类	药物名称	妊娠期安全性数据	哺乳期安全性数据
糖肽类/脂肽类	普考拉宁	(1) 对人的潜在风险尚不清楚 (2) 必须使用时才可使用	(1) 尚不清楚是否可分泌至入乳汁中 (2) 应权衡利弊
	万古霉素	(1) 分级:B (胶囊);C (注射剂) (2) 可通过胎盘,对人类胎儿影响缺乏足够研究 (3) 只有利大于弊才可使用	(1) 分级:S (2) 可排泄进入乳汁,口服吸收差,新生儿摄取临床意义相关剂量不大可能 (3) 只有当利益大于风险时才可使用
	达托霉素	(1) 分级:B (2) 缺乏足够研究,只有利大于弊才能使用	不确定是否能够分泌至入乳中,慎用
氨基糖苷类	阿米卡星	(1) 分级:D (2) 可通过胎盘,可能导致胎儿肾毒性 (3) 利大于弊才可使用	(1) 分级:S (2) 可排泄进入乳汁,但是浓度很低。口服吸收差,表明新生儿全身风险比较小 (3) 只有利大于弊才可使用
	依替米星	应避免使用	应避免使用

续表

药物分类	药物名称	妊娠期安全性数据	哺乳期安全性数据
噁唑烷酮类	利奈唑胺	(1)分级:C (2)缺乏足够研究,只有利大于弊才能使用	(1)分级:U (2)不清楚是否进入人乳汁。只有受益大于风险才可使用
四环素类/甘氨酰环素类	多西环素	(1)分级:D (2)动物研究表明可能影响骨骼发育 (3)尚未在怀孕患者中研究过多西环素。除非利大于弊,否则不应使用	应避免使用
	米诺环素	(1)分级:D (2)因导致胎儿牙齿变色,禁用	(1)分级:U (2)尚无大量研究。尚不清楚是否进入人乳汁
	替加环素	(1)分级:D (2)妊娠妇女服用替加环素可能引起胎儿毒性 (3)只有利大于弊才可使用	尚不清楚是否经入人乳分泌。应用应谨慎

续表

药物分类	药物名称	妊娠期安全性数据	哺乳期安全性数据
四环素类/甘氨酰环素类	四环素	(1)分级:D (2)可通过人类胎盘,可能导致成人期牙齿变色。对人类胎儿影响缺乏足够研究。尽可能避免使用	(1)分级:S (2)尚无大量研究。可进入乳汁 (3)哺乳期选用并不恰当,但使用仍可哺乳。局部使用无问题
磺胺类	磺胺甲噁唑	(1)分级:C (2)缺乏足够研究。只有利大于弊才可使用	(1)分级:U (2)尚无大量研究。能否进入人类乳汁仍未知。只有利大于弊才使用
	复方磺胺甲噁唑	(1)分级:C (2)啮齿类研究显示高剂量可致畸,对人类胎儿影响缺乏足够研究,应尽可能避免使用	(1)分级:U (2)尚无大量研究。甲氧苄啶可进入人乳汁。磺胺甲噁唑能否进入人类乳汁仍未知

续表

药物分类	药物名称	妊娠期安全性数据	哺乳期安全性数据
磺胺类	磺胺嘧啶	(1)分级:C (2)可通过人类胎盘，对人类胎儿影响缺乏足够研究，只有利大于弊才可使用	(1)分级:S（可能）(2)尚无大量研究。尚不清楚是否进入人乳汁 (3)只有受益大于风险时才可使用
	磺胺多辛	NA	NA
多肽类	多黏菌素B	(1)分级:C (2)进行该项实验目无可靠参考文献	未进行该项实验目无可靠参考文献
	多黏菌素E	孕妇慎用，应权衡利弊后决定是否使用	宜暂停哺乳
抗厌氧菌	替硝唑	(1)分级:C级 (2)可透过胎盘，迅速进入胎儿循环，孕妇前3个月应禁用	在乳汁中浓度与血中浓度相似。应禁用
	奥硝唑	(1)未进行该项实验目无可靠参考文献 (2)避免使用本品	避免使用本品

续表

药物分类	药物名称	妊娠期安全性数据	哺乳期安全性数据
抗厌氧菌	左旋奥硝唑		NA
	甲硝唑	(1)分级:B (2)啮齿类动物研究未显示致畸性 (3)短期治疗安全	(1)分级:S (2)能通过乳汁分泌,达到乳汁/血浆比值>1,但不会造成新生儿不良反应
抗病毒药物	阿昔洛韦	(1)分级:B (2)啮齿类研究显示安全。尚不清楚是否通过人体胎盘。尚无人体胎盘研究。上市研究显示用该药的大量研究。未在第一孕期增加胎儿畸形风险	(1)分级:S (2)可分泌到人乳汁,且乳汁浓度高于血浆浓度,用于治疗新生儿单纯疱疹病毒感染 (3)普遍认为哺乳期使用安全
	利巴韦林	(1)分级:X (2)有明确致畸证据。妊娠期禁用	(1)分级:U (2)尚不清楚是否可分泌到人乳汁。对乳鼠及其后代具有毒性

续表

药物分类	药物名称	妊娠期安全性数据	哺乳期安全性数据
抗病毒药物	更昔洛韦	(1) 分级:C (2) 啮齿类研究显示胚胎毒性。可通过人类胎盘,尚无人体胎儿的大量研究 (3) 利大于弊时可使用	(1) 分级:S(可能) (2) 尚无大量研究。受益大于风险时可使用
	金刚烷胺	(1) 分级:C (2) 大鼠研究显示高剂量可致畸。尚无人体胎儿使用该药的大量研究。受益大于风险时,可使用	(1) 分级:U (2) 可微量排泄至人乳汁,在足月婴儿中母体与婴儿比接近1 (3) 受益大于风险时,可使用
	奥司他韦	(1) 分级:C (2) 尚无人体胎儿使用该药的大量研究。受益大于风险时可使用	(1) 分级:U (2) 尚不清楚是否可分泌至人类乳汁 (3) 受益大于风险时可使用

续表

药物分类	药物名称	妊娠期安全性数据	哺乳期安全性数据
抗病毒药物	帕拉米韦	(1)分级:C (2)缺乏足够研究,只有在其预期利益高于潜在风险时才可用药	尚不知在人类的乳汁是否有分泌。用药应慎重
	扎那米韦	(1)分级:C (2)尚无人体胎儿使用该药的大量研究。受益大于风险时可使用	(1)分级:U (2)尚不清楚是否可分泌至人类乳汁,受益大于风险时可使用
	阿比多尔	安全性尚不明确	

注:A、B、C、D、X 妊娠期用药分级已经被 FDA 最新妊娠期和哺乳期用药标签规则所替代,但字母分级系统仍有一定借鉴价值。

(1)美国 FDA 妊娠分级

A 类:妊娠初三个月用药,经临床对照观察未发现药物对胎儿有损害,亦未发现在随后的妊娠期间对胎儿有损害,如甲状腺球蛋白等。

B 类:动物生殖实验未显示对胎仔有危害,但尚缺乏临床对照观察资料,或者动物生殖实验中观察到对胎仔有损害,但尚未在妊娠早期临床试验中得到证实,如青霉素、磺胺类药、丙磺舒等。

C:在动物的研究中证实对胎儿有不良反应(致畸或使胚胎致死或其他),但在妇女中无对照组或在妇女和动物研究中无可以利用的资料。药物仅在权衡对胎儿的利大于弊时给予,如氨霉素、异丙肾上腺素、吡嗪酰胺等。

D:对人类胎儿的危险有肯定的证据,但尽管有害,对孕妇确肯定其有利,方于应用(如对生命垂危或疾病严重而无法应用较安全的药物或药物无效),如四环素类、苯妥英钠、氯磺丙脲等。

X:动物或人的研究中已证实可使胎儿异常,或基于人类的经验知其对胎儿有害,对人或对两者均有害,而且该药物对孕妇的应用,其危险明显地大于任何有益之处。该药禁用于已妊娠或将妊娠妇女。如己烯雌酚、沙利度胺、利巴韦林等。

(2)哺乳期分级:S,安全;NS,不安全;U,未知。

(3)NA:not available,不能获取信息。

附录三 抗菌药物组织分布及透过率

通用名	剂量/g	途径	血药峰浓度/(mg·L⁻¹)	达峰时间	表观分布容积/(L·kg⁻¹ 或 L)	脑脊液渗透率/%	玻璃体液渗透率/%	骨组织渗透率/%	尿液排泄率/%	乳汁渗透率/%	胎盘渗透率/%
阿莫西林	0.5	口服	5.5~7.5	1~2h	0.3L/kg	炎症:0.9~21.1	2	8~31	50~70	1.4~4.3	24.0~33.3
		静脉注射	42.6	0.25h	—	—	—	—	—	—	—
氨苄西林	0.5	口服	—	0.25h	0.29L/kg	无炎症:5 有炎症:39	—	11~71	50~70	—	—
		静脉注射	17	0.25h	—	—	—	—	—	—	—
哌拉西林	1	肌内注射	52.2	0.71h	0.18-0.3L/kg	无炎症:3.4 有炎症:32	—	—	49~68	—	—
美洛西林	1	静脉滴注	58	即刻	—	—	—	—	—	—	—
		静脉注射	53.4	0.25h	—	17~25	—	—	50~55	—	27~34
头孢拉定	0.5	口服	11~18	1h	—	8~12	—	—	90	—	—
		肌内注射	6	1~2h	—	—	—	—	—	—	—

续表

通用名	剂量/g	途径	血药峰浓度/(mg·L⁻¹)	达峰时间	表观分布容积/(L·kg⁻¹或L)	脑脊液渗透率/%	玻璃体液渗透率/%	骨组织渗透率/%	尿液排泄率/%	乳汁渗透率/%	胎盘渗透率/%
头孢唑林	0.5	肌内注射	37	1h	0.19L/kg	0	—	17.9	80~90	—	70~90
	1	静脉注射	185	1h	—	0	—	—	—	—	—
头孢呋辛	0.25	口服	4.1	2~3h	—	有炎症:6.5~10	—	—	89	—	—
	0.75	静脉注射	27	0.75h	0.19L/kg	—	—	—	—	—	—
头孢克洛	0.5	口服	13	0.5~1h	0.33L/kg	—	—	—	77	—	—
头孢替安	1	静脉注射	75	0.5h	—	—	—	27~44	60~75	—	—
头孢曲松	1	肌内注射	81	2~3h	0.34L/kg	—	4	7~17	50~60	—	—
		静脉注射	200	NA	—	无炎症:2 有炎症:25	—	—	—	—	—
头孢噻肟	1	肌内注射	25	1h	0.28L/kg	无炎症:12 有炎症:27.7	—	2~28	50~60	—	—
		静脉注射	102	即刻	—	—	—	—	—	—	—

续表

通用名	剂量/g	途径	血药峰浓度/(mg·L⁻¹)	达峰时间	表观分布容积/(L·kg⁻¹或L)	脑脊液渗透率/%	玻璃体液渗透率/%	骨组织渗透率/%	尿液排泄率/%	乳汁渗透率/%	胎盘渗透率/%
头孢他啶	0.5	肌内注射	18	NA	0.24L/kg	—	30	4~8	84~87	—	—
		静脉注射	46	5min	—	炎症-治疗浓度	—	—	85	—	—
头孢吡肟	—		—		0.36L/kg	无炎症:10-15 有炎症:10.3	8	46~76	85	—	—
头孢匹罗	1	静脉注射	80~90	NA	0.28L/kg	无炎症:1 有炎症:5	—	—	80~90	—	—
阿莫西林/克拉维酸	1	口服	阿莫西林:12.4 克拉维酸:3.3	1.3~1.5h	—		—	—	阿莫西林为50~70、克拉维酸约为25~46		

续表

通用名	剂量/g	途径	血药峰浓度/(mg·L⁻¹)	达峰时间	表观分布容积/(L·kg⁻¹或L)	脑脊液渗透率/%	玻璃体液渗透率/%	骨组织渗透率/%	尿液排泄率/%	乳汁渗透率/%	胎盘渗透率/%
哌拉西林/舒巴坦	6	静脉注射	哌拉西林:420.4±266.3 舒巴坦:139.1±104.6	NA	—	—	—	18~30	—	—	—
哌拉西林/他唑巴坦	2.25	静脉注射	哌拉西林:134 他唑巴坦:15	0.5h	哌拉西林:0.24L/kg 他唑巴坦:0.4L/kg	—	—	—	哌拉西林:68 他唑巴坦:80	—	—
头孢哌酮/舒巴坦	1.5	肌内注射	头孢哌酮64.2 舒巴坦19	0.25~2h	—	—	—	5~11	—	—	—
头孢哌酮/舒巴坦	2g	静脉注射	头孢哌酮236.8 舒巴坦130.2	5min	—	—	—	—	—	—	—

续表

通用名	剂量/g	途径	血药峰浓度/(mg·L⁻¹)	达峰时间	表观分布容积/(L·kg⁻¹ 或 L)	脑脊液渗透率/%	玻璃体液渗透率/%	骨组织渗透率/%	尿液排泄率/%	乳汁渗透率/%	胎盘渗透率/%
头孢西丁	1	静脉注射	110	5min	—	—	—	—	—	—	—
头孢美唑	1	静脉注射	76.2	即刻	—	—	—	—	85~92	—	≈0
拉氧	0.5	肌内注射	21	1h	—	—	—	—	—	—	—
头孢	1	静脉注射	44	0.25h	—	—	—	—	90	≈0	—
氨曲南	1	静脉注射	90	0.5h	—	有炎症时可达治疗浓度	—	—	—	—	—
厄他培南	1	静脉注射	155	0.5h	—	—	—	—	—	—	—
比阿培南	0.15	静脉注射	10	1h	—	—	—	—	64	—	—
美罗培南	0.5	静脉注射	52	NA	0.29L/kg	无炎症:4.7 有炎症:14	30	—	70	—	—

续表

通用名	剂量/g	途径	血药峰浓度/(mg·L⁻¹)	达峰时间	表观分布容积/(L·kg⁻¹ 或 L)	脑脊液渗透率/%	玻璃体液渗透率/%	骨组织渗透率/%	尿液排泄率/%	乳汁渗透率/%	胎盘渗透率/%
亚胺培南西司他丁	0.25	静脉注射	12~20	NA	0.27L/kg	无炎症:7.3 有炎症:39	8~10	2~3	70	—	—
法罗培南	0.6	口服	7.4	1~1.5h	—	—	—	—	3.1~6.8	—	—
环丙沙星	0.5	口服	2.5	1~2h	2.4L/kg	无炎症:24-43 有炎症:92	—	36~100	50~70	—	—
诺氟沙星	0.4	口服	1.4~1.6	1~2h	1.7L/kg	—	—	—	26~32	—	—
左氧氟沙星	0.2	口服	1.6	1h	2L/kg	无炎症:71	30	9~104	87	—	—
氧氟沙星	0.5	静脉注射	6.4	即刻	—	—	—	—	—	—	—

续表

通用名	剂量/g	途径	血药峰浓度/(mg·L⁻¹)	达峰时间	表观分布容积/(L·kg⁻¹或L)	脑脊液渗透率/%	玻璃体液渗透率/%	骨组织渗透率/%	尿液排泄率/%	乳汁渗透率/%	胎盘渗透率/%
氟罗沙星	0.2	口服	2.9	NA	—	—	—	26~180	75	—	—
吉米沙星	0.32	口服	1.61	0.5~2h	1.66~12.12L/kg	—	—	—	36	—	—
莫西沙星	0.4	口服	3.1	NA	2L/kg	无炎症:46 有炎症:79	40	33~105	96~98	—	—
	0.5	静脉注射	3.9	NA	—	—	—	—	—	—	—
红霉素	0.25	口服	0.3	3~4h	0.9L/kg	有炎症:10	—	18~28	10~15	50以上	5~20
阿奇霉素	0.6	口服	0.33	2~3h	31.1L/kg	—	—	250~630	11~14	—	—
	0.5	静脉注射	3.63	1h	—	—	—	—	—	—	—
克拉霉素	0.25	口服	1	3~4h	4L/kg	1~2	20	—	36	—	—

续表

通用名	剂量/g	途径	血药峰浓度/(mg·L⁻¹)	达峰时间	表观分布容积/(L·kg⁻¹或L)	脑脊液渗透率/%	玻璃体液渗透率/%	骨组织渗透率/%	尿液排泄率/%	乳汁渗透率/%	胎盘渗透率/%
替考拉宁	0.4	静脉注射	111.8	5min	0.6~1.2L/kg	有炎症:4.4			80	—	—
万古霉素	0.5	静脉注射	23	NA	0.3~0.43L/kg	无炎症:18 有炎症:48		5~67		—	—
达托霉素	—		—		0.1L/kg	—	30	—	78	—	—
阿米卡星	0.25	肌内注射	12	NA	0.28L/kg	无炎症:10~20 有炎症:50	—	—	90	—	16
	0.5	静脉注射	38	NA	—	—	—	—	—	—	—
依替米星	0.2	肌内注射	10.2	0.85h	—	—	—	—	80	—	—
	0.2	静脉注射	17.13	0.5h	—	—	—	—	—	—	—

续表

通用名	剂量/g	途径	血药峰浓度/(mg·L⁻¹)	达峰时间	表观分布容积/(L·kg⁻¹ 或 L)	脑脊液渗透率/%	玻璃体液渗透率/%	骨组织渗透率/%	尿液排泄率/%	乳汁渗透率/%	胎盘渗透率/%
利奈唑胺	0.4	口服	3.08	1h	40~50L	无炎症:70 有炎症:66	10~80	40~51	35	—	—
多西环素	0.6	静脉注射	3.68	0.5h	—	—	—	—	—	—	—
	0.1	口服	1.8~2.9	NA	0.7L/kg	—	60~75	—	35~40	—	—
米诺环素	0.1	静脉注射	2.5	NA	—	—	—	—	—	—	—
	0.2	口服	2.1~5.1	1~4h	80~114L	—	—	—	—	—	—
替加环素	0.1	静脉注射	1.45	NA	7~9L/kg	—	—	35~195	33	—	—
复方磺胺甲噁唑	—		—		—	无炎症:12 有炎症:30	15	—	84.50	—	—

续表

通用名	剂量/g	途径	血药峰浓度/(mg·L⁻¹)	达峰时间	表观分布容积/(L·kg⁻¹或L)	脑脊液渗透率/%	玻璃体液渗透率/%	骨组织渗透率/%	尿液排泄率/%	乳汁渗透率/%	胎盘渗透率/%
磺胺嘧啶	2g	口服	30~60	3~6h	—	无炎症:50 有炎症:50~80	—	—	60~85	—	—
甲硝唑	0.25	口服	6	1~2h	0.6~0.85L/kg	无炎症:43 有炎症:>1	—	—	60~80	≈1	≈1
	0.75	静脉注射	25	NA	—	—	—	—	—	—	—
替硝唑	2	口服	51	2h	—	无炎症:80	—	—	16	—	—
	0.8	静脉注射	14~21	NA	—	—	—	—	—	—	—
奥硝唑	1.5	口服	30	2h	0.86L/kg	—	—	—	63	—	—
阿昔洛韦	0.2	口服	0.6	NA	0.7L/kg	50	—	—	45~79	—	—
	0.25	静脉注射	10	NA	—	—	—	—	—	—	—

续表

通用名	剂量/g	途径	血药峰浓度/(mg·L⁻¹)	达峰时间	表观分布容积/(L·kg⁻¹或L)	脑脊液渗透率/%	玻璃体液渗透率/%	骨组织渗透率/%	尿液排泄率/%	乳汁渗透率/%	胎盘渗透率/%
利巴韦林	0.6	口服	0.78	1.7h	2 825L	67	—	—	30~55	—	—
更昔洛韦	3	口服	1.1	1.8h	0.74L/kg	—	—	—	91	—	—
	0.25	静脉注射	9	NA	—	24~70	—	—		—	—
金刚烷胺	0.1	口服	0.24	2~4h	3~8L/kg	—	—	—	90	—	—
奥司他韦	0.075	口服	奥司他韦:0.065 奥司他韦羧酸盐:0.348		23~26L	—	—	—	90	—	—

续表

通用名	剂量 /g	途径	血药峰浓度 /(mg·L⁻¹)	达峰时间	表观分布容积 /(L·kg⁻¹或 L)	脑脊液渗透率 /%	玻璃体液渗透率 /%	骨组织渗透率 /%	尿液排泄率 /%	乳汁渗透率 /%	胎盘渗透率 /%
帕拉米韦	0.6	静脉注射	46.8	0.5h	流感病毒患者:874L 健康受试者:960L	—	—	—	90	—	—
扎那米韦	0.1	口服	0.142	1~2h	16L	—	—	—	100	—	—
阿比多尔	0.2	口服	0.6	2h	—	—	—	—	0.12	—	—

注:"—"暂无相关资料。

附录四　连续性肾脏替代治疗时抗菌药物的剂量调整

类别	药品名称	成人常用剂量	成人 CRRT 药物剂量调整
青霉素	氨苄西林	1g,Q6h	1~2g,Q6~12h
	阿莫西林 / 克拉维酸钾	0.375~0.625g,tid	0.375~0.625g,bid
	哌拉西林 / 他唑巴坦	2.25~4.5g,Q6~8h	2.25~3.75g,Q6~8h
	氨苄西林 / 舒巴坦	1.5~3g,Q6h	1.5~3g,Q8~12h
头孢菌素	头孢唑林	1~1.5g,Q6~8h	1~1.5g,Q12h
	头孢曲松	1~2g,Q12~24h	2g,Q12~24h
	头孢他啶	1~2g,Q8~12h	1~2g,Q12h
	头孢吡肟	1~2g,Q8~12h	1~2g,Q12~24h
	头孢噻肟钠	1~2g,Q6~8h	1~2g,Q12h
	头孢西丁	1~2g,Q8h	1~2g,Q12h
其他 β-内酰胺类	氨曲南	1~2g,Q8~12h	1~2g,Q12h
	美罗培南	1~2g,Q8h	1~2g,Q12h
	亚胺培南 / 西司他丁	0.5~1g,Q8h	0.25g,Q6h

续表

类别	药品名称	成人常用剂量	成人 CRRT 药物剂量调整
喹诺酮类	环丙沙星	0.4g,Q8~12h	0.2~0.4g,Q12~24h
	左氧氟沙星	0.5~0.75g,Q24h	0.5~0.75g 一次,之后 0.25g,Q24h 或 500mg,Q48h
	莫西沙星	0.4g,Q24h	0.4g,Q24h
	西他沙星		
糖肽类	万古霉素	10~15mg/kg,Q12h	10~15mg/kg, Q24~48h,依药物浓度调整剂量

注:CRRT:连续性肾脏替代治疗。

附录五 抗菌药物的天然耐药菌

药品	天然耐药菌
氨苄西林	MRSA、MRCNS、MRCONS、杰克棒杆菌、诺卡菌、需氧革兰氏阴性肠杆菌（大肠埃希菌属肠属除外）、巴尔通体属、百日咳鲍特菌、布鲁氏菌属、军团菌属、贝纳立克次体、埃利西菌、土拉热弗朗西斯菌、杜克嗜血杆菌、肉芽肿克雷伯菌、卡他莫拉菌、立式立克次体、苍白螺旋体、霍乱弧菌、副溶血弧菌、创伤弧菌、鼠疫杆菌、鲍曼不动杆菌、洋葱伯克霍尔德菌、铜绿假单胞菌、嗜麦芽窄食单胞菌、衣原体、支原体、解脲脲原体、脆弱拟杆菌、艰难梭菌
阿莫西林	MRSA、MRCNS、甲氧西林耐药表皮葡萄球菌、杰克棒杆菌、诺卡菌、需氧革兰氏阴性肠杆菌（大肠埃希菌、奇异变形杆菌、沙门西朗西斯菌属除外）、巴尔通体属、百日咳鲍特菌、布鲁氏菌属、贝纳立克次体、埃利西体、土拉热弗朗西斯菌、杜克嗜血杆菌、副猪嗜血弧菌、肉芽肿克雷伯菌、创伤弧菌、卡他莫拉菌、立式立克次体、苍白螺旋体、霍乱弧菌、副溶血弧菌、鼠疫杆菌、鲍曼不动杆菌、洋葱伯克霍尔德菌、铜绿假单胞菌、嗜麦芽窄食单胞菌、铜绿假单胞菌、衣原体、支原体、解脲脲原体、脆弱拟杆菌、艰难梭菌

续表

药品	天然耐药菌
头孢唑林	粪肠球菌,尿肠球菌,MRSA,MRCNS,甲氧西林耐药表皮葡萄球菌,杰克棒杆菌,产单核李斯特菌,诺卡菌,气单胞菌属,空肠弯曲菌,弗劳地柠檬酸杆菌,柯氏柠檬酸杆菌,阴沟肠杆菌,产气肠杆菌,摩根菌属,普通变形杆菌,沙门菌属,普罗维登斯菌属,沙雷菌属,小肠耶尔森菌,巴尔通体属,百日咳鲍特菌,伯氏疏螺旋体,布鲁菌属,黄褐僵二氧化碳嗜纤维菌,贝纳立克次体,埃利立克次体,土拉热弗朗西斯菌,杜克雷嗜血杆菌,流感嗜血杆菌,肉芽肿克雷伯菌,军团菌属,卡他莫拉菌,脑膜炎奈瑟菌,多杀巴斯德菌,立克次体,立氏立克次体,苍白螺旋体,霍乱弧菌,创伤弧菌,鼠疫杆菌,洋葱伯克霍尔德菌,铜绿假单胞菌,嗜麦芽窄食单胞菌,衣原体,支原体,鲍曼不动杆菌,坏死梭杆菌,产黑色素普雷沃菌,放线菌,艰难梭菌,梭菌属
头孢呋辛	肠球菌,MRSA,MRCNS,MRCONS,杰克棒杆菌,产单核李斯特菌,诺卡菌,空肠弯曲菌,弗劳地柠檬酸杆菌,柯氏柠檬酸杆菌,产气肠杆菌,阴沟肠杆菌,摩根菌属,沙雷菌属,普罗维登斯菌属,巴尔通体属,百日咳鲍特菌,伯氏疏螺旋体,布鲁菌属,贝纳立克次体,埃利立克次体,土拉热弗朗西斯菌,杜克雷嗜血杆菌,肉芽肿克雷伯菌,军团菌属,立氏立克次体,霍乱弧菌,苍白螺旋体,霍乱弧菌,副溶血弧菌,创伤弧菌,鼠疫杆菌,鼠疫杆菌,曼不动杆菌,洋葱伯克霍尔德菌,土拉热弗朗西斯菌,嗜麦芽窄食单胞菌,铜绿假单胞菌,衣原体,支原体,解脲脲原体,脆弱拟杆菌,拟杆菌,放线菌属,艰难梭菌

续表

药品	天然耐药菌
头孢克洛	肠球菌、MRSA、MRCNS、MRCONS、杰克棒杆菌、产单核李斯特菌、诺卡菌、空肠弯曲菌、普罗维登斯菌属、弗劳地枸橼酸杆菌、柯氏枸橼酸杆菌、阴沟肠杆菌、产气肠杆菌、摩根肠杆菌、摩根菌属、普通变形杆菌、沙门菌属、沙雷菌属、志贺菌属、小肠结肠耶尔森菌、巴尔通体、埃利希西体、土拉热弗朗西斯菌、伯氏疏螺旋体、布鲁氏菌属、黄褐二氧化碳嗜纤维菌、贝纳立克次体、埃肯菌、多杀巴斯德菌、立武立克次体、杜克雷嗜血杆菌、金氏菌属、肉芽肿荚膜克雷伯菌、军团菌、淋球菌、脑膜炎奈瑟菌、洋葱伯克霍尔德菌、霍乱弧菌、霍乱弧菌、副溶血弧菌、创伤弧菌、鼠疫耶尔森菌、鲍曼不动杆菌、铜绿假单胞菌、嗜麦芽窄食单胞菌、衣原体、支原体、解脲脲原体、脆弱拟杆菌、艰难梭菌
头孢曲松	肠球菌、MRSA、MRCNS、MRCONS、杰克棒杆菌、产单核李斯特菌、诺卡菌、阴沟肠杆菌、巴尔通体属、百日咳鲍特菌、布鲁氏菌属、贝纳立克次体、埃利希西体、土拉热弗朗西斯菌、军团菌属、立武立克次体、苍白螺旋体、霍乱弧菌、鼠疫耶尔森菌、洋葱伯克霍尔德菌、铜绿假单胞菌、嗜麦芽窄食单胞菌、衣原体属、沙眼衣原体、生殖衣原体、肺炎支原体、解脲脲原体、脆弱拟杆菌、艰难梭菌
头孢他啶	肠球菌、MRSA、MRCNS、MRCONS、杰克棒杆菌、产单核李斯特菌、诺卡菌、阴沟肠杆菌、诺卡菌、土拉热弗朗西斯菌、埃肯菌、立武立克次体、衣原体、百日咳鲍特菌、布鲁氏菌属、贝纳立克次体、伯氏疏螺旋体、土拉热弗朗西斯菌、杜克雷嗜血杆菌、肉芽肿克雷伯菌、军团菌属、立武立克次体、苍白螺旋体、霍乱弧菌、鼠疫耶尔森菌、支原体、解脲脲原体、脆弱拟杆菌、艰难梭菌

续表

药品	天然耐药菌
头孢噻肟（口服）	肠球菌，MRSA，MRCNS，MRCONS，杰克棒杆菌，产单核李斯特菌，诺卡菌，空肠弯曲菌，产气肠杆菌，阴沟肠杆菌，巴尔通体，百日咳鲍特菌，伯氏疏螺旋体，布鲁氏菌属，贝纳立克次体，埃利希体，土拉热弗朗西斯菌，杜克嗜血杆菌，肉芽肿克雷伯菌，脑膜炎奈瑟菌，立式立克次体，苍白密螺旋体，霍乱弧菌，副溶血弧菌，创伤弧菌，鲍曼不动杆菌，洋葱伯克霍尔德菌，铜绿假单胞菌，嗜麦芽窄食单胞菌，衣原体，支原体，解脲脲原体，脆弱拟杆菌，艰难梭菌
头孢吡肟	肠球菌，MRSA，MRCNS，MRCONS，杰克棒杆菌，产单核李斯特菌，诺卡菌，巴尔通体属，百日咳鲍特菌，伯氏疏螺旋体，布鲁氏菌属，贝纳立克次体，埃利希体，土拉热弗朗西斯菌，杜克嗜血杆菌，肉芽肿克雷伯菌，立式立克次体，苍白密螺旋体，霍乱弧菌，鼠疫耶尔森菌，嗜麦芽窄食单胞菌，衣原体，支原体，解脲脲原体，脆弱拟杆菌，艰难梭菌
头孢洛林	肠球菌，杰克棒杆菌，产单核李斯特菌，诺卡菌，巴尔通体，土拉热弗朗西斯菌，肉芽肿克雷伯菌，军团菌属，百日咳鲍特菌，伯氏疏螺旋体，布鲁氏菌属，霍乱弧菌，贝纳立克次体，埃利希体，立式立克次体，苍白密螺旋体，鼠疫耶尔森菌，洋葱伯克霍尔德菌，铜绿假单胞菌，嗜麦芽窄食单胞菌，衣原体，支原体，解脲脲原体，脆弱拟杆菌，艰难梭菌

续表

药品	天然耐药菌
阿莫西林/克拉维酸	MRSA、MRCNS、杰克棒杆菌、腐氧革兰氏阴性肠杆菌、腐氧革兰阴性肠杆菌、普通变形杆菌、奇异变形杆菌、沙门菌属、志贺菌属、埃利西体、贝纳立克次体、脑膜炎奈瑟菌、苍白螺旋体、霍乱弧菌、嗜麦芽窄食单胞菌、铜绿假单胞菌、洋葱伯克霍尔德菌、空肠弯曲菌（气单胞菌属、小肠结肠炎耶尔森菌除外）、巴尔通体属、军团菌属、百日咳鲍特菌、肺炎克雷伯菌、产酸克雷伯菌、大肠杆菌、土拉热弗朗西斯菌、杜克雷嗜血杆菌、肉芽肿克雷伯菌、创伤弧菌、副溶血弧菌、鼠疫耶尔森菌、艰难梭菌、布鲁氏菌属、淋球菌、立克次体、军团菌属、衣原体、支原体、解脲脲原体
氨苄西林/舒巴坦	MRSA、MRCNS、杰克棒杆菌、腐氧革兰杆菌、普通变形杆菌、奇异变形杆菌、沙门菌属、志贺菌属、埃利西体、贝纳立克次体、脑膜炎奈瑟菌、苍白螺旋体、霍乱弧菌、嗜麦芽窄食单胞菌、铜绿假单胞菌、洋葱伯克霍尔德菌、空肠弯曲菌（气单胞菌属、小肠结肠炎耶尔森菌除外）、巴尔通体属、军团菌属、百日咳鲍特菌、肺炎克雷伯菌、产酸克雷伯菌、大肠杆菌、土拉热弗朗西斯菌、杜克雷嗜血杆菌、肉芽肿克雷伯菌、创伤弧菌、副溶血弧菌、鼠疫耶尔森菌、艰难梭菌、布鲁氏菌属、淋球菌、军团菌属、洋葱伯克霍尔德菌、衣原体、支原体、解脲脲原体
哌拉西林/他唑巴坦	MRSA、MRCNS、杰克棒杆菌、埃利西体、贝纳立克次体、苍白螺旋体、霍乱弧菌、嗜麦芽窄食单胞菌、艰难梭菌、空肠弯曲菌、巴尔通体属、百日咳鲍特菌、杜克雷嗜血杆菌、肉芽肿克雷伯菌、创伤弧菌、副溶血弧菌、鼠疫耶尔森菌、洋葱伯克霍尔德菌、土拉热弗朗西斯菌、布鲁氏菌属、淋球菌、军团菌属、衣原体、支原体、解脲脲原体

续表

药品	天然耐药菌
头孢他啶/阿维巴坦	肠球菌、MRSA、MRCNS、MRCONS、杰克棒杆菌、产单核李斯特菌、诺卡菌、巴尔通体属、百日咳鲍特菌、伯氏疏螺旋体、布鲁氏菌属、立式立克次体、贝纳立克次体、埃利希体、土拉热弗朗西斯菌、杜克嗜血杆菌、肉芽肿克雷伯菌、军团菌属、霍乱弧菌、苍白螺旋体、衣原体、支原体、鼠疫杆菌、解脲脲原体、脆弱拟杆菌、艰难梭菌
头孢西丁	肠球菌、MRSA、MRCNS、MRCONS、杰克棒杆菌、产单核李斯特菌、诺卡菌、气单胞菌属、空肠弯曲菌、弗劳地枸橼酸杆菌、柯氏枸橼酸杆菌、产气肠杆菌、阴沟肠杆菌、沙雷菌属、巴尔通体属、立克立克次体、埃利希体、土拉热弗朗西斯菌、伯氏疏螺旋体、布鲁氏菌属、黄褐嗜二氧化碳噬纤维菌、贝纳立克次体、苍白立克次体、苍白螺旋体、霍乱弧菌、副溶血弧菌、创伤弧菌、鼠疫杆菌、鲍曼不动杆菌、脑膜炎奈瑟菌、立克立克次体、苍白螺旋体、霍乱弧菌、嗜麦芽窄食单胞菌、衣原体、支原体、解脲脲原体、艰难梭菌
厄他培南	肠球菌、MRSA、MRCNS、MRCONS、杰克棒杆菌、诺卡菌、巴尔通体属、百日咳鲍特菌、伯氏疏螺旋体、布鲁氏菌属、贝纳立克次体、埃利希体、土拉热弗朗西斯菌、立式立克次体、苍白立克次体、鼠疫杆菌、鲍曼不动杆菌、洋葱伯克霍尔德菌、铜绿假单胞菌、嗜麦芽窄食单胞菌、衣原体、支原体、解脲脲原体、艰难梭菌

续表

药品	天然耐药菌
亚胺培南	肠球菌、MRSA、MRCNS、MRCONS、杰克棒杆菌、巴尔通体菌、百日咳鲍特菌、伯氏疏螺旋体、布鲁氏菌属、贝纳立克次体、埃利希西菌、土拉热弗朗西斯菌、立武立克次体、苍白螺旋体、霍乱弧菌、鼠疫杆菌、洋葱伯克霍尔德菌、嗜麦芽窄食单胞菌、支原体、衣原体、解脲脲原体、艰难梭菌
美罗培南	肠球菌、MRSA、MRCNS、MRCONS、杰克棒杆菌、巴尔通体菌、百日咳鲍特菌、伯氏疏螺旋体、布鲁氏菌属、贝纳立克次体、埃利希西菌、土拉热弗朗西斯菌、立武立克次体、苍白螺旋体、霍乱弧菌、鼠疫杆菌、嗜麦芽窄食单胞菌、支原体、衣原体、解脲脲原体、艰难梭菌
氨曲南	肠球菌、MRSA、MRCNS、MRCONS、腐生葡萄球菌、明胶炎链球菌、化脓性链球菌（A）、无乳链球菌（B）、链球菌（C、F、G组）、肺炎链球菌草绿色链球菌、醋酸杆菌属、白喉杆菌、杰克棒杆菌、产单核李斯特菌、诺卡菌、巴尔通体菌、百日咳鲍特菌、伯氏疏螺旋体、布鲁氏菌属、贝纳立克次体、埃利希西菌、土拉热弗朗西斯菌、立武立克次体、苍白螺旋体、霍乱弧菌、创伤弧菌、鼠疫杆菌、衣原体、支原体、痤疮丙酸杆菌、脆弱拟杆菌、坏死梭杆菌、产黑色素普雷沃菌、放线菌属、艰难梭菌、梭菌属、消化链球菌
环丙沙星	肠球菌、金黄色葡萄球菌、MRSA、MRCNS、MRCONS、草绿色链球菌、杰克棒杆菌、产单核李斯特菌、诺卡菌、巴尔通体菌、伯氏疏螺旋体、苍白螺旋体、沙眼衣原体、生殖衣原体、脆弱拟杆菌、产黑色素普雷沃菌、放线菌属、艰难梭菌、梭菌属、消化链球菌

续表

药品	天然耐药菌
左氧氟沙星	肠球菌,杰克棒杆菌,诺卡菌,巴尔通体属,伯氏疏螺旋体,苍白螺旋体,脆弱拟杆菌,坏死梭菌,产黑色素普雷沃菌,艰难梭菌,梭菌属
莫西沙星	肠球菌,诺卡菌,巴尔通体属,伯氏疏螺旋体,淋球菌,苍白螺旋体,艰难梭菌,梭菌属
吉米沙星	肠球菌,MRCNS,MRCONS,诺卡菌,巴尔通体菌,伯氏疏螺旋体,埃利西体,苍白螺旋体,脆弱拟杆菌,艰难梭菌,梭菌属
红霉素	肠球菌,MRSA,杰克棒杆菌,产单核李斯特菌,诺卡菌,气单胞菌,弗劳地枸橼酸杆菌,柯氏枸橼酸杆菌,产气肠杆菌,阴沟肠杆菌,大肠杆菌,摩根菌属,奇异变形杆菌,普通变形杆菌,普罗维登斯菌属,沙门菌属,沙雷菌属,志贺菌属,小肠结肠炎耶尔森菌,布鲁氏菌属,埃希菌属,埃希弗朗西斯菌,流感嗜血杆菌,金氏菌属,淋球菌,脑膜炎奈瑟菌,多杀巴斯德菌,立氏立克次体,苍白螺旋体,创伤弧菌,鼠疫杆菌,鲍曼不动杆菌,洋葱伯克霍尔德菌,铜绿假单胞菌,嗜麦芽窄食单胞菌,坏死梭杆菌,艰难梭菌
阿奇霉素	肠球菌,MRSA,杰克棒杆菌,产单核李斯特菌,气单胞菌属,弗劳地枸橼酸杆菌,柯氏枸橼酸杆菌,产气肠杆菌,阴沟肠杆菌,摩根菌属,奇异变形杆菌,普通变形杆菌,普罗维登斯菌属,沙雷菌属,小肠结肠炎耶尔森菌,布鲁氏菌属,埃希菌属,土拉弗朗西斯菌,脑膜炎奈瑟菌,鼠疫杆菌,鲍曼不动杆菌,洋葱伯克霍尔德菌,铜绿假单胞菌,嗜麦芽窄食单胞菌,立氏立克次体,鼠疫杆菌,脆弱拟杆菌,坏死梭菌,艰难梭菌

续表

药品	天然耐药菌
克拉霉素	肠球菌、MRSA、杰克棒杆菌、产单核李斯特菌、气单胞菌属、弗劳地枸橼酸杆菌、柯氏枸橼酸杆菌、产气肠杆菌、阴沟肠杆菌、大肠杆菌、摩根菌属、奇异变形杆菌、普通变形杆菌、普罗维登斯菌属、沙雷菌属、志贺菌属、小肠结肠耶尔森菌、布鲁氏菌属、埃肯菌属、淋球菌属、脑膜炎奈瑟菌、多杀巴斯德菌、苍白螺旋体、副溶血弧菌、创伤弧菌、鼠疫菌、鲍曼不动杆菌、洋葱伯克霍尔德菌、铜绿假单胞菌、嗜麦芽窄食单胞菌、脆弱拟杆菌、坏死梭杆菌、艰难梭菌
替考拉宁	白喉杆菌、产单核李斯特菌、气单胞菌属、弗劳地枸橼酸杆菌、柯氏枸橼酸杆菌、产气肠杆菌、阴沟肠杆菌、大肠杆菌、摩根菌属、奇异变形杆菌、普通变形杆菌、普罗维登斯菌属、沙门菌属、沙雷菌属、志贺菌属、小肠结肠耶尔森菌、伯氏疏螺旋体、埃肯菌属、土拉热弗朗西斯菌、百日咳鲍特菌、布鲁氏菌属、贝纳立克次体、埃肯菌属、杜克雷嗜血杆菌、金氏菌属、肉芽肿克雷伯菌、淋球菌属、流感嗜血杆菌、脑膜炎奈瑟菌、多杀巴斯德菌、苍白螺旋体、军团菌属、钩端螺旋体、立克立次体、卡他莫拉菌、创伤弧菌、副溶血弧菌、鼠疫菌、衣原体、鲍曼不动杆菌、洋葱伯克霍尔德菌、铜绿假单胞菌、嗜麦芽窄食单胞菌、支原体、解脲脲原体、产黑色素普雷沃菌、放线菌、脆弱拟杆菌、坏死梭杆菌、艰难梭菌

药品	天然耐药菌
万古霉素	VRE，白喉杆菌，产单核李斯特菌，诺卡菌，气单胞菌属，空肠弯曲菌，气单胞菌属，柯氏枸橼酸杆菌，弗劳地枸橼酸杆菌，普通变形杆菌，奇异变形杆菌，普罗维登斯菌属，沙门菌属，黄褐嗜二氧化碳嗜纤维菌，布鲁氏菌属，伯氏疏螺旋体，百日咳鲍特菌，埃希弗朗西斯菌，土拉热弗朗西斯菌，杜克雷嗜血杆菌，流感嗜血杆菌，金氏菌属，脑膜炎奈瑟菌，淋球菌，卡他莫拉菌，多杀巴斯德菌，立武立克次体，创伤弧菌，鼠疫不动杆菌，洋葱伯克霍尔德菌，铜绿假单胞菌，嗜麦芽窄食单胞菌，坏死梭杆菌，脆弱拟杆菌，解脲脲原体，黑色普雷沃菌
达托霉素	白喉杆菌，产单核李斯特菌，诺卡菌，气单胞菌属，空肠弯曲菌，奇异变形杆菌，普通变形杆菌，柯氏枸橼酸杆菌，弗劳地枸橼酸杆菌，普罗维登斯菌属，沙门菌属，大肠杆菌，阴沟肠杆菌，志贺菌属，沙雷菌属，摩根菌属，小肠结肠耶尔森菌，巴尔通体，埃利立克次体（无形体），军团菌，百日咳鲍特菌，伯氏疏螺旋体，黄褐嗜二氧化碳嗜纤维菌，布鲁氏菌属，土拉热弗朗西斯菌，杜克雷嗜血杆菌，流感嗜血杆菌，贝纳立克次体，肉芽肿克雷伯菌，金氏菌属，脑膜炎奈瑟菌，淋球菌，卡他莫拉菌，多杀巴斯德菌，立武立克次体，钩端螺旋体，苍白螺旋体，霍乱弧菌，副溶血弧菌，创伤弧菌，鼠疫耶尔森菌，鲍曼不动杆菌，洋葱伯克霍尔德菌，衣原体，支原体，解脲脲原体，脆弱拟杆菌，坏死梭杆菌，嗜麦芽窄食单胞菌，铜绿假单胞菌，黑色普雷沃菌，放线菌，嗜普雷沃菌

续表

药品	天然耐药菌
阿米卡星	肠球菌,腐生葡萄球菌,化脓性链球菌(A),无乳链球菌(B),链球菌(C,F,G组),肺炎链球菌,草绿色链球菌,白喉杆菌,炭疽芽孢杆菌,巴尔通体,百日咳鲍特菌,伯氏疏螺旋体,钩端螺旋体,贝纳立克次体,埃利西体,卡他莫拉菌,嗜芽孢单胞菌,立克次体,杜克雷嗜血杆菌,流感嗜血杆菌,金氏菌属,霍乱弧菌,苍白螺旋体,洋葱伯克霍尔德菌,产黑色素普雷沃菌,脆弱拟杆菌,坏死梭杆菌,解脲脲原体,沙眼衣原体,支原体,消化链球菌
利奈唑胺	腐生葡萄球菌,白喉杆菌,气单胞菌属,空肠弯曲菌,弗劳地柠檬酸杆菌,柯氏柠檬酸杆菌,阴沟肠杆菌,大肠埃希菌,摩根菌属,奇异变形杆菌,普通变形杆菌,普罗维登斯菌属,沙雷菌属,志贺菌属,小肠结肠炎耶尔森菌,巴尔通体,百日咳鲍特菌,伯氏疏螺旋体,贝纳立克次体,二氧化碳嗜纤维菌,贝纳立克次体,埃肯菌属,金氏菌属,流感嗜血杆菌,黄褐嗜二氧化碳嗜纤维菌,杜克雷嗜血杆菌,埃利西体,军团菌属,土拉热弗朗西斯菌,脑膜炎奈瑟菌,淋球菌,卡他莫拉菌,苍白螺旋体,立克次体,苍白螺旋体,霍乱弧菌,副溶血弧菌,创伤弧菌,鼠咬热螺旋体,流感嗜血杆菌,多杀巴斯德菌,洋葱伯克霍尔德菌,铜绿假单胞菌,嗜麦芽窄食单胞菌,脆弱拟杆菌,解脲脲原体,衣原体,支原体,坏死梭杆菌,产黑色素普雷沃菌,艰难梭菌,艰难拟梭菌
多西环素	产单核李斯特菌,弗劳地柠檬酸杆菌,柯氏柠檬酸杆菌,阴沟肠杆菌,摩根菌属,奇异变形杆菌,普通变形杆菌,普罗维登斯菌属,沙雷菌属,脑膜炎奈瑟菌,杜克雷嗜血杆菌,洋葱伯克霍尔德菌,鲍曼不动杆菌,洋葱伯克霍尔德菌,铜绿假单胞菌,艰难梭菌,伯克霍尔德菌属,奇异变形杆菌,沙雷菌属,普罗维登斯菌属,普通变形杆菌,艰难拟梭菌

续表

药品	天然耐药菌
米诺环素	产单核李斯特菌,弗劳地枸橼酸杆菌,柯氏枸橼酸杆菌,产气肠杆菌,阴沟肠杆菌,产气肠杆菌,摩根菌属,普通变形杆菌,普罗维登斯菌属,沙雷菌属,杜克雷嗜血杆菌,脑膜炎奈瑟菌,洋葱伯克霍尔德菌,铜绿假单胞菌,艰难梭菌
替加环素	白喉棒状杆菌,产单核李斯特菌,普通变形杆菌,普罗维登斯菌属,沙雷菌属,杜克雷嗜血杆菌,摩根菌属,沙门菌属,志贺菌属,百日咳鲍特菌,脑膜炎奈瑟菌,铜绿假单胞菌,沙眼衣原体,艰难梭菌
四环素	产单核李斯特菌,诺卡菌,气单胞菌属,弗劳地枸橼酸杆菌,柯氏枸橼酸杆菌,产气肠杆菌,摩根菌属,奇异变形杆菌,普通变形杆菌,普罗维登斯菌属,沙门菌属,沙雷菌属,志贺菌属,杜克雷嗜血杆菌,脑膜炎奈瑟菌,铜绿假单胞菌,嗜麦芽窄食单胞菌,艰难梭菌
复方磺胺甲噁唑	肠球菌,咽峡炎链球菌,醋酸杆菌,白喉棒状杆菌,杰克棒杆菌,空肠弯曲菌,巴尔通体,伯氏疏螺旋体,埃利希体,埃肯菌,土拉热弗朗西斯菌,杜克雷嗜血杆菌,淋球菌,脑膜炎奈瑟菌,立式立克次体,苍白螺旋体,霍乱弧菌,铜绿假单胞菌,衣原体,支原体,解脲脲原体,脆弱拟杆菌,坏死梭杆菌,产黑色素普雷沃菌,放线菌,艰难梭菌,梭菌属,消化链球菌
多黏菌素 B	肠球菌,金黄色葡萄球菌,凝固酶阴性葡萄球菌,表皮葡萄球菌,腐生葡萄球菌,路邓葡萄球菌,咽峡炎链球菌,化脓性链球菌(A),无乳链球菌(B),链球菌(C,F,G组),肺炎链球菌,草绿色链球菌,醋酸杆菌,白喉棒状杆菌,杰克棒杆菌,产单核李斯特菌,诺卡菌,摩根菌属,奇异变形杆菌,普通变形杆菌,普罗维登斯菌属,

续表

药品	天然耐药菌
多黏菌素 B	沙门菌属、沙雷菌属、志贺菌属、小肠结肠炎耶尔森菌、巴尔通体、百日咳鲍特菌、布鲁氏菌属、贝纳立克次体、埃利希体、土拉热弗朗西斯菌、杜克雷嗜血杆菌、流感嗜血杆菌、肉芽肿克雷伯菌、军团菌、卡他莫拉菌、脑膜炎奈瑟菌、多杀巴斯德菌、立克次体、苍白螺旋体、霍乱弧菌、副溶血弧菌、创伤弧菌、鼠疫杆菌、洋葱伯克霍尔德菌、衣原体、支原体、解脲脲原体、脆弱拟杆菌、坏死梭杆菌、产黑色素普雷沃菌、放线菌、艰难梭菌、梭菌属、痤疮丙酸杆菌、消化链球菌
甲硝唑	肠球菌、金黄色葡萄球菌、凝固酶阴性葡萄球菌、表皮葡萄球菌、腐生葡萄球菌、路邓葡萄球菌、咽峡炎链球菌、化脓性链球菌(A)、无乳链球菌(B)、链球菌(C、F、G组)、肺炎链球菌、草绿色链球菌、白喉杆菌、杰克棒杆菌、产单核李斯特菌、诺卡菌、气单胞菌属、空肠弯曲菌、弗劳地枸橼酸杆菌、柯氏枸橼酸杆菌、普通变形杆菌、普罗维登斯菌属、沙门菌属、产气肠杆菌、阴沟肠杆菌、大肠埃希菌、摩根菌属、奇异变形杆菌、百日咳鲍特菌、伯氏疏螺旋体、布兰汉菌属、志贺菌属、小肠结肠炎耶尔森菌、贝利立克次体、埃利希体、土拉热弗朗西斯菌、杜克雷嗜血杆菌、淋病奈瑟菌、黄褐嗜二氧化碳噬纤维菌、军团菌、卡他莫拉菌、脑膜炎奈瑟菌、多杀巴斯德菌、立克次体、苍白螺旋体、钩端螺旋体、副溶血弧菌、创伤弧菌、鲍曼不动杆菌、洋葱伯克霍尔德菌、铜绿假单胞菌、嗜麦芽食窄食单胞菌、嗜麦芽寡养单胞菌、衣原体、支原体、解脲脲原体、放线菌、痤疮丙酸杆菌

附录六 儿童感染可选用药物简表

附表 6-1 儿童病毒感染可选用抗菌药物

感染部位	疾病名称	病原微生物	选用药物	备选药物
中枢神经系统	病毒性脑炎	带状疱疹病毒	阿昔洛韦	更昔洛韦、伐昔洛韦
		肠道病毒	阿昔洛韦	—
		水痘 - 带状疱疹病毒	阿昔洛韦	—
		乙型脑炎病毒	目前尚没有特效的抗病毒药物，对症治疗	
	脊髓灰质炎	脊髓灰质炎病毒		
呼吸系统	严重急性呼吸窘迫综合征	SARS-CoV	利巴韦林	—
	流行性感冒	甲型流感病毒	奥司他韦	金刚烷胺、金刚乙胺
		乙型流感病毒	奥司他韦、扎那米韦	—
	麻疹	麻疹病毒	目前尚没有特效的抗病毒药物，对症治疗	

续表

感染部位	疾病名称	病原微生物	选用药物	备选药物
呼吸系统	肺炎	流感病毒	目前尚没有特效的抗病毒药物，可酌情选用利巴韦林	
		呼吸道合胞病毒		
		腺病毒		
		副流感病毒		
	风疹	风疹病毒	目前尚没有特效的抗病毒药物，对症治疗	
消化系统	病毒性肝炎	甲型肝炎病毒	目前尚没有特效的抗病毒药物，对症治疗	
		乙型肝炎病毒	拉米夫定、阿德福韦酯、恩替卡韦、普通干扰素 α	普通干扰素 α
		丙型肝炎	聚乙二醇干扰素 α2b 联合利巴韦林	
免疫系统	获得性免疫缺陷综合征	人类免疫缺陷病毒	齐多夫定、拉米夫定、司坦夫定、依非韦伦、奈韦拉平	去羟基苷、阿巴卡韦、替诺福韦、茚地那韦、洛匹那韦/利托那韦
其他病毒感染	手足口病	肠道病毒	目前尚没有特效的抗病毒药物，对症治疗	
	人巨细胞病毒感染	人巨细胞病毒	更昔洛韦	—

附表 6-2　儿童细菌感染可选用的抗菌药物

感染部位	疾病名称	微生物	选用药物	备选药物
中枢神经系统	流行性脑脊髓膜炎	脑膜炎奈瑟球菌	青霉素	头孢噻肟、头孢曲松、氨苄西林
呼吸系统	猩红热	A群β溶血性链球菌	青霉素	头孢氨苄、头孢拉定
	百日咳	百日咳杆菌	阿奇霉素、红霉素、克拉霉素	复方磺胺甲噁唑
	白喉	白喉杆菌	青霉素	红霉素
	肺炎	衣原体	大环内酯类	—
		肺炎链球菌（青霉素敏感）	阿莫西林	—
		嗜血流感杆菌	阿莫西林	—
		葡萄球菌	苯唑西林	—
		支原体	大环内酯类	—
		肺炎克雷伯菌	头孢曲松、头孢吡肟、头孢噻肟	碳青霉烯类

续表

感染部位	疾病名称	微生物	选用药物	备选药物
呼吸系统	肺炎	军团菌属	阿奇霉素	红霉素、克拉霉素
		铜绿假单胞菌	头孢匹罗、头孢他啶、美罗培南、亚胺培南	哌拉西林、他唑巴坦、氨曲南
		MRSA	万古霉素、利奈唑胺	—
消化系统	细菌性痢疾	志贺菌	三代头孢	复方磺胺甲噁唑
	伤寒	伤寒杆菌	敏感菌首选阿莫西林、氨苄西林，次选第三代头孢菌素；耐药菌首选第三代头孢菌素，次选阿奇霉素	青霉素、头孢呋辛、头孢噻肟、头孢曲松
		副伤寒杆菌		
	腹泻	空肠弯曲菌	红霉素、阿奇霉素	阿莫西林、氨苄西林、氯霉素、等四代头孢菌素
		沙门杆菌	头孢曲松	
	霍乱	霍乱弧菌	复方磺胺甲噁唑或氯霉素	

续表

感染部位	疾病名称	微生物	选用药物	备选药物
血液系统	血流感染	葡萄球菌(MSSR)	苯唑西林,氯唑西林	万古霉素,替考拉宁,利奈唑胺,夫西地酸,克林霉素,磷霉素
		葡萄球菌(MRSA)	万古霉素,利奈唑胺	—
		溶血性链球菌	青霉素,阿莫西林,第一代头孢菌素	—
		青霉素敏感肺炎链球菌	青霉素,阿莫西林	—
		耐青霉素敏感肺炎链球菌	第三代头孢菌素,万古霉素,利奈唑胺	—
		青霉素敏感的肠球菌	氨苄西林	—
		革兰氏阴性菌	第四代头孢菌素,氨曲南,	—

续表

感染部位	疾病名称	微生物	适用药物	备选药物
泌尿系统	上泌尿道感染及急性肾盂肾炎	常见菌	二代以上头孢菌素，氨苄西林克拉维酸钾复合物	—
	下泌尿道感染及膀胱炎	常见菌	头孢菌素，阿莫西林	—

注：a. "—"表示未找到资料，只有首选药物。

b. 儿童用药较为特殊，有很多对生长发育有影响的药物不能使用，因此选择余地不多。

c. 由于儿童用药较为复杂，牵涉很多，需要逐药参看说明书。

d. 以上两表只是参照指南和文献总结的常见疾病和细菌感染，可能并不全面。

附录七 国内临床常见细菌 MIC 值分布及折点

根据中国细菌耐药监测研究 2017—2018 年监测报告结果显示,我国临床常见革兰氏阳性菌、肠杆菌科细菌和非发酵革兰氏阴性菌的临床常用抗菌药物的 MIC_{50}、MIC_{90} 和敏感及耐药率分别见附表 7-1~ 附表 7-3。该监测研究收集来自全国不同省份 19 家医院临床分离致病菌,由中心实验室统一用平皿 / 肉汤二倍稀释法测定抗菌药物最低抑菌浓度(MIC)值,参照美国临床和实验室标准协会(CLSI)2019 年标准判定细菌敏感、耐药率。

附表 7-1　主要革兰氏阳性菌对主要抗菌药物药敏感情况

细菌	抗菌药物	折点 /(mg·L^{-1})			MIC$_{50}$/ (mg·L^{-1})	MIC$_{90}$/ (mg·L^{-1})	敏感率 /%	耐药率 /%
		S	I	R				
肺炎链球菌	青霉素	≤2	4	≥8	1	4	89.0	0.7
	阿莫西林	≤2	4	≥8	1	4	74.7	2.3
	头孢呋辛	≤1	2	≥4	4	16	36.0	63.0
	头孢曲松	≤1	2	≥4	0.5	2	80.0	5.3
	头孢吡肟	≤1	2	≥4	1	2	66.0	10.0
	莫西沙星	≤1	2		0.25	0.25	98.3	1.3
金黄色葡萄球菌	苯唑西林	≤2		≥4	0.5	256	68.1	31.9

续表

细菌	抗菌药物	折点/(mg·L⁻¹)			MIC₅₀/(mg·L⁻¹)	MIC₉₀/(mg·L⁻¹)	敏感率/%	耐药率/%
		S	I	R				
金黄色葡萄球菌	庆大霉素	≤4	8	≥16	0.5	64	75.4	23.8
	左氧氟沙星	≤1	2	≥4	0.25	32	76.1	22.8
	利奈唑胺	≤4		≥8	2	2	100	0
	万古霉素	≤2	4~8	≥16	1	2	100	0
	甲氧苄啶 - 磺胺甲噁唑	≤2/38		≥4/76	0.03	0.25	98.1	1.9
	达托霉素	≤1			1	1	99.1	0.9
粪肠球菌	氨苄西林	≤8		≥16	0.5	2	96.8	3.2
	左氧氟沙星	≤0.5	1	≥2	1	64	73.1	25.7
	利奈唑胺	≤2	4	≥8	2	2	95.0	1.2
	万古霉素	≤4	8~16	≥32	2	4	99.4	0

续表

细菌	抗菌药物	折点/(mg·L⁻¹)			MIC₅₀/ (mg·L⁻¹)	MIC₉₀/ (mg·L⁻¹)	敏感 率/%	耐药 率/%
		S	I	R				
屎肠球菌	氨苄西林	≤8		≥16	>256	>256	8.4	91.6
	左氧氟沙星	≤2	4	≥8	64	128	10.6	84.3
	利奈唑胺	≤2	4	≥8	2	2	98.6	0.3
	万古霉素	≤4	8~16	≥32	1	2	97.8	2.0

附表 7-2　主要肠杆菌科细菌对主要抗菌药物敏感情况

细菌	抗菌药物	折点 /(mg·L⁻¹)			MIC₅₀/ (mg·L⁻¹)	MIC₉₀/ (mg·L⁻¹)	敏感率 /%	耐药率 /%
		S	I	R				
大肠埃希菌	头孢噻肟	≤1	2	≥4	64	>256	40.0	59.5
	头孢哌酮 / 舒巴坦 [a]	≤16	32	≥64	8	64	79.0	10.3
	哌拉西林 / 他唑巴坦	≤16/4	32/4~64/4	≥128/4	2	16	90.7	6.2
	美罗培南	≤1	2	≥4	0.016	0.03	98.1	1.6
	阿米卡星	≤16	32	≥64	4	8	95.9	2.8
	左氧氟沙星	≤0.5	1	≥2	8	32	34.6	59.5
肺炎克雷伯菌	头孢噻肟	≤1	2	≥4	0.5	>256	51.5	48.2
	头孢哌酮 / 舒巴坦 [a]	≤16	32	≥64	2	>256	65.0	28.7
	哌拉西林 / 他唑巴坦	≤16/4	32/4~64/4	≥128/4	4	>256	71.9	25.6

续表

细菌	抗菌药物	折点/(mg·L⁻¹) S	折点/(mg·L⁻¹) I	折点/(mg·L⁻¹) R	MIC$_{50}$/(mg·L⁻¹)	MIC$_{90}$/(mg·L⁻¹)	敏感率/%	耐药率/%
肺炎克雷伯菌	美罗培南	≤1	2	≥4	0.03	128	79.9	19.6
	阿米卡星	≤16	32	≥64	2	>256	86.7	13.1
	左氧氟沙星	≤0.5	1	≥2	0.5	64	52.7	36.5
	替加环素[b]	≤2	4	≥8	1	4	88.0	5.1
阴沟肠杆菌	头孢噻肟	≤1	2	≥4	1	256	52.7	44.6
	头孢哌酮/舒巴坦[a]	≤16	32	≥64	1	64	78.5	13.4
	哌拉西林/他唑巴坦	≤16/4	32/4~64/4	≥128/4	4	128	78.0	14.0
	美罗培南	≤1	2	≥4	0.03	2	89.8	8.1
	阿米卡星	≤16	32	≥64	2	8	96.2	3.2
	左氧氟沙星	≤0.5	1	≥2	0.06	8	72.0	18.3

注:a:采用 CLSI 头孢哌酮折点;b:采用美国 FDA 折点。

附表 7-3　主要非发酵革兰氏阴性菌对主要抗菌药物敏感情况

细菌	抗菌药物	折点 /(mg·L⁻¹)			MIC₅₀/ (mg·L⁻¹)	MIC₉₀/ (mg·L⁻¹)	敏感率 /%	耐药率 /%
		S	I	R				
铜绿假单胞菌	哌拉西林	≤16	32~64	≥128	4	256	75.0	16.2
	哌拉西林/他唑巴坦	≤16/4	32/4~64/4	≥128/4	8	256	76.6	15.9
	头孢他啶	≤8	16	≥32	2	64	80.9	15.0
	美罗培南	≤2	4	≥8	0.5	16	68.5	23.2
	阿米卡星	≤16	32	≥64	4	8	94.7	4.3
	环丙沙星	≤0.5	1	≥2	0.25	8	71.0	21.6
鲍曼不动杆菌	美罗培南	≤2	4	≥8	32	64	27.7	71.7
	阿米卡星	≤16	32	≥64	>256	>256	40.5	58.9
	米诺环素	≤4	8	≥16	4	16	50.5	27.3
	替加环素 [a]	≤0.5		≥2	2	8	58.3	11.0
	左氧氟沙星	≤2	4	≥8	8	32	29.1	65.1

续表

| 细菌 | 抗菌药物 | 折点/(mg·L⁻¹) | | | MIC₅₀/(mg·L⁻¹) | MIC₉₀/(mg·L⁻¹) | 敏感率/% | 耐药率/% |
		S	I	R				
嗜麦芽窄食单胞菌	头孢他啶	≤8	16	≥32	32	256	33.5	58.1
	米诺环素	≤4	8	≥16	0.5	4	95.2	3.0
	左氧氟沙星	≤0.5	1	≥2	1	8	82.6	15.0
	甲氧苄啶-磺胺甲噁唑	≤2/38		≥4/76	0.5	8	59.9	40.1

注:a:采用美国 FDA 折点。

附录八　与抗感染药物相互作用显著的药物及处理

药品	产生相互作用的药物	处理
阿莫西林 氨苄西林 哌拉西林	广谱青霉素类与氯霉素可能存在拮抗作用（氯霉素为抑菌型抗生素，使细菌处于静止期，而青霉素类为繁殖期杀菌型抗生素），故合用可能削弱阿莫西林的杀菌活性	不推荐合用
替卡西林 匹美西林 美洛西林	青霉素类与磺胺类药物合用，减少青霉素类在肾小管的排泄，使其半衰期延长，毒性可能增加。磺胺类药物属于抑菌药，也可干扰青霉素类的杀菌活性，使杀菌活性降低。此外，磺胺药还能减少氯唑西林、苯唑西林在胃肠道的吸收，抑制氯唑西林、苯唑西林与血浆蛋白结合，使其血药浓度升高	不推荐合用
	红霉素为抑菌药，而青霉素类为快速杀菌药，合用可能发生拮抗作用	不推荐合用
	别嘌醇为抑菌药，而青霉素类（氨苄西林、青霉素 V、巴氨西林、仑氨西林、舒他西林、阿莫西林、海他西林、酞氨西林、磺苄西林、美坦西林）合用，会增加皮疹发生率	合用前应评估对患者的风险，如合用时出现皮疹，需停用一种药物或两药均应停用

续表

药品	产生相互作用的药物	处理
阿莫西林 氨苄西林 哌拉西林 替卡西林 匹美西林 美洛西林	肠道益生菌（如枯草芽孢杆菌活菌、双歧杆菌、乳杆菌、酪酸梭菌活菌、凝结芽孢杆菌活菌、地衣芽孢杆菌活菌等）可能对青霉素类敏感，合用可能影响活菌的生长繁殖	应避免同时使用，必须合用时可间隔数小时
	青霉素类可能具有抗活伤寒菌株的活性，与伤寒活疫苗合用时，可减弱伤寒活疫苗的免疫效应	不推荐联用，两药使用间隔应不少于24h
头孢唑林	与维拉帕米及其衍生物类联用，可能增强后者的药理及毒性作用（眩晕、嗜睡、意识错乱、恶心和乏力）	联用时需加强临床监护
头孢拉定	头孢菌素类（头孢克洛、头孢拉定、头孢西丁、头孢噻吩、头孢唑林、头孢呋辛、头孢氨苄、头孢丙烯、头孢他啶、与抗肿瘤药（卡莫司汀、链佐星）合用，可能增加肾毒性。头孢菌素类（除头孢他啶外）与上述抗肿瘤药合用应谨慎。头孢他啶可能导致血尿素、血尿素氮和／或血清肌酐的短暂升高等不良反应，但不常见，与上述抗肿瘤药合用仍需注意	药物合用可能对患者造成一定的损害，合用前应评估对患者的风险，必要时应采取一定的措施

续表

药品	产生相互作用的药物	处理
头孢呋辛	乙醇[或复方甘草、藿香正气水成方(含酒精)、氢化可的松(注射液含50%乙醇)等]与头孢菌素类(头孢呋辛、头孢曲松、头孢他啶、头孢吡肟、头孢仑等)合用,可能使血中乙酰醛浓度上升,出现双硫仑反应(面部潮红、头痛、胶晕、腹痛、恶心、呕吐、气促、心率加快、血压降低及嗜睡、幻觉、呼吸困难、休克等)	使用上述头孢菌素类药物期间及前后数日内不应摄入乙醇及含乙醇制剂
头孢克洛	β-内酰胺类(头孢克肟、头孢克洛、头孢孟多醋钠、甲氧西林、头孢拉定等)可能增强多肽类抗生素(多黏菌素类、万古霉素)的肾毒性。但三代头孢菌素与盐酸万古霉素联用对金黄色葡萄球菌和肠球菌有协同抗菌作用	联用应谨慎。尽可能选择其他可用的替代抗生素,必须联用时应加强肾功能监测
头孢替安	依达拉奉与头孢唑林钠、盐酸哌拉西林钠、头孢替安钠合用,可能导致肾衰竭加重,故合用须密切监测肾功能	药物合用可能对患者造成一定的损害,合用前应评估对患者的风险,必要时应采取一定的措施

续表

药品	产生相互作用的药物	处理
头孢曲松	头孢菌素(头孢哌酮、拉氧头孢、头氧头孢、头孢米诺等)与非甾体抗炎药(阿司匹林、二氟尼柳、吲哚美辛、保泰松、吡罗昔康、羟布宗、尼美舒利、依托度酸、布洛芬、双氯芬酸钠等)合用,对血小板、凝血功能的抑制作用可能相加,可能增加出血危险	临床应慎重合用,合用前评估对患者的风险
头孢噻肟	第三代头孢菌素与氯霉素类(氯霉素、甲砜霉素、叠氮氯霉素)合用,两者可能存在拮抗作用(氯霉素为抑菌型抗生素,使细菌处于静止期,而第三代头孢菌素为繁殖期杀菌型抗生素,故合用可能削弱β-内酰胺类抗生素的杀菌活性,难以预测抗菌效果)	用于治疗脑膜炎或感急高杀菌药的严重感染时,不宜合用两药
头孢他啶	第三代头孢菌素(头孢克肟、头孢拉定等)可能增强多肽类抗生素(多黏菌素类、万古霉素)的肾毒性,第三代头孢菌素与盐酸万古霉素联用对金黄色葡萄球菌和肠球菌有协同抗菌作用	联用应谨慎。尽可能选择其他可用的替代抗生素,必须联用时应加强肾功能监测
头孢吡肟	头孢吡肟与乙醇[或复方甘草、藿香正气水成分(含酒精)、氢化可的松注射液或50%乙醇等]合用,可能使血中乙酰醛浓度上升,出现双硫仑反应(面部潮红、头痛、眩晕、腹痛、胃痛、恶心、呕吐、气促、心率加快、血压降低及嗜睡、幻觉、呼吸困难、休克等)	使用上述头孢菌素类药物期间及前后数日内不应摄入乙醇及含乙醇制剂

续表

药品	产生相互作用的药物	处理
头孢匹罗	丙磺舒与头孢匹罗合用,可使后者的血药浓度升高,半衰期延长,并可导致其毒性(尤其肾毒性)增加	药物合用可能对患者造成一定的损害,合用前应评估对患者的风险,必要时应采取一定的措施
阿莫西林/克拉维酸	阿莫西林与磺胺类药物合用,减少阿莫西林在肾小管的排泄,使其半衰期延长,毒性可能增加。磺胺类药物属干抑菌药,也可干扰阿莫西林的杀菌活性,使杀菌活性降低	两药不宜合用
氨苄西林/舒巴坦	与氯霉素类(氯霉素、甲砜霉素、叠氮氯霉素)合用,难以预测抗菌效果。氯霉素类可能干扰β-内酰胺类抗生素的杀菌活性。氨苄西林与氯霉素合用治疗细菌性脑膜炎时,远期后遗症的发生率较单用两药高	两药不宜合用
哌拉西林/舒巴坦	哌拉西林与非甾体抗炎药(阿司匹林、二氟尼柳、吲哚美辛、保泰松、吡罗昔康、塞来昔布、尼美舒利、依托度酸、布洛芬、双氯芬酸钠等)合用,可能增加出血危险。哌拉西林/舒巴坦中的舒巴坦与非甾体抗炎药(阿司匹林、吲哚美辛、保泰松)合用,舒巴坦的血药浓度可能增加,排泄时间延长,毒性也可能增加	药物合用可能对患者造成一定的损害,合用前应评估对患者的风险,必要时应采取一定的措施

续表

药品	产生相互作用的药物	处理
哌拉西林/他唑巴坦	哌拉西林钠/舒巴坦钠与抗凝血药(香豆素、肝素、苯茚二酮、香草醛、磺吡酮等)合用,可能导致凝血障碍,增加出血的危险。其中,哌拉西林钠/舒巴坦钠与溶栓药合用可致严重出血	如需合用,应考虑监测凝血功能。也有资料认为,哌拉西林钠/舒巴坦钠与溶栓药不能合用
头孢哌酮/舒巴坦	头孢哌酮/舒巴坦中舒巴坦与非甾体抗炎药(阿司匹林、吲哚美辛、保泰松)合用,舒巴坦的血药浓度可能增加,排泄时间延长,毒性也可能增加	药物合用可能对患者造成一定的损害,合用前应评估对患者的风险,必要时应采取一定的措施
头孢西丁	头孢西丁与β-内酰胺类抗生素(哌拉西林、氨曲南、头孢噻吩、头孢孟多、头孢噻肟、羧苄西林、阿洛西林、头孢磺啶、拉氧头孢等)合用,对可产生β-内酰胺酶的菌属(如肠杆菌属、沙雷菌属、枸橼酸杆菌、吲哚阳性变形杆菌、气单胞菌属、假单胞菌属),头孢西丁可能通过诱导上述β-内酰胺类产生β-内酰胺酶,拮抗上述β-内酰胺类抗生素的作用	不推荐合用

续表

药品	产生相互作用的药物	处理
头孢米诺	乙醇与甲基四唑硫醇型头孢菌素类(头孢哌酮、头孢替坦、拉氧头孢、头孢孟多、头孢美唑、头孢甲肟、头孢匹胺、头孢米诺、头孢拉宗)合用,可能导致急性酒精不耐受(双硫仑反应),症状包括潮红、头痛、心悸、心动过速、呼吸困难、通气过度、恶心、呕吐,还有引起低血压的报道	与乙醇或含乙醇的药物合用可能造成较严重的相互作用,故不推荐合用
头孢美唑	乙醇与甲基四唑硫醇型头孢菌素类(头孢哌酮、头孢替坦、拉氧头孢、头孢孟多、头孢美唑、头孢甲肟、头孢匹胺、头孢米诺、头孢拉宗)合用,可能导致急性酒精不耐受(双硫仑反应),症状包括潮红、头痛、心悸、心动过速、呼吸困难、通气过度、恶心、呕吐,还有引起低血压的报道	使用甲基四唑硫醇型头孢菌素类期间及其后数日,避免摄入乙醇及其他含乙醇产品
拉氧头孢	抗凝药(如肝素)、影响血小板聚集的药物(如阿司匹林、二氟尼柳)与拉氧头孢合用可增加出血倾向	药物合用可能对患者造成一定的损害,合用前应评估对患者的风险,必要时应采取一定的措施
氨曲南	氨曲南与利尿药(呋塞米、氢氯噻嗪、阿米洛利、托拉塞米、氨苯蝶啶、依他尼酸、吲达帕胺、甘露醇)同用可增加肾毒性	合用前应评估对患者的风险,必要时应采取一定的措施

续表

药品	产生相互作用的药物	处理
厄他培南	丙戊酸类（丙戊酸、双丙戊酸、丙戊酰胺）与厄他培南合用，丙戊酸的血药浓度及药理作用可能降低，可能引起控制良好的癫痫患者再发作。可能机制为：碳青霉烯类抗生素通过上调辅因子的催化作用，增加丙戊酸的葡萄糖醛酸化，从而增加丙戊酸自肝脏清除及肾脏排泄的速度	不推荐合用。已经证实，使用碳青霉烯类抗生素患者逐步增加丙戊酸类的用量，无法使丙戊酸血药浓度恢复到治疗水平。如需使用丙戊酸类对癫痫发作控制进行维持治疗，应选择非碳青霉烯类抗生素合用；如需使用碳青霉烯类抗生素，应选择其他抗癫痫药替代。如确需合用丙戊酸类与碳青霉烯类抗生素，则应密切监测丙戊酸的血药浓度

续表

药品	产生相互作用的药物	处理
比阿培南	丙戊酸类（丙戊酸、丙戊酰胺、双丙戊酸）与比阿培南合用，丙戊酸的血药浓度及药理作用可能降低，可能引起丙戊酸控制良好的癫痫患者再发作	不推荐合用。已经证实，使用碳青霉烯类抗生素患者逐步增加丙戊酸类的用量，无法使丙戊酸血药浓度恢复到治疗水平。如需使用丙戊酸类对治疗癫痫发作控制进行维持治疗，应选择非碳青霉烯类抗生素合用；如需使用碳青霉烯类抗生素，应选择其他抗癫痫药替代。如确需合用丙戊酸类与碳青霉烯类抗生素，则应密切监测丙戊酸的血药浓度

续表

药品	产生相互作用的药物	处理
美罗培南	丙戊酸类（丙戊酸、丙戊酰胺、双丙戊酸）与美罗培南合用，丙戊酸的血药浓度及药理作用可能降低，可能引起丙戊酸控制良好的癫痫患者再发作。	不推荐合用。已经证实，使用碳青霉烯类抗生素患者逐步增加丙戊酸类的用量，无法使丙戊酸血药浓度恢复到治疗水平。如需使用丙戊酸类对癫痫发作控制进行维持治疗，应选择非碳青霉烯类抗生素合用；如需使用碳青霉烯类抗生素，应选择其他抗癫痫药替代。如确需合用丙戊酸类与碳青霉烯类抗生素，则应密切监测丙戊酸的血药浓度

续表

药品	产生相互作用的药物	处理
亚胺培南/西司他丁	丙戊酸类（丙戊酸、丙戊酰胺、双丙戊酸）与亚胺培南合用，丙戊酸的血药浓度及药理作用可能降低，可能引起丙戊酸控制良好的癫痫患者再发作	不推荐合用。已经证实，使用碳青霉烯类抗生素的患者逐步增加丙戊酸类的用量，无法使丙戊酸血药浓度恢复到治疗水平。如需使用丙戊酸类对癫痫发作控制进行维持治疗，应选择非碳青霉烯类抗生素合用；如需使用碳青霉烯类抗生素，应选择其他抗癫痫药替代。如确需合用丙戊酸类与碳青霉烯类抗生素，则应密切监测丙戊酸的血药浓度
	更昔洛韦与亚胺培南西司他丁合用，有出现癫痫发作的报道	除非利大于弊，否则不应合用两药

药品	产生相互作用的药物	处理
亚胺培南／西司他丁	两者可能存在拮抗作用（氨霉素为抑菌型抗生素，使细菌处于静止期，而碳青霉烯类为繁殖期杀菌型抗生素），故亚胺培南西司他丁与氯霉素类（氯霉素、甲砜霉素、琥氮氯霉素）合用，难以预测抗菌效果	不宜合用两药
法罗培南	法罗培南与呋塞米联用，法罗培南肾毒性增强	药物合用可能对患者造成一定的损害，合用前应评估对患者的风险，必要时应采取一定的措施
环丙沙星	环丙沙星为 CYP 1A2 抑制剂，可抑制替扎尼定经 CYP 1A2 代谢，与替扎尼定合用可使替扎尼定的血药浓度升高，发生不良事件的风险增加	药物合用可能产生非常严重的相互作用，故禁忌合用
左氧氟沙星	I 类抗心律失常药（奎尼丁、普鲁卡因胺等）与喹诺酮类（环丙沙星、左氧氟沙星、氧氟沙星、诺氟沙星、加替沙星、吉米沙星等）合用，可能导致心律失常。左氧氟沙星、氧氟沙星还可减少普鲁卡因胺经肾脏的代谢消除	避免两药合用，也可使用不导致 QT 间期延长的喹诺酮类作为替代药物

续表

药品	产生相互作用的药物	处理
吉米沙星	III类抗心律失常药（胺碘酮、索他洛尔、决奈达隆、多非利特、伊布利特、尼非卡兰）与喹诺酮类（司帕沙星、莫西沙星、左氧氟沙星、环丙沙星、吉米沙星、格帕沙星、加替沙星等）合用，两类药物 QT 间期延长作用可能相加，可能发生罕见的心律失常	不推荐合用。如需合用，需进行密切的临床监测
莫西沙星	H_1 受体拮抗药（阿司咪唑、特非那定）与喹诺酮类（司帕沙星、莫西沙星、左氧氟沙星、吉米沙星、格帕沙星、加替沙星、环丙沙星等）合用，可能使 QT 间期延长作用相加，发生不良反应的风险可能增加（如罕见发生的心律失常）	不推荐合用。如需合用，对患者的教育应包括认识别心律失常症状。氯雷他定可能替代上述 H_1 受体拮抗药
红霉素	红霉素为抑菌药，而青霉素类为快速杀菌药，合用可能发生拮抗作用	不推荐合用
阿奇霉素	阿奇霉素与莫西沙星、环丙沙星或吉米沙星合用，由于 QT 间期延长，发生严重心律失常的风险可能增加	不推荐合用，如需合用，应增加心脏监测并教育患者识别心率或心律的变化

续表

药品	产生相互作用的药物	处理
克拉霉素	匹莫齐特与大环内酯类抗生素(克拉霉素、阿奇霉素、泰利霉素、罗红霉素)合用,可能出现相加的心脏毒性(如 QT 间期延长)。此外,与克拉霉素、红霉素、泰利霉素合用时,匹莫齐特的药物浓度可能升高,不良反应(如心律失常)可能增加	禁止合用
替考拉宁	多肽类抗生素(替考拉宁、盐酸去甲万古霉素、盐酸万古霉素)与水杨酸类(阿司匹林等)合用或先后应用,可增加耳毒性和/或肾毒性,可能发生听力减退,此反应呈不可逆性或永久性	药物合用可能对患者造成一定的损害,合用前应评估对患者的风险,必要时应采取一定的措施
万古霉素	万古霉素与抗病毒药(阿德福韦,膦甲酸)合用,可能加重药物性肾功能损害	不宜合用
达托霉素	HMG-CoA 还原酶抑制剂(辛伐他汀、洛伐他汀、普伐他汀、氟伐他汀、阿托伐他汀、匹伐他汀)可能会增加达托霉素的不良反应和毒性作用,尤其是对骨骼肌毒性的风险	使用达托霉素时可考虑暂停使用 HMG-CoA 还原酶抑制剂;如需同时使用,建议对肌酸激酶浓度进行常规监测

续表

药品	产生相互作用的药物	处理
阿米卡星	袢利尿药(依他尼酸、呋塞米、阿佐塞米、托拉塞米、布美他尼、吡咯他尼)与氨基糖苷类抗生素(庆大霉素、链霉素、新霉素、卡那霉素、依替米星、异帕米星、小诺米星、西索米星(第8对脑神经损伤,可能出现严重或永久性耳聋)和/或肾毒性的发生率可能增加	不推荐合用,且避免在袢利尿药前使用氨基糖苷类抗生素,如可能改用其他抗生素。如必须合用,应密切监测氨基糖苷类抗生素的血浆浓度和第8对脑神经功能,避免两药过量使用,尤其是尿毒症患者
依替米星	氨基糖苷类与耳、肾毒性药物(氟达拉滨、奎宁、福莫司汀等)合用或先后应用,将加重肾毒性或耳毒性	合用时,应密切监测患者的临床表现和药动学变化,并监测肾功能,观察听力变化。当亚硝脲类和氨基糖苷类联用时,还需保证足够的液体摄入
利奈唑胺	利奈唑胺为单胺氧化酶抑制药,使用单胺氧化酶抑制药治疗的患者食用含胺食品(如奶酪、酸奶、动物肝脏、腌鱼、腌肉、香肠、腊肉、蚕豆、扁豆、啤酒、葡萄酒、酵母、腐乳、无花果罐头、菠萝、柑橘类果汁等)后可能会出现血压升高	接受单胺氧化酶抑制药治疗的患者应避免摄入含胺食品

续表

药品	产生相互作用的药物	处理
利奈唑胺	利奈唑胺为单胺氧化酶抑制药,和三环类抗抑郁药(阿米替林,丙米嗪,多塞平,氯米帕明,曲米帕明,地昔帕明,曲米帕明,去甲替林)合用,可增加中枢神经系统系统中毒(如5-羟色胺综合征,高热,严重惊厥甚至死亡)风险	禁止合用,应间隔至少2周使用,开始治疗时应给予较小剂量的三环类抗抑郁药或单胺氧化酶抑制药,逐渐增加用量,并进行密切监测
	利奈唑胺为单胺氧化酶抑制药,和曲马多合用,可增加发生不良反应(包括5-羟色胺综合征,癫痫发作等)的风险	禁止合用,停用单胺氧化酶抑制至少14日后方可使用曲马多;或接受单胺氧化酶抑制药治疗时,选用更为安全的可待因或氢可酮替代曲马多,因这两种药物大可能改变5-羟色胺浓度

续表

药品	产生相互作用的药物	处理
利奈唑胺	利奈唑胺为单胺氧化酶抑制药，与哌替啶合用，可能出现严重甚至致命的毒性反应（可表现为兴奋作用，症状为：激越、头痛、高血压或低血压、肌强直、惊厥、高热及昏迷；也可表现为抑制作用，症状为：呼吸抑制、低血压、意识混浊及昏迷），后果难以预料	禁止合用，停用上述单胺氧化酶抑制药至少14日后方可使用哌替啶，且应先试用小剂量（1/4常用量）
	利奈唑胺与5-羟色胺再摄取抑制剂（西酞普兰、舍曲林、氟西汀、文拉法辛、帕罗西汀、艾司西酞普兰、氟伏沙明、去甲文拉法辛、维拉佐酮等）合用，可能会增加发生5-羟色胺综合征的风险	不建议进行同时合用，且如果必须合用，则应注意进行密切监测
多西环素	多西环素与酒精合用，酒精引起的酶诱导可增加多西环素的肝代谢	对于长期使用中到大量酒精的患者，多西环素的抗菌效果可能降低。考虑增加多西环素的剂量或改用另一种四环素类药物
	食用牛奶、乳制品或其他含钙食物，可能减弱四环素类的全身抗菌疗效	服用时至少需间隔2h

续表

药品	产生相互作用的药物	处理
米诺环素	含鞣质中药材（大黄、山茱萸、虎杖、五倍子）或含这些药材的中成药与四环素类/甘氨酰环素类（四环素、多西环素、米诺环素、红霉素、克林霉素）合用，可能与上述抗生素在胃肠道结合产生沉淀，抗生素的生物利用度可能降低	不推荐同时服用
替加环素	华法林与替加环素合用，可能使华法林清除率下降，Cmax升高，AUC增加	建议合用时监测凝血参数，如凝血酶原时间
四环素	抗角化药（阿维A、维A酸、维胺酯、异维A酸、阿里维A酸）与四环素类抗生素（米诺环素、四环素、地美环素、多西环素、土霉素、金霉素、美他环素、甲氯环素、青睐环素、肌甲环素）合用，可能导致大脑假性肿瘤（良性颅内压增高），临床表现为伴有头痛的高血压、眩晕和视觉障碍等；还可能加剧致光敏作用	不推荐同时服用

续表

药品	产生相互作用的药物	处理
磺胺甲噁唑 复方磺胺甲噁唑	青霉素类(氯唑西林,阿莫西林,青霉素 G,氨苄西林,美洛西林等)与磺胺类药物合用,减少青霉素类在肾小管的排泄,使其半衰期延长,毒性可能增加。磺胺类药物属干抑菌药,也可干扰青霉素类的杀菌活性,使杀菌活性降低。此外,磺胺药还能减少氯唑西林、美洛西林在胃肠道的吸收,抑制氯唑西林、美洛西林与血浆蛋白结合,使其血药浓度升高	不宜同时合用
磺胺嘧啶 磺胺多辛	五味子(或含五味子中成药)与磺胺类抗生素(磺胺甲噁唑、磺胺异噁唑、磺胺嘧啶、磺胺多辛)合用,可能引起结晶尿、血尿等不良反应	不推荐合用
多黏菌素 B	多黏类抗生素与氨基糖苷类抗生素同用,先后连续局部或全身应用,可增加耳毒性、肾毒性以及神经肌肉阻滞作用。可能发生听力减退,停药后仍可能进展至耳聋;听力损害可能恢复或呈永久性	药物合用可能对患者造成一定的损害,合用前应评估对患者的风险,必要时应采取一定的措施

续表

药品	产生相互作用的药物	处理
多黏菌素B	硫酸小诺米星与多黏菌素类合用,或先后连续局部或全身应用,还可致骨骼肌软弱无力,呼吸抑制或呼吸暂停(呼吸暂停)。两药可能有相加的神经肌肉阻断作用	药物合用可能对患者造成一定的损害,合用前应评估对患者的风险,必要时给予机械性呼吸支持
替硝唑	巴比妥类(苯巴比妥、异戊巴比妥、司可巴比妥、扑米酮、巴比妥、仲丁比妥、布他比妥、戊巴比妥、环己巴比妥)因可以增加硝基咪唑类肝脏羟基化代谢,可降低硝基咪唑类(甲硝唑、替硝唑、奥硝唑、苯硝唑、尼莫唑、塞克硝唑、人工牛黄甲硝唑等)的抗菌作用	两者合用应注意监测并适当增加硝基咪唑类剂量
奥硝唑	硝基咪唑类(甲硝唑、替硝唑、奥硝唑、苯硝唑、尼莫唑、塞克硝唑、人工黄甲硝唑等)可升高乙内酰脲类(苯妥英、磷苯妥英、美芬妥英、乙苯妥英等)的血药浓度,延长其半衰期,增加眼球震颤、共济失调等毒性反应。同时也有资料显示,苯妥英可降低甲硝唑、奥硝唑血药浓度,降低其药效	两者合用应注意监测并适当调整剂量

续表

药品	产生相互作用的药物	处理
甲硝唑	口服、静注或阴道内使用甲硝唑及其衍生物类并联用乙醇，因甲硝唑及其衍生物类可能抑制乙醛脱氢酶，引起乙醛积蓄中毒。局部使用甲硝唑及其衍生物，由于吸收较差，不会发生相互作用	避免口服、静注或阴道内使用甲硝唑及其衍生物类并联用乙醇
	甲苯达唑与甲硝唑合用可能与 Stevens-Johnson 综合征/中毒性表皮坏死松解症（SJS/TEN）的发生相关	药物合用可能造成较严重的相互作用，故不推荐合用
阿昔洛韦	阿昔洛韦与齐多夫定合用，可引起中枢神经毒性反应，表现为深度昏睡和疲劳	合用前应评估对患者的风险，必要时应采取一定的措施
利巴韦林	利巴韦林与去羟肌苷合用，可升高去羟肌苷及其活性代谢物（5'-三磷酸双脱氧腺苷）的血药浓度，从而引起或加重临床毒性，有合用导致致命性肝衰竭、周围神经病变、胰腺炎，症状性高乳酸血症或乳酸性酸中毒的报道	利巴韦林与去羟肌苷禁止合用
更昔洛韦	更昔洛韦与亚胺培南西司他丁合用，有出现癫痫发作的报道	不推荐合用

续表

药品	产生相互作用的药物	处理
金刚烷胺	氨磺必利与金刚烷胺合用，可能减弱两药药效，引起疾病恶化	仅在无可避免时合用，且若氨磺必利诱发锥体外系症状，不应使用多巴胺能激动药治疗，而须使用抗胆碱能药
奥司他韦	丙磺舒与奥司他韦合用可能出现严重血小板减少	不推荐合用